U0377022

Skull Base Cancer Imaging

The Practical Approach to Diagnosis and Treatment Planning

颅底肿瘤影像学
诊断与治疗实用指导

原　著　[加拿大] Eugene Yu

　　　　[加拿大] Reza Forghani

主　译　张　明　杨军乐

副主译　麻少辉　范妤欣　邬小平

世界图书出版公司

西安　北京　广州　上海

图书在版编目（CIP）数据

颅底肿瘤影像学 诊断与治疗实用指导/（加）欧仁·于（Eugene Yu），（加）雷扎·福甘（Reza Forghani）著；张明，杨军乐主译.—西安：世界图书出版西安有限公司,2019.8
书名原文：Skull Base Cancer Imaging：The Practical Approach to Diagnosis and Treatment Planning
ISBN 978 - 7 - 5192 - 6115 - 3

Ⅰ.①颅… Ⅱ.①欧… ②雷… ③张… ④杨… Ⅲ.①颅内肿瘤—影像诊断 ②颅内肿瘤—诊疗 Ⅳ.①R739.41

中国版本图书馆 CIP 数据核字(2019)第 071696 号

书　　名	颅底肿瘤影像学 诊断与治疗实用指导
	LUDI ZHONGLIU YINGXIANGXUE　ZHENDUAN YU ZHILIAO SHIYONG ZHIDAO
原　　著	［加拿大］Eugene Yu ［加拿大］Reza Forghani
主　　译	张　明　杨军乐
责任编辑	张　丹　李维秋　岳姝婷
装帧设计	绝色设计
出版发行	世界图书出版西安有限公司
地　　址	西安市高新区锦业路 1 号都市之门 C 座
邮　　编	710065
电　　话	029 - 87214941　029 - 87233647（市场营销部）
	029 - 87234767（总编室）
网　　址	http://www.wpcxa.com
邮　　箱	xast@wpcxa.com
经　　销	新华书店
印　　刷	西安金鼎包装设计制作印务有限公司
开　　本	889mm × 1194mm　1/16
印　　张	19
字　　数	350 千字
版次印次	2019 年 8 月第 1 版　2019 年 8 月第 1 次印刷
版权登记	25 - 2018 - 105
国际书号	ISBN 978 - 7 - 5192 - 6115 - 3
定　　价	195.00 元

医学投稿　xastyx@163.com‖029 - 87279745　029 - 87284035
（如有印装错误，请寄回本公司更换）

谨以此书献给 Grace，Ryan，Charlotte 和我的父母。

——Eugene Yu

谨以此书献给我美丽的妻子 Veronika，我的孩子 Olivia 和 Alexander 以及我的父母。

——Reza Forghani

致 谢
Acknowledgments

衷心地感谢 Thieme 出版社 J.Owen Zurhellen，William Lamsback 和 Timothy Hiscock 的大力支持。衷心地感谢参与和支持这项工作的每一位同事。感谢我们的家人 ——Grace，Ryan，Charlotte，Veronika，Alexander 和 Olivia—— 他们的包容使我们有大量的时间编撰本书。

Eugene Yu, MD, FRCPC

    Associate Professor of Radiology and Otolaryngology-Head and Neck Surgery

    University of Toronto

    Toronto Joint Department of Medical Imaging

    University Health Network

    Princess Margaret Cancer Centre

    Mount Sinai Hospital and Women's College Hospital

    Toronto, Ontario, Canada

Reza Forghani, MD, PhD, FRCPC

    Associate Chief

    Department of Radiology

    Jewish General Hospital

    Assistant Professor of Radiology

    McGill University

    Clinical Investigator

    Segal Cancer Centre and Lady Davis Institute for Medical Research

    Jewish General Hospital and McGill University

    Montreal, Québec, Canada

主译简介
Main Translator

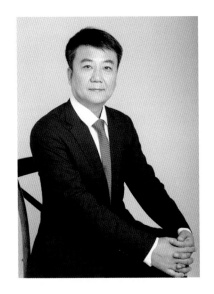

张明，博士/博士后，教授，主任医师，博士生导师。现任西安交通大学医学部人才培养处处长。

主要社会任职：教育部医学技术类教学指导委员会副主任委员，中国教育学会医学教育分会副秘书长，中国器官系统整合教材联盟秘书长，中国高等医学教育学会临床医学教育研究会常务理事，中华医学会医学教育分会医学教育管理与评价学组委员，中国教育国际交流协会国际医学教育分会管理学科专家组副组长，中国生物物理学会分子影像学专业委员会常委，国家卫生和计划生育委员会（现国家卫生健康委员会）脑卒中防治工程专家委员会神经影像专业委员会常务委员，中国医学装备协会CT应用专业委员会常务委员，中国医学装备协会磁共振技术学会常务委员，中华放射学会质量控制及对比剂副主任委员，中华放射学会组织与会员工作委员会副主任委员，中华放射学会磁共振委员会委员，陕西省放射学会副主任委员，西安市放射学会副主任委员。《实用放射学杂志》等杂志常务编委或编委。

科研方向与成果：中枢神经系统磁共振新技术临床应用研究及脑功能成像研究。指导博士46名（含留学生博士2名），硕士66名。主编《中枢神经系统磁共振波谱诊断学》，副主编及参编教材、专著12部。发表SCI收录论文63篇。主持国家自然科学基金5项，国家出版基金1项，博士后基金1项，陕西省自然科学奖金重点项目1项。参与获得国家教学成果二等奖，省级科研成果一等奖，三等奖等。

主译简介
Main Translator

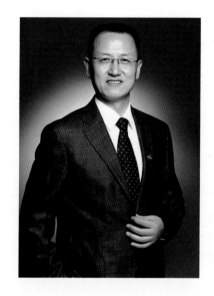

　　杨军乐，一级主任医师，医学博士，西安交通大学、陕西中医药大学硕士生导师，西安市中心医院副院长。

　　主要学术任职：中华医学会放射学分会头颈学组委员、中国医师协会放射学分会头颈专委会副主任委员、中华医学会放射医学及防护学分会委员、陕西省放射学分会副主任委员、陕西省抗癌协会肿瘤影像专业委员会副主任委员、陕西省医师协会放射医师分会副主任委员、陕西省预防医学会放射卫生专业委员会副主任委员、西安放射学分会主任委员、西安市临床影像质量控制中心主任、《实用放射学杂志》社长兼副主编。

　　科研方向与成果：从事医学影像诊断工作30年，有较扎实的医学基础知识和丰富的临床经验，在CT、MRI影像诊断方面有较高造诣。对MRI的临床应用及MRI新技术的开展有较深研究。负责承担及参与19项国家及省、市级科研项目。发表SCI、国家及省级核心期刊专业学术论文60余篇。主译、参译、参编论著13部，获陕西省科学技术二等奖两次、三等奖两次。

译 者
Translators

张　明　西安交通大学第一附属医院
杨军乐　西安交通大学附属西安市中心医院
丁　墩　西安交通大学第二附属医院
于海宾　西安交通大学附属西安市中心医院
马鸣岳　西安交通大学附属西安市中心医院
王红梅　内蒙古自治区人民医院
王　渊　西安交通大学第一附属医院
毛翠平　西安交通大学第二附属医院
代　勤　西北妇女儿童医院
包发秀　青海省人民医院
师美娟　西安交通大学第二附属医院
邬小平　西安交通大学附属西安市中心医院
刘红生　西安交通大学附属西安市中心医院
孙东海　西安交通大学附属西安市中心医院
李文菲　秦皇岛市第一医院
闵志刚　江苏大学附属宜兴医院
张毅力　西安交通大学第一附属医院
范妤欣　西安交通大学第一附属医院
孟　岩　西安交通大学附属红会医院
贾　喆　榆林市第二医院
徐　敏　西安交通大学附属西安市中心医院
高燕军　西安市第三医院
郭丽萍　中国科学院大学宁波华美医院
常　荣　西安交通大学附属红会医院
麻少辉　西安交通大学第一附属医院
梁丰丽　甘肃省人民医院
董　燕　西安交通大学附属西安市中心医院

原著作者
Contributors

Laila S. Alshafai, MBBS, FRCPC

Assistant Professor

Diagnostic Neuroradiologist, Head and Neck
  Imaging

Mount Sinai Hospital and University Health
  Network

Division of Neuroradiology

University of Toronto

Toronto, Ontario, Canada

Nabeel S. Alshafai, MD, FRCSC, EBNS

Assistant Professor

Consultant Neurosurgeon and Spine Surgeon

University of Antwerp

Antwerp, Belgium

Gregory J. Basura, MD, PhD

Assistant Professor

Department of Otolaryngology–Head and Neck
  Surgery

Division of Otology/Neurotology-Skull Base
  Surgery

University of Michigan

Ann Arbor, Michigan

Aditya Bharatha, MD, FRCPC

Diagnostic and Interventional Neuroradiology

Division Head, Neuroradiology

Department of Medical Imaging

St. Michael's Hospital

Assistant Professor

University of Toronto

Toronto, Ontario, Canada

Scott V. Bratman, MD, PhD, FRCPC

Assistant Professor

Clinician-Scientist, Radiation Medicine Program

Princess Margaret Cancer Centre

Department of Radiation Oncology

University of Toronto

Toronto, Ontario, Canada

Christopher J. Chin, MD, FRCSC

Head and Neck Oncology, Anterior Skull Base,
  and Rhinology

Department of Otolaryngology–Head and Neck
  Surgery

University of Toronto

Toronto, Ontario, Canada

Hugh D. Curtin, MD

Professor of Radiology

Chief of Radiology

Massachusetts Eye and Ear Infirmary

Harvard Medical School

Boston, Massachusetts

**Michael D. Cusimano, MD, MHPE, FRCSC,
  DABNS, PhD, FACS**

Professor of Surgery

Department of Surgery

Division of Neurosurgery

St. Michael's Hospital
University of Toronto
Toronto, Ontario, Canada

John R. de Almeida, MD, MSc, FRCSC
Head and Neck Surgeon
University Health Network, Mount Sinai
  Hospital
Assistant Professor
Department of Otolaryngology–Head and Neck
  Surgery
University of Toronto
Toronto, Ontario, Canada

Sheldon D.S. Derkatch, MD, BSc, FRCPC
Clinical Neuroradiology Fellow
Department of Medical Imaging
University of Toronto
Toronto, Ontario, Canada

Adam A. Dmytriw, MD, MSc
University Health Network, Princess Margaret
  Cancer Centre
Department of Medical Imaging
Faculty of Medicine
University of Toronto
Toronto, Ontario, Canada

Reza Forghani, MD, PhD, FRCPC
Associate Chief
Department of Radiology
Jewish General Hospital
Assistant Professor of Radiology
McGill University
Clinical Investigator
Segal Cancer Centre and Lady Davis Institute
  for Medical Research
Jewish General Hospital and McGill University
Montreal, Québec, Canada

Ehab Y. Hanna, MD, FACS
Professor and Vice Chairman
Director of Skull Base Surgery
Department of Head and Neck Surgery
Medical Director, Head and Neck Center
University of Texas MD Anderson Cancer
  Center
Houston, Texas

Chris Heyn, MD, PhD, FRCP(C)
Assistant Professor
Department of Medical Imaging
University of Toronto
Associate Scientist
Sunnybrook Research Institute
Staff Neuroradiologist
Sunnybrook Health Sciences Centre
Toronto, Ontario, Canada

Walter Kucharczyk, MD, FRCPC
Professor
Departments of Medical Imaging and Surgery
  (Neurosurgery)
University of Toronto
Neuroradiologist
Toronto Joint Department of Medical Imaging
Toronto, Ontario, Canada

Amy W. Lin, MD, FRCPC
Lecturer
St. Michael's Hospital
Department of Medical Imaging
University of Toronto
Toronto, Ontario, Canada

Vincent Lin, MD, FRCSC
Associate Professor, Associate Scientist
Department of Otolaryngology–Head and Neck
  Surgery

Sunnybrook Research Institute
Sunnybrook Health Sciences Centre
Institute of Medical Sciences
Faculty of Medicine
University of Toronto
Toronto, Ontario, Canada

Nidal Muhanna, MD, PhD
Head and Neck Surgical Oncology and Reconstructive
  Microsurgery
Department of Otolaryngology–Head and Neck
  Surgery
University Health Network
University of Toronto
Toronto, Ontario, Canada

**Brian O'Sullivan, MD, FRCPC, FRCPI,
  FFRRCSI (Hon), FASTRO (Editor-in-Chief)**
Professor, Department of Radiation Oncology
Bartley-Smith/Wharton Chair in Radiation
  Oncology
Princess Margaret Cancer Centre
University of Toronto
Toronto, Ontario, Canada

Almudena Perez-Lara, MD, PhD
Head and Neck Radiology Fellow
Department of Radiology
Jewish General Hospital and McGill University
Montreal, Québec, Canada

John A. Rutka, MD, FRCSC
Professor of Otolaryngology–Head and Neck
  Surgery
University of Toronto
Staff Otologist/Neurotologist
University Health Network
Toronto, Ontario, Canada

Arjun Sahgal, MD, FRCPC
Associate Professor of Radiation Oncology and
  Surgery
Deputy Chief, Department of Radiation
  Oncology
Site Group Leader, CNS Oncology
Clinician Scientist, Sunnybrook Research
  Institute
Affiliate Scientist, Toronto Western Research
  Institute
Director of the Cancer Ablation Therapy/MR
  Linac Program
Department of Radiation Oncology
University of Toronto
Sunnybrook Health Sciences Centre
Toronto, Ontario, Canada

Rickin Shah, MD
Assistant Professor
Department of Radiology
University of Michigan Health System
Ann Arbor, Michigan

Peter Som, MD, FACR
Professor of Radiology, Otolaryngology–Head
  and Neck Surgery and Radiation Oncology
Mount Sinai School of Medicine of New York
  University
Chief of Head and Neck Imaging Section
Mount Sinai Medical Center
New York, New York

Ashok Srinivasan, MD
Professor of Radiology
Director of Neuroradiology
Department of Radiology
University of Michigan Health System
Ann Arbor, Michigan

Sean Symons, BASc, MPH, MD, FRCPC, MBA
Deputy Radiologist-In-Chief and Head Division
 of Neuroradiology
Department of Medical Imaging
Sunnybrook Health Sciences Centre
Associate Professor
Departments of Medical Imaging and Otolaryn-
 gology–Head and Neck Surgery
University of Toronto
Toronto, Ontario, Canada

Allan D. Vescan, MD, MSc, FRCSC
Assistant Professor
Director of Undergraduate Medical Education
Department of Otolaryngology–Head and Neck
 Surgery
Faculty of Medicine, University of Toronto
Mount Sinai Hospital
Toronto, Ontario, Canada

Ian J. Witterick, MD, MSc, FRCSC
Professor and Chair
Otolaryngologist-in-Chief
Mount Sinai Hospital
Department of Otolaryngology–Head and Neck
 Surgery
Faculty of Medicine
University of Toronto
Toronto, Ontario, Canada

Eugene Yu, MD, FRCPC
Associate Professor of Radiology and Otolaryn-
 gology–Head and Neck Surgery
University of Toronto
Toronto Joint Department of Medical Imaging
University Health Network
Princess Margaret Cancer Centre
Mount Sinai Hospital and Women's College
 Hospital
Toronto, Ontario, Canada

译者序
Foreword

影像诊断学不仅需要经验的积累来提高诊断能力，还需要不断学习新知识和新技术以满足临床日益提高的需求。近年来，在众多影像学工作者的努力下，颅底肿瘤影像学得到了全面发展，成为颅底疾病的常规检查手段，越来越受到临床医生的重视。影像学检查不仅能为术前提供无创性诊断及定位，并且越来越多地参与治疗及随访。

Eugene Yu 和 Reza Forghani 教授编写颅底肿瘤影像全面系统地介绍了颅底肿瘤发生、发展和扩展途径，相关检查、成像技术以及影像学在诊断及治疗中的作用。这种以点带面的编撰方式，不论是初学者还是长期从事医学研究工作者，或是影像医生还是临床相关专业人士都能在不知不觉中提高对疾病的诊断及鉴别诊断能力及水平。

本书涉及的知识面广泛，有些名词在中文中很少出现，我们尽可能多地参阅相关义献，力求准确表达作者的愿意，但因翻译水平有限，书中错误、不足与缺点之处恳请同道及读者批评指正。本书适合影像科、头颈外科及神经内外科耳鼻喉科医生及相关专业人员阅读参考。

原著序
Foreword

很荣幸能够受邀为这本书撰写序，本书总结了关于颅底肿瘤领域的最新影像学知识。我对本书的编撰人员非常熟悉，他们都为头颈部诊断影像学领域做出了宝贵的贡献，促进了该领域知识的进步，改善了患者的诊断和护理。

Dr.Yu 和 Dr.Forghani 为本书征集的编委名单就像是一份来自于颅底肿瘤影像学、外科学和放射治疗领域的"名人录"。每一章节的负责人都是相应领域杰出的专家，对颅底影像学和治疗学进行了深入和全面的回顾。本书的内容包括对颅底各种解剖结构的详细分析，深入了解颅底肿瘤的分布及其扩散途径，以及影像学在颅底肿瘤诊断和治疗中的作用。本书以一种清晰而简洁的方式呈现，并同时给读者呈现了批判性和对比性观点。本书记录了疾病诊断和治疗中选择最优影像学方法的最新知识，对头颈部肿瘤学提供了极有价值的贡献，应作为该专业领域年轻医生的必读书。

如果临床医生能够掌握本书的知识，那么将会在颅底肿瘤诊断和治疗方案制订时如何选择影像学技术上信心百倍。因此，我向主编和编委们表示祝贺，是他们每个人的杰出贡献最终成就了这本专业的书籍。

Patrick Gullane

CM, OOnt,MB, FRCSC, FACS, Hon FRACS, Hon FRCS, Hon FRCSI

Wharton Chair in Head and Neck Surgery

Past Chair of Otolaryngology-Head and Neck Surgery

Professor of Otolaryngology-Head and Neck Surgery

Professor of Surgery

University of Toronto

Toronto, Ontario, Canada

前　言
Preface

　　颅底肿瘤影像学这本书的想法是在佛罗里达州坦帕市第 25 届北美颅底学会年会（NASBS）中产生的。Reza Forghani 博士和我闲逛到出版社展位时偶遇了 Timothy Hiscock，Hiscock 先生是几年前我出版的另一本书的编辑。当我们评论展位上漂亮的书本时，Tim 漫不经心地提到 " 这里缺一本最新的颅底影像学教科书 "。随后在那个沉默的时刻，Tim 看着我，好像说 " 这是你所擅长的 "。虽然对投入精力在一本教科书的编写让我感到担心，可是如果有机会推动、编写和编辑一本我所感兴趣的主题的教科书，尤其是还可以让我有机会与像 Reza 这样亲密的朋友和同事一起工作，这个想法太诱人了，让人不舍错过。

　　北美颅底学会是一个真正的多学科会议，汇集了各行各业的专家 —— 外科医生、放疗和肿瘤内科医生、病理科医生、言语病理学医生和放射科医生。颅底肿瘤患者的诊治需要这些专家的专业知识。我和 Reza 作为放射科医生，都意识到我们只是多学科团队的一小部分，患者的诊治需要多学科专家的共同努力。因此，在构建这本重要的影像学教材时，我们意识到多学科专家的共同参与和积极投入是极为重要的。作为头颈部放射科医生，我们的工作是发现并准确地绘制疾病的范围。某些重要的影像学征象的识别对肿瘤的分期和预后有着深远的影响，并能够指导和改变治疗选择和方案，这也是在每个章节中我们想要强调的。我们也意识到，最了解这些特征的人是临床医生，要想这本影像学教材为读者提供最大的价值，就需要临床医生作为共同作者且积极投入。我们还意识到在医学的任何领域总会有许多截然不同的观点，因此，我们非常重视并从北美以及其他地区一些最大的，最有经验的学术机构招募治疗颅底疾病的专家。所以，本书的工作是多学科、多中心共同完成的。

　　本书通过基于颅底解剖分区的方法全面涵盖了累及颅底的各种肿瘤性疾病。首先概述了每个区域的解剖，然后讨论这些区域可能出现的肿瘤，接着不仅介绍了关键的影像学鉴别要点，还讨论了病理生理学、预后和治疗方案的制订。

　　希望本书不仅对放射科医生有价值，同时也对参与颅底肿瘤患者诊治的每位临床医生都有所帮助。

Eugene Yu, MD, FRCPC

郑重声明

本书提供的相关主题的准确及权威信息。由于医学是不断更新并拓展的领域，因此相关实践操作、治疗方法及药物都有可能会改变，建议读者审查相关主题的最新信息，包括产品的制造商、建议剂量、配方、方法和疗程、不良反应及相关措施。作者、编辑、出版者或经销商不对书中的错误或疏漏以及应用其中信息产生的任何后果负责，关于出版物的内容不作任何明确或暗示的保证。作者、编辑、出版者和经销商不就由本出版物所造成的人身或财产损害承担任何责任。

目　录
Contents

第 1 章　前颅底，鼻腔和鼻窦

Sheldon D.S. Derkatch，*Ian J. Witterick*，*Scott V. Bratman*，*Almudena Perez-Lara*，*Hugh D. Curtin*，*Reza Forghani*

1.1　前　言

前颅底、鼻腔和鼻窦可以患有各种各样的肿瘤及非肿瘤性病变，这些病变可跨越相邻结构生长。了解病灶与邻近结构的关系、病灶扩散方式和可能的并发症，对于做出最优化的诊断是非常重要的。当病灶为恶性时，准确判断肿瘤范围有助于肿瘤的正确分期、制定术前计划、最大化地切除肿瘤、保证最佳的预后。在本章中，我们将概述这些区域常见和不常见疾病的大体影像学特点。除了影像上的形态学特征外，还将强调一些临床上重要的表现、病灶扩散特点，并介绍一下常见的治疗方法。这样做的目的是不局限于影像特点，而是重点强调那些与临床最相关、且影响患者治疗的特点。为了帮助更好地理解疾病扩散的解剖学通路和易发生并发症的解剖学变异，以及对制定外科计划有重要意义的特征，本章将首先简要概述前颅底、鼻腔和鼻窦的胚胎学发育过程，并阐述与临床相关的影像解剖学。

1.2　胚胎学发育

面部、鼻窦和颅底结构的发育要经过一系列复杂的、精细的细胞迁移、增殖和分化过程，这些过程由更复杂的细胞信号通路控制。前颅底和鼻窦的胚胎发育不属于本章的范围，相关内容可参考相关文献[1,2]。本节只提供一个简单的概述，强调一些关键的发育时间点和重要的结构，从而有助于读者理解一些重要的解剖标志、功能单元以及临床可能遇到的变异的病理基础。

1.2.1　前颅底的发育

软骨性的颅骨与邻近的软骨融合发育成颅骨。尽管颅盖骨主要由膜化骨组成，但是颅底骨主要由软骨化骨组成。颅底骨的发育涉及多个骨化中心，出生时的主要骨化中心有：枕骨基底部、蝶骨基底部、蝶骨前部，分别发育成枕骨基底部、蝶骨基底部（蝶骨后部）、蝶骨前部[2,3]。眶蝶软骨、蝶骨大翼骨化中心以及浓缩间充质（膜内骨）将发育成蝶骨、蝶骨翼的外侧部分[4]。出生时前颅底的骨化中心很小[5]。在 2 岁前，前颅底的骨化沿着从后到前、从外侧到内侧的方向有序进行；2 岁时，前颅底几乎完全骨化。直到 3 岁时鼻顶可能仍存在小间隙，盲孔甚至在 5 岁时才骨化[3]。

1.2.2　鼻腔和鼻窦的发育

鼻腔及之后的鼻窦发育起始于额鼻突，首先在妊娠第 4 周末[1,2]，双侧额鼻突外胚层出现卵圆形增厚，称为鼻基板。随后，这些增厚的部分退化为扁平的凹陷，称为鼻凹陷（前鼻孔或后来鼻孔的原基）。从妊娠第 5 周起，鼻凹陷向口腔方向加深，最终在口腔和鼻腔之间形成相通的通路。复杂的级联生长和融合使鼻中隔向下生长，形成第二腭以及构成鼻腔的其他结构。鼻腔顶部的外胚层上皮细胞分化为嗅觉上皮细胞，具有轴突的受体细胞继而发育成嗅球。

鼻窦起源于沿鼻腔壁走形的外凸或憩室样含气的空腔[6]，其被覆一层假复层柱状纤毛上皮细胞，与鼻腔内上皮细胞的排列类似。在成人，憩室起源点作为窦口存在。在胎儿时期最先形成的是上颌窦。出生时，上颌窦只发育了最原始的部分，之后缓慢生长，直到青春期。在 20 岁左右上颌骨出现牙槽时，上颌窦才发育完成[7]。筛窦气房是第一个发育完全的窦腔。出生时筛窦气房数量丰富，但尺寸较小。此后，筛窦气房进一步发育和生长，直到 12 岁左右，筛窦气房达到成年人的大小[6]。

额窦起源于鼻腔侧壁的额隐窝[6]。一系列凹坑或沟在额隐窝中发育，代表原始筛窦气房，每一个都有发育成额窦的可能。有时候额窦也可以不从额隐窝发育而从筛骨漏斗部的气房移行而来。额窦主要在出生后开始发育，之后缓慢长大，直到二十多岁时达到成年人的最大尺寸[6]。

出生时蝶窦内无气体，含红骨髓。红骨髓在 7~24 个月时转化为含脂肪的黄骨髓，从蝶骨前部开始[8,9]。继而，骨髓转换向后延伸到蝶骨基底部。3~4 岁时，蝶窦开始生长，12 岁时接近成年人大小[6]。气化通常是在黄骨髓转化之前进行的。少数病例中窦腔发育过早停止被认为是一些颅底骨病变的原因[10]。这些病变通常位于蝶骨基底部或相邻颅底骨，以硬化边、内含脂肪及不规则形钙化为特征，应认识到这是一种发育变异而不是病理过程（图 1.1）

1.3 解剖学概述：应用解剖学和临床相关变异

1.3.1 前颅底

前颅底底部、鼻顶部、筛窦气房和眼眶构成前颅底[3,11]。前颅底后部由蝶骨小翼和蝶骨前部构成，包括蝶骨平面、鞍结节和前床突。组成前颅底的骨以筛骨（筛板）为中心，两侧为额骨水平部（眶板），后者形成前颅底的大部分（图 1.2，图 1.3）。再往后，前颅底由蝶

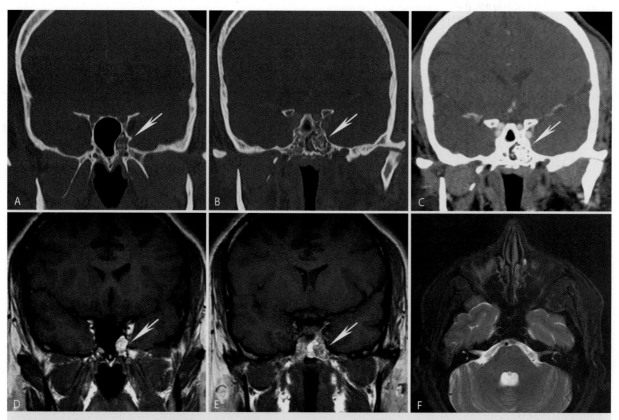

图 1.1 蝶窦气化不良。高分辨率 CT 增强冠状位重建图，骨窗（A，B）和软组织窗（C）显示在蝶骨基底部有一病灶，为未膨胀、非侵袭性病变，具有硬化边、内部不规则线样高密度/钙化（箭头）。左侧病变范围较大。在 CT（C）上可以清晰地看到病变内含脂肪成分，在 T1WI 冠状位（D，E）上，可以看到高信号的脂肪成分，T2WI 脂肪抑制后病变呈低信号（F）

骨体（蝶窦平面）和蝶骨小翼组成（图1.2，图1.3）。蝶骨平面，有时也称作蝶轭，指的是蝶骨颅内面的中央平面，位于蝶鞍前面、双侧蝶骨小翼之间（图1.2）。前床突由蝶骨小翼内侧部分组成，为小脑幕前部连接点。前颅底的前外侧由额骨形成。蝶骨平面后部边缘（蝶鞍结节，内侧）和蝶骨小翼形成蝶骨嵴（外侧），从颅骨基底部自前向后分割前颅底（图1.2）。

前颅底的其他骨性标志包括额嵴和鸡冠。额嵴是额骨前部中线的连接处，大脑镰附着于此处（图1.2）。鸡冠是一个位于中线的三角形突起，起源于筛骨，也是大脑镰的一个附着点（图1.2，图1.4）。不同的研究中，大约有2%~14%的人鸡冠内含气（图1.4）[12-14]。虽然鸡冠的气化代表解剖变异，但可能是含气的鸡冠内发生了类似于鼻窦炎的炎症，甚至有个例报道说该区域发生了黏液囊肿[15,16]。曾有研究认为鸡冠气化主要起源于额窦[13]。

前颅底的孔包括筛板，盲孔和前、后筛孔（图1.2，图1.3）。筛板包含多个小孔，内含从鼻黏膜至嗅球的传入纤维。在筛骨（筛板）与邻近额骨的交界处，额筛缝局部形成盲孔，相当于鸡冠前方中线处的一个小凹陷。关于盲孔的发育、开放及功能静脉的发育相关资料很少。然而，尽管在大多数人都不会发生，少数儿童在鼻腔静脉和上矢状窦之间存在连接静脉[17,18]。这可能是感染或炎症扩散的潜在途径，偶尔与脑脊液（cerebrospinal fluid, CSF）漏有关[17-19]。

筛骨前部神经血管束（动脉、静脉、神经）经额骨筛板和眶板前方交界处进入颅内。同样，后筛管和伴随的神经血管束经过筛板后外侧与蝶骨交界处进入颅内。这些管道结构的解剖学变异，在高分辨率CT上看得很清楚，对于制定鼻内镜手术计划非常重要，相关内容将在"鼻窦"一章详细描述。

前颅底与邻近的结构和空腔关系密切，在评估不同的病理状态及制定治疗方案时要重点考虑。上方是前颅底，包括额叶、嗅球和嗅束（嗅神经或第1对脑神经）；下方内侧是鼻腔和筛窦气房，外侧是眼眶。鼻腔和鼻窦的应用解剖将在下一节叙述。

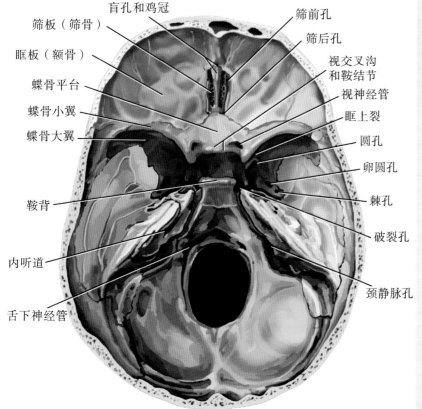

盲孔和鸡冠
筛板（筛骨）
眶板（额骨）
蝶骨平台
蝶骨小翼
蝶骨大翼
鞍背
内听道
舌下神经管

筛前孔
筛后孔
视交叉沟和鞍结节
视神经管
眶上裂
圆孔
卵圆孔
棘孔
破裂孔
颈静脉孔

图1.2 颅底解剖内面观。颅骨基底部内侧面的示意图。前颅底的组成：前颅底底部、鼻顶、筛窦气房，前部有眼眶、后部有蝶骨小翼和蝶骨体（蝶骨平面）。筛板/筛骨（紫色），额骨（黄褐色），枕骨（绿色），顶骨（粉红色），蝶骨（红色），颞骨（灰色）

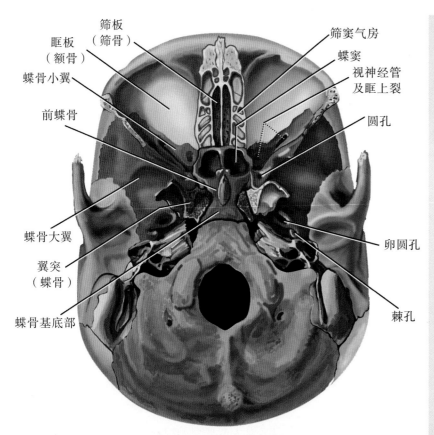

筛板
（筛骨）
眶板
（额骨）
蝶骨小翼
前蝶骨
蝶骨大翼
翼突
（蝶骨）
蝶骨基底部

筛窦气房
蝶窦
视神经管
及眶上裂
圆孔
卵圆孔
棘孔

图1.3 颅底解剖外面观。颅底骨外面观示：眶顶、筛窦气房、蝶窦。前颅底由前颅底底部、鼻顶、筛窦气房、前部眼眶、后方蝶骨小翼和蝶骨体组成。筛状板/筛骨（紫色），额骨（黄褐色）、枕骨（绿色），顶骨（粉红色），蝶骨（红色），颞骨（灰色）

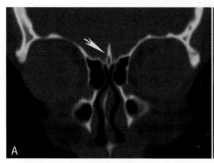
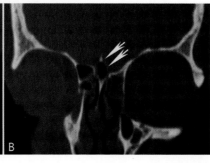

图1.4 两位患者的高分辨率CT冠状位。（A）未气化的鸡冠（箭头）和（B）少见的鸡冠气化变异（双箭头）

1.3.2 鼻腔和鼻窦

鼻腔

　　鼻腔是三角形区域，由鼻中隔从中间分开（图1.5）。鼻腔顶部的水平部分由筛骨的筛板构成（图1.5），将鼻腔与前颅底分开。鼻腔顶后部由蝶骨体前部和上鼻甲构成，双侧止于蝶窦口。鼻腔顶部前方沿鼻骨内侧、额骨鼻棘倾斜。

　　嗅窝由筛板构成，在中线处由鸡冠分隔。筛板下内侧有一个薄片，外侧也有垂直或倾斜的薄片（图1.5）[20]。筛板的外侧骨片是颅底最薄弱的结构，这意味着该处容易破损或受

伤，尤其在中鼻甲附着处的筛窦气房前部手术时，容易受伤[21-23]。嗅窝连接了筛骨中心凹陷以及由额骨眶板构成的筛骨迷路顶部。在1962年的一项经典研究中，Keros将嗅窝的深度进行分类，根据筛板外侧骨片高度分为3类，Ⅰ类：深度为1~3mm；Ⅱ类：深度为4~7mm（最常见）；Ⅲ类：深度为8~16mm（图1.6）。筛骨外侧骨片的高度及其对应嗅窝的深度与入颅的手术风险、良恶性病变的鼻内镜手术所致的脑脊液漏直接相关[24]。因此，深度越大，风险越大。应该注意的是，除了外侧骨片，筛骨顶部前缘，即紧接着额隐窝后面的区域，也是内镜手术中容易受损伤的地方[25]。

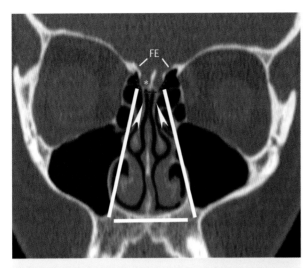

图 1.5 鼻窦高分辨率 CT 冠状位。图示为筛板和三角形鼻腔的基本解剖结构（白实线）。筛板（红实线和红虚线）形成嗅窝（星号）和鼻腔中央部分的水平顶部。筛板由内侧片（红实线）和外侧片（红虚线）组成，由中鼻甲的垂直片分隔（箭头）。外侧片由额骨眶板组成，筛板（FE）与筛骨迷路顶部、筛骨凹陷相连

鼻腔由鼻中隔分为两部分。鼻中隔后部较长为骨性成分，前部较短为软骨部分（图 1.7）。骨性鼻中隔上部由筛骨垂直板形成（筛板下降部分），前方为犁骨。鼻中隔形状变异较大，可以有不同程度的偏曲。鼻中隔可以呈"S"形弯曲，并可以在鼻中隔边缘出现棘状突起（图 1.7）。

鼻腔外侧由鼻外侧壁、相连的鼻甲组成；

鼻腔底部由硬腭、软腭组成[3,4]。外侧鼻腔由多个骨块形成，包括上颌骨、筛骨、腭骨垂直板、泪骨、翼内侧板、下鼻甲。尽管上鼻甲、中鼻甲、钩突是筛骨的延伸，但是下鼻甲是单独的骨块。筛骨迷路位于鼻腔的上外侧边界。

鼻腔上、外侧边缘有 3 个鼻甲[3,4,9,23]。骨性鼻甲、血管黏膜及黏膜下层共同构成鼻甲。3 个主要的鼻甲是上、中、下鼻甲，其中下鼻甲最大（图 1.8）。有些人的上鼻甲较小（起源于筛骨），但这些几乎没有临床或影像学意义。鼻甲向下内侧弯曲，形成一个槽或道的顶部。这样，鼻腔气房及外侧鼻甲就会比较膨大（图 1.8）。这些气房代表鼻窦及鼻泪管引流的最终部位。

上鼻甲是一个小而弯曲的骨片，位于中鼻甲的后上方（图 1.8）。上鼻甲是内镜手术时确定蝶窦及窦口的重要标志。在大多数患者中，蝶窦口位于上鼻甲的后内侧缘，位于上鼻甲和鼻中隔之间。少数患者（一项研究认为占 2%）蝶窦窦口可位于双侧[26]。

中鼻甲具有非常复杂的解剖结构，理解其解剖对于理解其功能和鼻窦的引流路径非常重要[27,28]。中鼻甲附着于邻近骨骼，在所有 3 个平面上都有成分（图 1.9）。所用术语的变化可能会造成混淆，但根据一些描述，中鼻甲

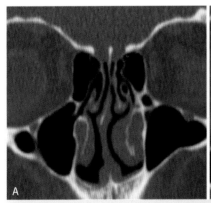
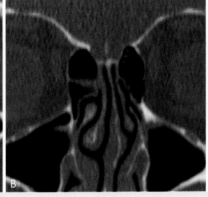
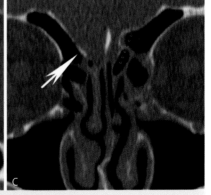

图 1.6 筛骨凹陷的 Keros 分类及重要变异（鼻窦 CT 冠状位）。三个不同患者的鼻窦 CT 冠状位，显示了嗅窝深度的变异，根据筛板外侧片的高度来定义（红色虚线）。根据 Keros 分类法共有三类。（A）2mm（1 型：1~3mm）；（B）4mm（2 型：4~7mm）；（C）10mm（3 型：8~16mm）。高度越大，发生医源性损伤的风险越大。除了嗅窝深度的变化之外，还有筛骨顶部的不对称性和右侧筛骨顶部扁平倾斜的形状（C；箭头），增加了筛骨凹陷和筛板外侧片之间的夹角，增大接近 180 度。这两种变异都可能与医源性风险增加、并发症增加有关

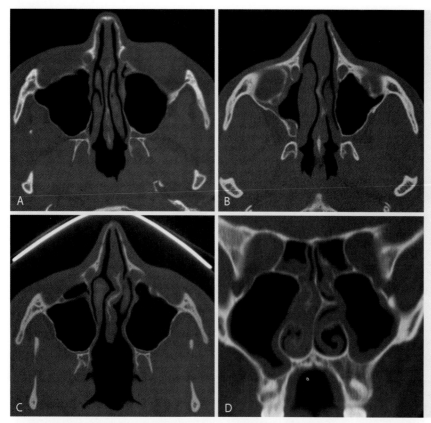

图 1.7 鼻中隔解剖及变异。鼻中隔由后部较长的骨性部分与前缘较短的软骨部分组成，正如轴向高分辨率鼻窦 CT 图像显示的一样（A—C）。鼻中隔形状多变，经常偏离中线（A—C）。鼻中隔也可能有骨棘，向一侧突起，如冠状位（D）所示

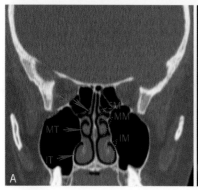
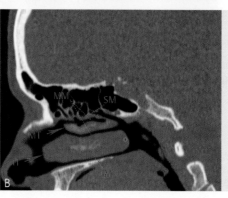

图 1.8 鼻甲。鼻窦 CT 冠状位（A）和矢状位（B），显示上（ST）、中（MT）、下（IT）鼻甲及其相应的鼻道（SM：上鼻道；MM：中鼻道；IM：下鼻道）。在矢状位（B）未显示上鼻甲，这与其位于内侧、紧贴筛板有关

的基底板可以分为 3 部分[27,28]。前垂直部几乎呈矢状位附着于筛板，在内、外侧筛板之间（图 1.5，图 1.9）；稍往后为中间部，几乎呈冠状位附着于筛骨纸板（图 1.9）。最后部几乎呈水平位附着于纸板，内侧为上颌窦壁，或同时附着于两处（图 1.9）。基底板前部在冠状面显示最佳，而中间部及后部在矢状面上显示最佳（图 1.5，图 1.9）。后者也是分隔前、后筛窦气房的解剖标志（图 1.9）。如前所述，用于描述中鼻甲不同部位的术语有多种，有的认为前垂直部附着于筛板为垂直板，其后部为基底板。

中鼻甲最常见的解剖变异是鼻甲气化（图

1.10）。不同患者的鼻甲气化程度差异很大。一项研究发现，53% 的患者存在一定程度的中鼻甲气化[29]。气化可能局限于上垂直板，或延伸至鼻甲尾部的球形部分。所用术语也存在变化，但是当气化局限于上垂直板时，称其为部分气化，而只有当气化延伸到尾部球形部分时，称为大疱状鼻甲[6]。中鼻甲气化是通常是偶然发现，没有临床意义。然而有些人认为，当泡状鼻甲较大、可引起鼻窦引流通路及筛窦气房阻塞时具有临床意义。另一个常见变异是中鼻甲的曲率改变。这是指中鼻甲外侧向外凸出，与常见的向内凹陷不同。这些变异通常没有临床意义，除非明显阻塞气道[6,30]。与中鼻

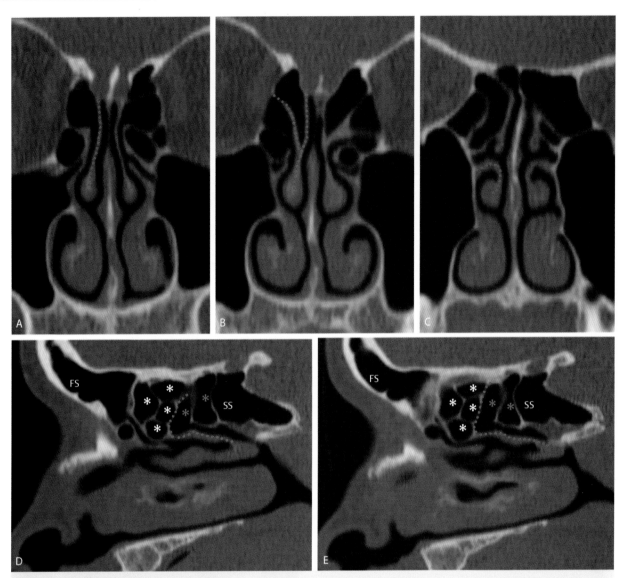

图 1.9　中鼻甲附件。从前往后的鼻窦 CT 冠状位（A—C）和矢状位（D，E）。中鼻甲在所有三个平面上与相邻的骨骼相连的复杂解剖（红虚线）。所用术语可能不同，有些指中鼻甲基底部的所有部分，有些指垂直板前部和基底板中、后部。但在筛板内、外侧片之间连接筛板的近矢状面上有一个前垂直部（A，B）。向后，中间部几乎呈冠状位，附着于筛骨纸板，后部几乎呈水平位附着于筛骨纸板，和（或）蝶窦内侧壁（B—E）。还应注意的是，中鼻甲基底板是分隔前、后筛窦气房的标志（D，E）。FS：额窦；SS：蝶窦

甲不同，下鼻甲很少发生气化[31]。

上鼻道是上鼻甲和中鼻甲之间的狭窄通道（图 1.8）。筛骨后组气房通过一定数量的孔与上鼻道前部相通，然后进入蝶筛隐窝（上鼻甲和的蝶骨体之间的凹陷，图 1.11）。蝶筛隐窝代表蝶窦经窦口引流的场所，并引流至前部的上鼻道，最终引流至后鼻腔和鼻咽部。

中鼻道比上鼻道宽（图 1.8），其接受额窦、前组筛窦及上颌窦的引流（图 1.12，详细内容见下文）。中鼻道包含一个圆形较高的部分叫

"筛骨泡"（图 1.12），代表覆盖于前内侧筛窦气房的弯曲表面[6]。在其下方，还有一个弯曲的裂隙被称为半月裂孔（图 1.12）。裂孔下缘由钩突组成（图 1.12）。上颌窦窦口通常位于钩突外侧。钩突的解剖变异与额窦引流有关，可决定额窦引流路径，详细内容见下文。鼻道下部的功能解剖更直接。下鼻道是最大的鼻道（图 1.8），鼻泪管开口于其前、中部 1/3 交界处。

大部分鼻腔和鼻窦都排列着假复层纤毛

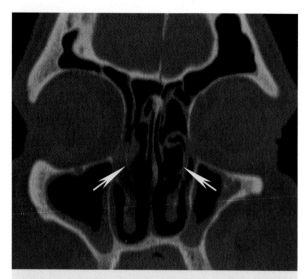

图 1.10 中鼻甲（或泡状鼻甲）的气化。鼻窦 CT 冠状位显示双侧中鼻甲气化，影响筛骨垂直板的鼻甲尾部，呈球状（箭头）。有些研究保留"泡状鼻甲"的术语，仅用于鼻甲尾部气化的情况，如本例所示

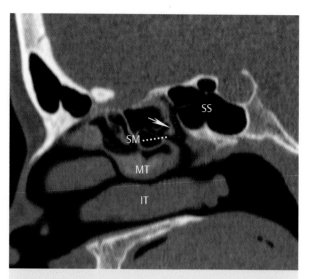

图 1.11 蝶筛隐窝及相关引流通路。蝶筛隐窝（红虚线）：上鼻甲（白色箭头）和蝶骨体之间隐窝，接受蝶窦的引流及后组筛窦气房的引流（经上管道）。红色箭头为蝶窦口。IT：下鼻甲；MT：中鼻甲；SM：上鼻道；SS：蝶窦

（呼吸）上皮细胞，内含杯状细胞。嗅裂和相邻区域排列着嗅觉上皮细胞，并且存在层状鳞状上皮细胞，一直延续至鼻孔。黏膜附着在相邻的骨膜或软骨膜上，有时被称为黏膜骨膜。鼻黏膜的浆液腺分泌黏液，通过纤毛运动移送至鼻咽部。该固有层也含有海绵状血管组织，顶部最厚。鼻窦黏膜较薄，血管较少，杯状细胞较少，且更松散地附着在下面的骨质上。

鼻腔的动脉血供来源于眼动脉、上颌动脉及面部动脉分支，在鼻黏膜内及深部分叉形成血管吻合。海绵状窦的静脉引流包括蝶腭静脉、与前筛骨动脉伴行的静脉，在盲孔较大时，甚至包含前面所述的流经上矢状窦的鼻静脉。鼻腔前部的淋巴引流与皮肤的引流汇合，引流该区域的主要淋巴结是下颌下区淋巴结（IB级淋巴结）。鼻腔和鼻窦后 2/3 的主要淋巴结引流区为咽后部淋巴结及 II 级、III 级淋巴结[32]。鼻底后部也可以引流入腮腺淋巴结[11]。

鼻腔一般感觉神经支配由三叉神经分出的眼支（V1）和上颌支（V2）进行调节，包括筛前神经、眶下神经、上牙槽前神经、大腭神经、鼻腭神经和盲孔神经。自主神经支配由沿血管分布的交感神经运动纤维进行调节。副交感神

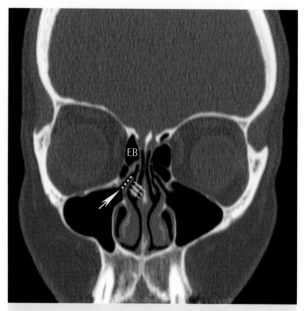

图 1.12 窦口鼻道复合体（ostiomeatal unit, OMU）。鼻窦 CT 冠状位显示 OMU 的主要组成。OMU 指的是引流额窦、前组筛窦和上颌窦的功能单位，其包括中组筛窦、筛骨泡（EB）、钩突（蓝色箭头）、半月孔（红色箭头）、漏斗（虚线）、蝶窦 / 蝶窦口内上侧（白色箭头）

经分泌功能由上颌神经支配。这包括来自翼管神经的调节，其为鼻和泪腺提供副交感神经支配。这在临床上很重要，如果副交感神经在手术中受损伤，将可能导致同侧干眼症。因此，

术前必须将此风险告知患者。嗅神经于鼻中隔上部和鼻黏膜的上皮下固有层形成神经丛。因此神经丛聚合了多达 20 束的神经纤维，其外侧群穿过筛板，内侧群形成嗅球。在这个水平上，硬脑膜与鼻骨膜相延续。

鼻　窦

额　窦

　　成对的额窦位于额骨内外板之间，左右各一。额窦的大小及形状极不一致，但在颜面骨下基本上为一三角锥体形。两侧的额窦通过窦间隔隔离开，由于此隔常偏居一侧，较大的额窦可穿过正中矢状面占据对侧的空间。通常，窦间隔是完整的，但有时窦间隔局部有缺损，导致双侧额窦之间有交通。窦间隔膜内可能含有窦间隔膜细胞，这些细胞被认为源于窦间隔本身，而非由前筛窦筛泡细胞迁移而来，可以通过不完整的骨隔或窦内间隔分成许多互相连接的凹陷。额窦的开口主要位于内侧，并通过额隐窝进入中鼻道，有关内容将在后续鼻窦引流通路和额筛隐窝章节进行详细介绍。

　　前额窦的气化是多变的，额窦通常可以延伸到眉毛内侧以上的一小段距离，而后内侧可以延伸到达眶顶，直到蝶骨小翼。有时，会出现单侧或双侧额窦发育不良或不发育[6]。额窦的血供来自眼动脉的眶上支和滑车上支，以及眼动脉的另一个分支——筛前动脉（也为前筛窦筛泡供血）[6,11]。额窦的静脉引流主要是通过上眼静脉。额窦的主要淋巴引流是下颌下（ⅠB 级）淋巴结。神经支配主要通过额神经的眶上支［三叉神经眼支（V1）的远端分支］。

筛　窦

　　筛窦或筛窦气房由筛骨迷路内的大量薄壁空腔组成，单侧可有 3~18 个小气房。这些气房位于鼻腔上外侧缘和眼眶内侧缘之间，自眼眶内侧以筛骨纸板相分隔。因此，当存在筛板骨折、发育缺陷或骨裂时[33]，特别是眶内脂肪突入窦内时，应当予以报告（图 1.13），以避免误诊为由于炎症性疾病或意外的手术操作而导致的结果。筛骨纸板前部较小，由泪小骨

组成。成人筛窦呈锥形，尖端朝前，基部朝后。从整体看筛窦的形态大多为前窄后宽。但较少也会出现前后尺寸相当的情况，这点很重要，因为手术进行时，后基底部手术的空间范围不会增加。

　　如前所述（图 1.9），筛窦的含气小房在功能上由中鼻甲的基底部分为前组筛窦气房和后组筛窦气房。各组筛窦均被不完全的骨质分隔开。大致说来，前组筛窦的含气小房通过一个或多个孔排入筛骨泡和半月裂孔（详细内容见下文），然后到中鼻道（图 1.12）。更具体地说，前组筛窦的含气小房可分为额隐窝小房（引流到额隐窝），漏斗小房（引流到漏斗部和半月裂孔中）和筛泡小房（引流到筛骨沟中）[6]。最终，这些引流物进入中鼻道。后组筛窦的引流通常是通过上鼻道和蝶窦间隙，然后进入鼻咽（图 1.11）。

　　事实上，筛骨的任何部分都可以气化，并且气化的位置可能对于治疗计划、筛窦堵塞部位及筛窦的病理发展有着重要的意义。另外，在筛骨外可以出现筛窦气房，即所谓的外部扩张。因此病变可能侵犯邻近的结构，如额窦、上颌窦和蝶窦。虽然这些代表解剖变异，而不是病变，但我们必须认识到，某些特定模式的

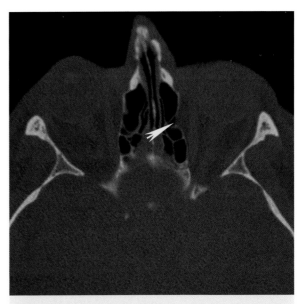

图 1.13　鼻窦的轴位。CT 显示左侧筛骨纸板陈旧性骨折并伴有外层脂肪轻度疝入筛骨迷路内（箭头）

外部扩张可能导致疾病的发生或带来潜在的手术风险。

前组筛窦含气小房构成筛窦含气小房的2/3~3/4[6,34]。筛泡通常是最大和最恒定的前组筛窦含气小房（图1.12），尽管其在气化程度上可能有很大差异。如果体积很大，可能会影响窦口鼻道复合体（ostiomeatal unit，OMU），其变异是偶然的，并且不清楚其是否与鼻窦炎有真正的关系。正如前所述，中鼻甲也可以气化，有人提出，当气化足够大形成泡状鼻甲时（图1.10），可能导致窦道阻塞。但是，大多数时候这些都是偶然的，与鼻窦炎的关联并不明确[35]。

筛窦含气小房可使邻近的上颌骨额突气化，这些称为鼻丘气房（图1.14）。这些含气小房的变异率在不同的研究中差异显著（3%~100%）[6,36]。当存在时，这些是前组筛房，位于额隐窝的前部、下部和外部，它们相较于泪小骨位置较深，也可作为鼻额管的标志物。大部分情况下，这些都没有临床意义，虽然有些人认为可能与额窦炎有关联[36,37]。前组筛房可使眶顶充气，称为眶上筛房（表1.1）。在轴位和矢状位图像上，前组筛房拥有完整的壁，与额窦是分离的。术前鉴定这些小房很重要，可以避免内镜手术时将其误认为额窦口[34]。

筛窦含气小房可能侵入内侧眶底，称为哈勒（Haller）细胞或眶下筛窦气房（图1.15）。有人认为哈勒细胞可能通过缩小漏斗部而导致鼻窦炎，但关于这一关联存在争议[36,38-40]。无论如何，对这种变异的认识是重要的，因为它的存在可以增加手术期间眶内损伤的风险[36,39,40]。后组筛窦气房也可延伸到上颌窦后，导致双上颌窦。如果该细胞受到感染，则必须予以确认，因为手术时需要先打开上颌窦壁后才能进入该含气小房内。

后组筛窦小房也可以延伸到蝶窦中，通常位于视神经管的上方和侧面，部分环绕视神经管，称此为Onodi小房（图1.16）。Onodi小房的重要性在于使内镜手术存在误诊的可能性，

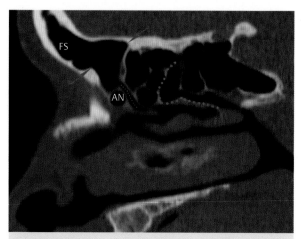

图1.14 额窦引流通路（FSDP）或额隐窝。此为鼻窦CT的矢状面重建显示FSDP的一个示例。FSDP的上腔与额窦静脉口（红色箭头之间）和较窄的下腔与中鼻道相通。根据前钩突的解剖结构和插入位点的不同，下腔室可以由筛窦漏斗形成，也可以由中鼻道形成。在本例中，FSDP是由筛窦漏斗形成的（红色虚线）。当前钩突的前端伸出并附着于颅底时，会发生这种情况。此时，筛窦漏斗引流通过半月板裂孔进入中鼻道。另一方面，在钩突前部附着于筛骨纸板而不是颅底时，下腔由中鼻道本身形成（未示出）。蓝色虚线标记中鼻甲基板，分隔前组筛窦小房和后组筛窦小房。AN：鼻丘气房；FS：额窦

这会使与其关系密切的重要组织，特别是视神经在手术时容易发生意外损伤[39,41,42]。蝶骨中隔通常不在水平面上，在冠状面上蝶鞍区存在水平或近水平的间隔，这提示Onodi小房的存

表1.1 额窦引流通路或额窦隐窝周围的含气小房类型

类型	描述
眶上气房	前组筛窦含气小房，从眶顶部向上和向两侧延伸，引流到额隐窝；通过骨中隔与额窦分离；不要误认为此是一个分隔的额窦
额气房	类型1：位于鼻丘气房上方的单个额隐窝气房 类型2：位于鼻丘气房上方的两个额隐窝气房 类型3：进入额窦内的巨大单个气房 类型4：额窦内的孤立气房
上筛泡气房	筛泡上方的气囊，其前壁未延伸到额窦
额泡气房	延伸至额窦的筛泡以上的气囊
额窦中隔气房	额窦中间隔气化

来源：引自Huang等[34]

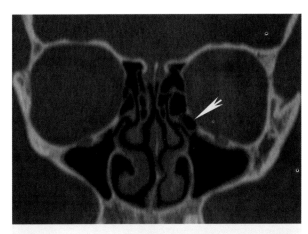

图 1.15 冠状 CT 示哈勒细胞（或眶下筛窦气房；箭头）

在，可以单侧或双侧出现，并可以与其他重要解剖变异共存（图 1.16）。蝶窦板指的是上颌窦与蝶窦之间一个薄的骨性分隔[42]，如果存在的话，筛窦腔切除术中可能会误将蝶窦误认为后组筛房[42]。

如前所述，筛骨迷路的顶部由额骨的眶板形成，并被称为筛骨筛孔。Keros's 对筛骨纸板和筛骨顶结构的分类在前文中已阐述（图 1.6），值得强调的是，筛骨小凹呈微小角度，

随着向后延伸而下降。因此，在前面，其可以高于筛板（图 1.5，图 1.6）。除了深度以外，同样重要的是注意筛窦顶部是否存在不对称性，因为这在鼻内镜手术过程中易于发生颅内渗透，通常是在筛窦顶部较低的一侧容易发生（图 1.6）[43]。然而，除了深度的差异之外，形状不对称［包括扁平的筛顶形（图 1.6）］也可能导致颅底损伤[44]。

术前评估还包括其他解剖结构如筛前动脉（anterior ethmoidal arteries，AEA）和筛后动脉的走行（图 1.17）。筛前动脉从眼眶穿过筛骨迷路，且通过筛前沟处筛板外侧薄层，可作为手术标志[45]。此外，这是前颅底最薄的部位。硬脑膜与前筛窦的窦壁也有紧密的粘连。因此，此处被认为是高风险区[45]。在一些患者中，筛前动脉可能会在筛骨顶部以下的通道中走行（图 1.17）。有人把这种构型称为肠系膜样管状结构。这会导致动脉暴露增加，增加了在鼻内镜手术中发生医源性损伤的风险，可能导致血肿，包括眶内血肿、脑脊液漏或感染[23]。

筛后动脉沿后组筛窦小房的顶部走行，该

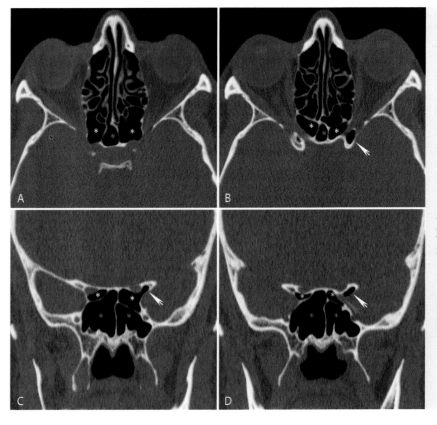

图 1.16 Onodi 小房结构，筛后小房和蝶窦其他重要的解剖变异。鼻窦 CT 的轴位（A，B）和冠状重建（C，D）显示了同一患者的多个重要变异。在这种情况下，有双侧 Onodi 小房构型（白色星号），代表后组筛房延伸入蝶窦（红色星号）。注意由此产生的视神经暴露，导致手术中视神经意外损伤风险的增加。在这种情况下还存在着视神经(C)和颈动脉管(A，D)的骨覆盖部分的变薄和裂开，这进一步加剧了前床突的气化，导致双侧不对称，左侧扩大（白色箭头）。在这种特定情况下，解剖变异的组合还导致左侧颈动脉管的不对称性暴露（D；红色箭头）

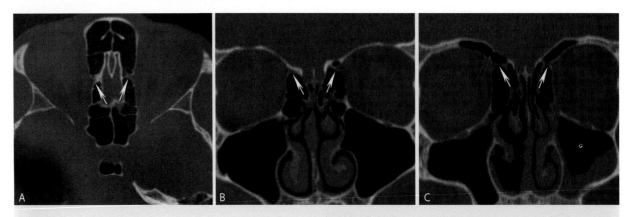

图 1.17 筛前动脉（anterior ethmoidal arteries，AEA）走行管道的变化。来自（A）轴位和（B）鼻窦 CT 的冠状重建显示 AEA 通过筛骨迷路（箭头）的通道。在冠状图像上能较好地显示与筛窦含气小房顶部的关系。在这种情况下，AEA 的管道在右侧筛窦骨的顶部，但在左侧，AEA 的管道在筛窦骨顶部下方走行。有人把这种构型称为肠系膜样管状结构。（C）来自另一位患者的冠状重建的鼻窦 CT 图像，显示双侧 AEA 的肠系膜样管状结构

动脉通常在比前组筛窦更厚的骨顶进入。虽然此动脉在筛窦顶部下方走行的情况比筛前动脉更少见，但如果出现这样的情况，应当高度注意，因为如果损伤该动脉，可能会造成比筛前动脉损伤更多的出血[23]。

筛窦的供血动脉是蝶腭动脉的鼻支和眼动脉的筛前、筛后分支，属于颈内动脉和颈外动脉的分支。筛窦的静脉引流通过鼻静脉进入鼻腔或通过筛静脉进入眼静脉，因此筛窦炎的并发症之一就是这些无瓣静脉的血栓性静脉炎而导致的海绵窦血栓。淋巴管引流遵循功能性前、后黏膜纤毛引流区，分别引流至下颌下（IB 级）和咽后淋巴结组，分别为 11 个[11]。筛前含气小房的感觉神经支配是通过筛前神经［由三叉神经的眼支（V1）的鼻睫神经分支］支配。筛后含气小房由筛后神经的分支［由三叉神经的眼支（V1）分支］和蝶腭神经的后外侧鼻分支［来自三叉神经的上颌分支（V2）］支配[6]。

上颌窦

上颌窦是最大的鼻旁窦，填充了上颌骨的体部。大致呈锥形，基底部朝向内侧，与鼻腔的侧壁平行。底部由上颌牙槽突和腭突形成。上颌窦的顶部由眶底组成，眶下沟槽向后穿过。此沟向前走行，最后变成眶下管，偶尔这些沟槽部分可以走行于上颌窦内或在上颌窦的部分分隔内。从侧面看，上颌窦的尖部深入上颌骨的颧突。前上牙槽神经和相关血管从眶下孔通过，在窦前壁形成凹槽。上颌窦的后外侧壁与颞下窝毗邻，并有一条后牙槽神经至臼齿的通道。上颌窦的后壁形成翼腭窝（pterygopalatine fossa，PPF）的前缘，在后续的章节中进行详细介绍。

上颌窦通常为对称性发育，少于 10% 的情况会出现单侧或双侧发育不良的变异[6]。上颌窦发育不全与鼻窦不张不同，不能将其相混淆，在稍后窦口鼻道复合体的章节中将进行介绍。其他的变异还包括上颌窦内有内隔膜出现。如果内隔膜完全将上颌窦分割开，这时候要注意识别引流部位的位置，例如通过上颌窦窦口进行引流。在前面的章节中，我们介绍了上颌窦向后延展至筛窦气房的分区。牙根在上颌窦底部形成锥形隆起，很少的情况下，牙根可能会进入到窦腔中。在极少的情况下，上覆的骨头只有在窦腔黏膜将牙根与窦腔分开的情况下才会开裂。

上颌窦内侧，有一个大的孔称为上颌窦裂孔。然而，这个裂孔部分被筛骨的一部分，腭骨的垂直板，泪骨和下鼻甲覆盖。上颌窦的主要引流是通过上颌窦开口向内进入漏斗部（图 1.12，鼻窦引流部分会详细介绍）。上颌窦开口可以发生变化，通常上颌窦自然窦口位置较高，位于眶底的下方。根据病变发生的具体位

置，外科医生可以选择以较低的水平进入窦内。在钩突的下部与插入的下鼻甲之间，内侧上颌窦间隙部分被鼻腔和鼻窦黏膜所覆盖。该膜区称为鼻囟门，并通过钩突和下鼻甲的筛突分为后囟和前囟，后者延伸至钩突的上方[6]。该膜区可破裂，导致副上颌窦形成。在上颌窦自然窦口由于钩突过大而不能插管的情况下，或者因为插管会使眼眶处于危险之中时，鼻囟门为进入中鼻道的另一个部位[6,46]。

上颌窦供血血脉是上颌动脉，包括眶下动脉、腭大动脉、后上牙槽动脉和前上动脉。静脉引流通过颜面前静脉或上颌后静脉。上颌静脉与翼状静脉丛相连，后者又与硬脑膜静脉窦相连，这反映了上颌窦炎传播的潜在途径，即可导致脑膜炎。上颌静脉也与颞浅静脉相连，形成下颌后静脉，最终进入颈内静脉和颈外静脉。上颌窦淋巴引流主要进入颌下（IB 级）淋巴结，也可以引流到其他淋巴结，包括外侧咽后淋巴结[6,47]。上颌窦通过上牙槽神经（前，中，后），腭前神经和眶下神经的多个分支进行支配。后牙槽神经穿过后上颌窦壁，向前、下方走行，进行白齿的神经支配[6]。

蝶　窦

蝶窦位于蝶骨体内，位于上鼻腔后方。两侧蝶窦的气化程度不同。蝶窦中隔通常位于前方，与鼻中隔对齐。然而，在后面，蝶窦隔膜常常偏向一侧，产生两个不等的窦腔。蝶骨间隔在方向上是垂直的。因此，如果在冠状或矢状面图像上发现水平分隔，应当怀疑其为筛窦分隔或者 Onodi 小房（图 1.16）。

由于蝶窦气化程度的广泛变化及其对术前规划的潜在影响，已经引入了不同的分类系统来描述气化程度。目前尚无公认的分类系统，但一般将蝶窦分三型，分别为甲介型，鞍前型和鞍型。甲介型气化及发育比较差，窦腔后缘与鞍结节垂直线之间有较厚骨质；鞍前型气化与发育界于甲介型，但不及鞍型，窦腔后缘与鞍结节垂直线一致，即蝶窦恰位于蝶鞍之前。鞍型气化及发育最好，重鞍结节道鞍背呈垂直线，整个蝶鞍底部与蝶窦之间只隔一层薄骨板[6,48]。有些还可能包括第四种类型，即鞍后型，指的是鼻窦后缘延伸至蝶鞍后部或后方更多，气化的蝶窦完全包围蝶鞍[48]。甲介型比较少见，仅占2%左右[48]，这组患者中，窦后壁的较厚骨质使经蝶窦进入至垂体特别具有挑战性，并且该解剖结构认为是经蝶窦垂体切除术的相对禁忌证。

蝶窦除了相当程度的向后气化之外，还可向两侧气化。向两侧气化的蝶窦可以从蝶窦腔扩大到较大的蝶骨翼，形成中颅窝底和后眶壁、蝶骨小翼或翼突。当存在时，横向延伸几乎总是在圆孔和维杜斯管之间（图 1.18）。因此，根据蝶骨气化的不同，圆孔可能完全位于窦外，也可能膨胀至窦下壁（图 1.18）。维杜斯管可能位于蝶骨内，突入蝶窦内，或偶尔会在窦腔内的隔膜上隆起（图 1.18）。突出的蛛网膜颗粒与广泛气化的、相邻的薄壁骨的结合可能导致成骨缺损，导致脑脊液渗漏（图 1.19）。因此，在怀疑脑脊液漏行 CT 扫描时，应当仔细检查这些区域。

在鼻窦内镜手术过程中，术前计划对易发生视神经或颈动脉损伤的解剖变异和构型认识至关重要，并在高分辨率鼻窦 CT 扫描中得到很好的证实。Onodi 小房之前在筛窦章节中介绍过（图 1.16），和其他的解剖变异结构一样，

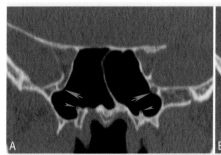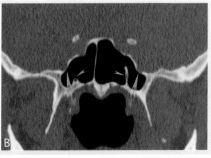

图 1.18 （A，B）蝶窦向两侧气化，延伸的圆孔（箭头）和维杜斯管（小箭头）的例子。来自两例不同患者的鼻窦 CT 扫描的冠状重建显示：明显的下外侧蝶窦气化和窦内维杜斯管的可变延伸。（B）左侧维杜斯管在向窦内深处延伸的隔膜内走行

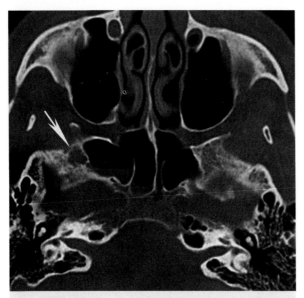

图 1.19 本例所示突出的蛛网膜颗粒（箭头）与广泛气化的、相邻的薄壁骨的结合可能导致成骨缺损，导致脑脊液渗漏。注意脑脊液漏出导致的蝶窦的气液平（而不是鼻窦炎）

可能会导致视神经损伤。视神经突入蝶窦的程度，由 DeLano 等将其分为四类（表 1.2）[49]。无论此分类是否用于常规应用临床实践中，耳鼻喉科医生对术前扫描的这些解剖结构的变异和潜在的视神经暴露的认识，对于避免并发症至关重要。除了 Onodi 小房结构，导致视神经暴露增加的其他解剖学变异以及视神经管的覆盖骨开裂，均是潜在的视神经损伤的易感因素，这些均需在术前扫描中特别注意。前床突气化（图 1.16），研究发现其与视神经管裂开的关系密切，认为是鼻内镜手术期间视神经损伤的指标[6,49]。

蝶窦顶部平而薄，容易在手术过程中穿孔。其他窦壁的厚度不一，这取决于气化程度。如前

表 1.2 DeLano 对视神经与鼻窦关系的分类

类型	描述	与后组筛窦含气小房的接触
1	毗邻蝶窦，无蝶窦壁压痕	否
2	邻近蝶窦，引起蝶窦壁凹陷	否
3	通过蝶窦*	否
4	紧邻蝶窦和筛后含气小房	是

*这可以定义为至少 50% 的神经被气化的蝶窦包围[6]

所述，当蝶窦发育良好时，许多重要的邻近结构可以通过其向窦腔内的压痕来识别，包括维杜斯管和圆孔［上颌神经（V2）］，视神经和颈内动脉等。在某些情况下，在这些结构内可能会出现骨脊或分隔（图 1.16）。骨壁开裂的区域在手术期间可能容易穿孔，特别是对于蝶窦平台，窦侧壁和侧向鼻窦凹陷的内侧顶部进入更大的蝶窦或翼突过程更是如此。如前所述（图 1.19），后一区域也常常是继发于缓慢侵蚀导致的成骨缺损，而致自发性脑脊液漏的部位。

筛窦后表面和蝶窦前表面共有一个共同的壁，由上鼻甲的垂直连接分开[6]。窦口位于鼻腔表面的上部，如前所述，排入蝶筛隐窝。由于其所处的位置，直立姿势下蝶窦的正常引流完全依靠纤毛运动。蝶腭动脉穿行于蝶窦下面的蝶骨面。因此，在扩大自然蝶窦口的过程中，蝶腭动脉可能需要烧灼。含气小房可能存在于鼻中隔的后上部，并且当存在时，通常与蝶窦相通，这些可以像其他窦性含气小房一样发生炎症，并在 CT 上表现，并且如果有必要的话，可使用 MRI 来与其他病变鉴别。

蝶窦的供血动脉是眼动脉的后筛支（颈内动脉分支）和上颌动脉蝶腭支（颈外动脉分支）。静脉引流是通过上颌静脉（因此与翼状静脉丛有沟通）和筛后静脉进入上眼静脉。淋巴引流到咽后淋巴结。蝶窦是通过筛后神经，鼻睫神经的分支［三叉神经的眼（V1）分支］以及蝶腭分支［来自三叉神经的上颌（V2）分支］神经支配[6]。

鼻旁窦引流通路

鼻旁窦引流路径概述

正常的鼻旁窦引流是通过其黏膜内层的纤毛协调运动，向自然开口推动分泌物。鉴于窦口的位置，在直立位置，引流主要通过完整的纤毛运动完成。引流的完成也需要完整的、专门的引流路径。因此，了解主要的引流途径和相关的标志是评估鼻旁窦引流解剖的关键，可以视这些为功能单位，这些功能单元内关键部位的阻塞，可预测窦性阻塞的模式。

上颌窦的主要引流是通过上颌窦口进入漏斗部、半月裂孔，最后引流至中鼻道（图1.12）。额窦引流通过额筛隐窝（图1.14）与同侧上颌窦引流物一同进入中鼻道。前筛窦复合体通过筛骨泡和半月裂孔进入中鼻道。筛后复合体和蝶窦引流入蝶筛隐窝，然后进入上鼻道和随后的鼻咽部（图1.11）。下鼻道接受鼻泪管的引流。

窦口鼻道复合体

窦口鼻道复合体（OMU）是指引流额窦、前组筛窦和上颌窦的结构功能单元（图1.12），包括中鼻甲、筛骨泡、钩突、半月板裂孔、漏斗部和前组鼻旁窦开口等一系列结构[3]。半月裂孔部是钩突和筛骨泡之间的区域，接受筛前含气小房和上颌窦的引流（通过漏斗部；图1.12）。熟悉该功能单元和引流模式是很重要的，该单元的阻塞会导致可预测窦性阻塞的模式（图1.20）。

OMU 的构成、毗邻的周围结构和不同的解剖变异对术前评估引流路径是非常重要的。之前的章节中，我们介绍了哈勒气房、筛泡过度气化和泡状中鼻甲。钩突气化代表了鼻窦通气受损的另一个潜在因素。部分研究认为这是由于钩突前上部分内的鼻堤细胞的延伸而造成的。

当遇到 OMU 的阻塞模式时，应该识别和区分的一个重要的内容是上颌窦不张或发育不良的上颌窦[50]。当钩突横向旋转或贴附在筛板底部或下部时，会发生这种情况。这种结构可能与叠加的炎症相关，导致漏斗部闭塞（图1.21）。这反过来又会导致窦内形成负压，可能导致漏斗部的进一步旋转和缩回，使阻塞程度加重。特征性影像学表现为回缩的贴壁钩突，上颌窦回缩壁以及继发于缩回的内侧上颌窦壁（图1.21）的同侧中鼻道扩大[50]。临床上，这可能会导致无痛自发眼球内陷、低眼压和面部畸形及不对称。遇到这种情况时，要认识到真正病因，而不要与发育不良的上颌窦混淆。对于外科手术，重要的是要注意，在这些情况下，同侧眶底可能处于低位，增加手术期间无意穿透眼眶的风险[6]。

额隐窝

额窦都通过位于下方的窦口引流入额隐窝或额窦（图1.14）。额隐窝是额窦和前中鼻道之间的沙漏状狭窄，为额窦的引流提供了通道。额隐窝两边为筛板、中间为中鼻甲、前鼻孔的前上壁（如果存在）和后鼻孔的前壁[6]。

研究认为额窦引流通道具有上下腔室（图1.14）[26]。上腔室由额窦前下部分和筛窦上前部分的相邻气室组成。前部开口位于上腔室的上部边界。上腔室与下腔室直接连通。

下腔室的解剖可根据钩突前位的位置而变化[28]。当钩突的前部向上延伸至颅底时，会形成筛窦漏斗部分（构成额窦引流通路的下部；图1.14）。筛窦漏斗通过半月裂孔与中鼻道沟通。另一方面，当钩突的前部附着于筛板而不是颅底时，额窦引流通路的下腔室成为中鼻道。

额窦引流通道中可能存在许多解剖变异，

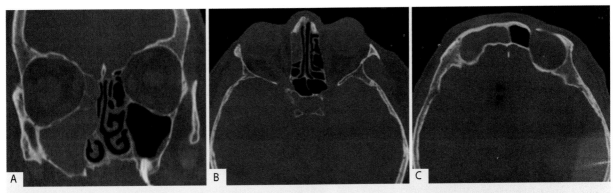

图1.20 来自鼻窦 CT 的冠状重建形成的（A）和轴向（B，C）图像，显示了在额窦前组筛窦和上颌窦引流的汇合处阻塞窦口鼻道复合体，致可预测的鼻窦内的渗出模式

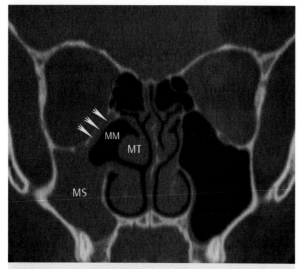

图1.21 上颌窦不张，显示特征性的影像学表现包括回缩的贴壁钩突，没有漏斗状突起（箭头）、回缩的上颌窦壁和继发于收缩的内侧上颌窦壁的同侧中鼻道（MM）的扩大。MS：上颌窦；MT：中鼻甲

有些没有临床意义，而有些可能对手术计划很重要，并且可能导致引流通路变窄，这取决于解剖变异的位置和大小。鼻丘气房在之前的章节中介绍过。这个区域还有其他的含气小房也是重要的，应该在术前扫描中认识，包括四种类型的额窦小房，这些总结在表1.1中[34]。

翼腭窝

前文介绍了前颅底和鼻旁窦的临床解剖部分，由于翼腭窝与颅底和鼻旁窦有着重要关系，接下来介绍翼腭窝（pterygopalatine fossa，PPF）。翼腭窝是许多神经血管的重要通道。了解该区各结构的解剖形态及毗邻关系是非常重要的，肿瘤与周围神经的关系可能影响治疗计划和对肿瘤的评估。PPF位于鼻腔后部的侧面，是一狭窄的骨性间隙，内主要充满脂肪，（图1.22，图1.23）[51,52]。PPF的前界为上颌骨的后壁；后界为翼突及蝶骨大翼之前界；内侧壁为腭骨的垂直部的大部分（蝶腭孔除外）（图1.22）；外侧边界是翼上颌裂，经翼上颌裂通颞下窝（图1.22）；上方与眶下裂连续（图1.22）；向下进入翼管，最后移行于腭大管及腭小管进入口腔（图1.22）。

翼腭窝的神经血管内容物包括三叉神经的上颌分支，翼腭神经节和颌内动脉的末端分支。如前所述，翼腭窝与多个相邻的空间相通[3]。此窝向外侧借翼上颌裂通颞下窝，向内侧借蝶腭孔通鼻腔，蝶腭孔开口在鼻腔上部的外侧，蝶腭孔内走行蝶腭动脉以及翼腭窝上的鼻腭神经和上鼻神经。向后借圆孔通颅中窝，走行三叉神经

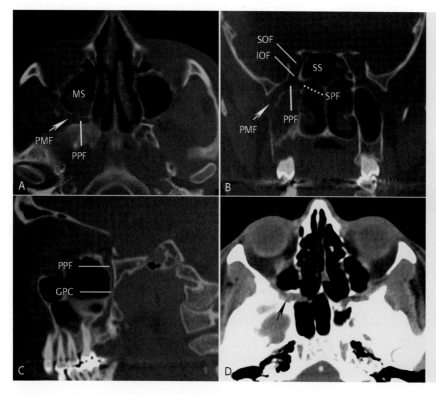

图1.22 翼腭窝（PPF）主要影像学标志。A，D轴位图像，B冠状位重建图像（增强CT），C矢状位重建图像（显示正常左侧翼腭窝的图像），显示1例腺样囊性癌患者浸润右侧PPF内的神经。在使用软组织窗（D）的重建中，略高于A图中的水平，注意含有正常血管和神经结构的正常脂肪填充的左侧PPF。另一方面，右侧PPF被浸润并轻度扩张（D；黑色箭头）。在CT上不能直接评估肿瘤对周围神经的侵犯，而使用MRI能够准确直接地评估。GPC：腭大管；IOF：眶下裂；MS：上颌窦；PPF：翼腭窝；PMF：翼上颌裂；SOF：眶上裂；SPF：蝶腭孔；SS：蝶窦

的上颌（V2）分支。翼管位于圆孔的下方和内侧，位于翼腭窝的后方，是连接翼腭窝和破裂孔的通道。翼管内走行翼管神经。眶下裂内走行眶下神经和眶下动脉。翼腭窝借翼管通颅底外面，向下移行于腭大管、腭大孔通口腔[3]。腭大孔内走行更多的腭神经和腭下血管，腭小孔内走行较少的腭神经。一般来讲腭大孔与腭小孔是单一的，但有时候可能有两个或很少超过两个腭小孔[53]。

1.4　前颅底、鼻窦病理

1.4.1　肿　瘤

鳞状细胞癌

鼻窦癌占所有头颈部癌症的比例较少，约占 5%，每年全球发病率约为 1/100 000[54]，其中 50%~80% 为鳞状细胞癌（squamous cell carcinoma，SCC）。在鼻腔肿瘤中，男性较女性常见，好发于 55~65 岁[55]。鼻窦 SCC 和鼻窦腺癌职业危险因素众多，包括暴露于、木制家具、皮革生产、镍、铬、芥子气、异丙醇、甲醛、砷和镭[55-57]。其他危险因素包括既往放射治疗史、免疫抑制和吸烟史[58,59]。胶质二氧化钍（一种含二氧化钍的造影剂）是一种公认的可致上颌窦癌的病原体，现已不再作为造影剂使用[55]。鼻窦 SCC 可合并内翻性乳头状瘤或发生于内翻性乳头状瘤切除后。约 15% 的患者在同一组织学类型中出现同型或异型的 SCC，常位于头颈部以外的部位。鼻窦 SCC 最好发于上颌窦，其次是鼻腔和筛窦，蝶窦和额窦也较多见。

影像学特征

在 CT 上，鼻窦 SCC 表现为软组织肿块，具有不同程度的强化（图 1.24~图 1.26）。侵袭性和相对广泛的骨质破坏常见，骨新生和（或）骨硬化较少见（图 1.24~图 1.26）[55]。与骨破坏相对应的，在相邻区域如上颌后和眶外脂肪可出现脂肪浸润或明显的软组织肿块。CT 还可直接显示筛板、外侧板、筛骨凹和眶壁（图 1.27）。应该注意的是，正常筛板可以出现透亮区，不能误认为肿瘤破坏或侵犯[60]，病变早期局灶性浸润，两者差异细微，需要仔细评估。颅内侵犯可以表现为通过骨质缺损延伸入颅内的软组织肿块（图 1.28），在这方面，MRI 具有较大的优势，当 CT 显示肿瘤颅底和颅内侵犯不佳时可行 MRI 检查。

在如翼腭窝等重要的神经血管走行区，正常脂肪间隙消失及浸润可提示肿瘤的侵犯（图 1.23）。随疾病进展，呈管型的肿瘤组织可能会沿着邻近的神经通路延伸（图 1.29），有时伴有颅底孔部位的骨质破坏或重塑，包括翼管、翼孔、卵圆孔。进展期和慢性期病例可出现单侧去神经支配的变化，如肌肉萎缩、三叉神经的下颌支等运动神经被脂肪代替（图 1.29），去神经支配的变化不应与肿瘤的直接扩散和侵犯相混淆。识别去神经支配除了信号强度的差异，另外一个重要表现是：肌肉信号的异常，但肌肉的整体结构和形状是正常的，不同于被肿瘤侵犯的肌肉。

在 MRI 上，典型鼻窦 SCC 在 T1WI 为等信号，在 T2WI 为稍高信号（图 1.24，图

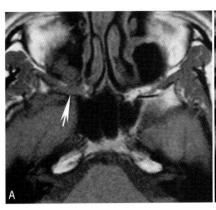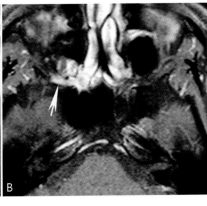

图 1.23　鼻窦癌侵及翼腭窝。（A）右侧翼腭窝正常脂肪间隙消失；（B）右侧翼腭窝脂肪浸润

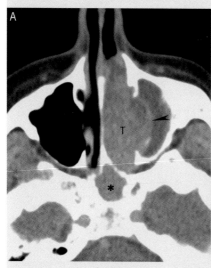

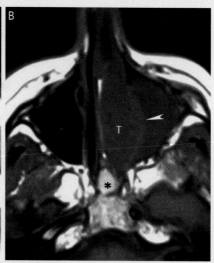

图 1.24　鼻腔和筛窦气房鳞状细胞癌 CT 和 MRI 显示分泌物与肿瘤的差异。（A）CT 轴位增强，（B）MRI T1WI 显示肿瘤（T）充满左侧鼻腔并侵及上颌窦内侧壁，呈膨胀性生长（箭头）。（A）在 CT 上，肿瘤强化后的 CT 值与阻塞性或炎性分泌物的接近，取决于所含蛋白质的浓度。本例中，与肿瘤相比，左侧上颌窦中分泌物的 CT 值稍低，但蝶窦混浊（星号）与肿瘤的 CT 值相近，难以区分。（B）MRI 在区分肿瘤和阻塞性分泌物上优于 CT，本例中蝶窦的内容物在 T1WI 上为高信号（星号），与蛋白质分泌物一致，易与等信号的肿瘤区分

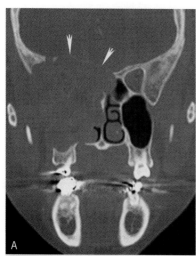

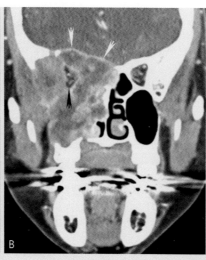

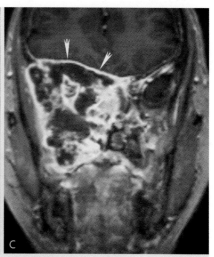

图 1.25　巨大浸润性鼻窦鳞状细胞癌（梭形细胞变异）伴骨质破坏和邻近结构侵犯。CT 增强冠状位骨窗重建（A），软组织窗（B），MRI 冠状位 T1WI 增强（C），显示巨大不均匀强化肿块伴囊变、坏死，广泛的骨侵蚀和破坏，肿瘤向上颌窦外侧延伸，向内伸入鼻腔、筛骨迷路及部分鼻中隔，另外病灶伸入并包裹右后眼眶结构（B；黑色短箭头）和前颅底（白色短箭头）。巨大侵袭性肿瘤呈明显不均匀性改变并伴有坏死

1.28）[55]。瘤体较小时信号均匀，瘤体较大时信号多不均匀，可出现坏死、出血、表面溃疡（图 1.25，图 1.28）。肿瘤内部无坏死时，T2WI 可以与反应性炎症与阻塞性分泌物鉴别，肿瘤在 T2WI 上呈等至高信号，阻塞性分泌物与黏膜的炎性改变在 T2WI 上信号更高（图 1.30），但分泌物的信号取决于所含蛋白质的多少，有时在 T2WI 上信号与肿瘤信号接近，此时需结合 T1WI 等其他序列，通常

可以进行鉴别（图 1.24，图 1.30）。在增强 T1WI，肿瘤实性结节强化通常是可鉴别的，但也存在误区。慢性阻塞性分泌物在 T1WI 上为高信号，与增强扫描可重叠，因此，鼻窦肿瘤的强化边界显示较困难，此时减影图像或比较增强前后图像可能会有所帮助（图 1.30）。还应注意的是，鼻窦炎时鼻窦黏膜也可表现为明显强化，但阻塞性炎症的黏膜表现为相对较薄的线样强化，通常与实性和结

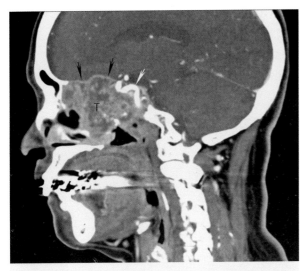

图 1.26　鳞状细胞癌（SCC）伴有广泛的骨质破坏、包裹颈内动脉并向颅内延伸。CT 增强扫描矢状位重建显示鼻窦变异型梭形细胞 SCC（T）致颅底广泛受累，包绕海绵状颈内动脉（白色箭头）、突破额骨的眶板向颅内侵犯（黑色箭头）

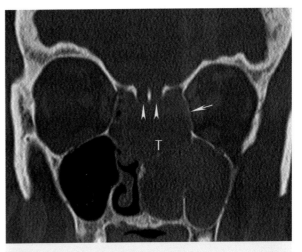

图 1.27　鼻腔及筛窦鳞状细胞癌（SCC），筛板和眶骨膜的评估。鼻窦 CT 骨窗冠状位重建显示肿瘤充填左侧鼻腔，并突向右侧鼻腔，同时累及左侧上颌窦（T），注意两侧筛板（箭头）、鼻中隔的上部、上颌窦内壁的骨质侵蚀。左内侧眶壁（长箭头）光滑，没有被肿瘤突破，表明眶骨膜保持完整。正如在前面的图中所讨论的，一些鼻窦的混浊可能是由于分泌物和炎症改变所致，如果存在疑问，可通过 MRI 检查来区分

节性肿瘤的强化有区别。

　　MRI 可以较好地显示鼻窦以外肿瘤的扩散。在扩散到主要含有脂肪区域（如上颌后脂肪）的情况下，由于肿瘤的等信号与正常脂肪的高信号明显对比，在 T1WI 上可以很好地显示肿瘤的扩散（图 1.31，图 1.32）。肿瘤的扩散和对软组织的侵犯通常在脂肪抑

制 T1WI 增强扫描图像上显示最清，所有的鼻窦和颈部的扫描方案都应包括脂肪抑制增强扫描。

　　CT 和 MRI 对骨侵犯的评估是相辅相成的。CT 在显示骨细节以及评估皮质骨破坏或

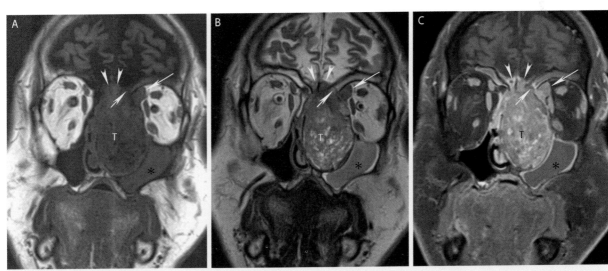

图 1.28　MRI 示鳞状细胞癌向颅内延伸并侵犯眼眶。冠状位 T1WI（A），T2WI（B），压脂 T1 增强（C）显示鼻腔及筛窦鳞状细胞癌。鼻腔内不均质肿块（T），侵及筛板和左额窦下缘。强化的肿瘤组织延伸至双侧嗅窝，与硬脑膜的强化相延续（箭头）。强化的肿瘤组织侵入左额窦内下方（短箭头）。左眶壁内侧明显侵犯，上斜肌内侧脂肪间隙消失，上斜肌肿大（长箭头），与眼眶和眼外肌侵犯一致。注意左侧上颌窦肿块（T）和阻塞性炎性改变之间的差异（星号）。另外，额叶内下方有神经胶质增生改变，提示存在与肿瘤无关的创伤史

薄骨间隔破坏上有优势，这在 MRI 上可能无法清晰显示（图 1.27）。而 MRI 在识别早期骨髓侵犯方面优于 CT，可以利用肿瘤和脂肪之间的内在信号差异来帮助识别骨髓侵犯。

在 MRI 上，T1WI 骨髓脂肪高信号的缺失是骨髓侵犯的重要早期表现（图 1.31~图 1.33）。骨髓侵犯在 T2WI 表现为相对高信号，增强扫描后强化呈高信号。然而，虽然 MRI 对早

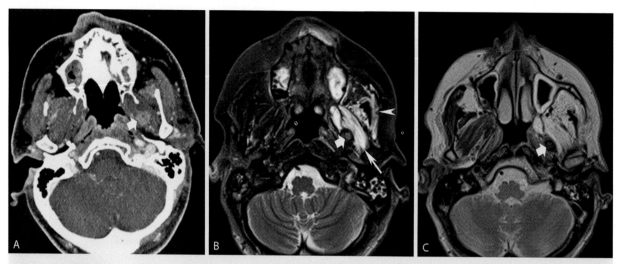

图 1.29 下唇鳞状细胞癌的下颌神经（V3）神经周围扩散。A. 轴位增强 CT；B. 轴位脂肪抑制 T2WI；C. 轴位 T2WI 神经周围扩散表现为 V3 的带状增厚（粗箭头），位于翼外肌内侧（B；细长箭头）。翼外肌（B；细长箭头）和颞肌（B；箭头）信号增高，这在脂肪抑制 T2WI 图像中显示较清，与去神经支配水肿一致。在 CT 上，这些去神经支配的改变不太明显。如果不进行脂肪抑制，所涉及的肌肉与脂肪无法区分，并且可能与长期去神经支配的脂肪浸润相混淆

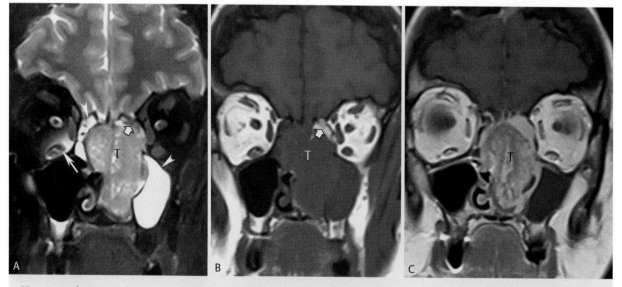

图 1.30 鼻腔及筛窦鳞状细胞癌与鼻窦阻塞性炎症的比较。冠状位 T2WI 压脂（A），冠状位 T1WI（B），冠状位 T1WI 增强扫描（C）左侧上颌窦及右侧筛窦肿瘤呈等到高信号（T），分泌物呈更高信号，可以很好地区分（A；箭头）。左侧筛窦未被肿瘤侵犯的区域在 T2WI 为低信号，在 T1WI 为高信号，与一些浓缩的分泌物信号一致（A，B；粗箭头）。由于肿瘤、黏膜的强化以及分泌物本身在 T1WI 上为高信号，所以增强扫描后对于肿瘤和分泌物不太容易清楚区分。T1WI 低信号筛骨纸板和眶骨膜完整，球后眼眶正常的眶外脂肪和眼外肌信号存在。注意在 T2WI 压脂序列上右侧眼眶中下部伪影引起的异常信号（B；细箭头），与正常右上颌窦气 – 骨界面磁化率伪影导致的非均质脂肪抑制有关，左侧上颌窦没有这种现象，部分原因可能是由于分泌物的存在以及该侧的气 – 骨界面的缺失

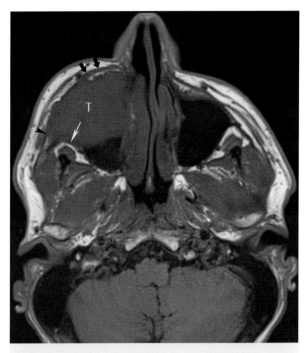

图 1.31　轴位 T1WI 示右上颌窦前部鼻窦未分化癌。肿瘤（T）充满大部分上颌窦呈等信号，与邻近肌肉信号相近，肿块呈小叶状、不规则延伸到上颌窦前上方软组织内，包括眶下神经区域，深达鼻翼提上唇肌（黑色粗箭头），肿瘤浸润导致右颧骨（黑色箭头）正常骨髓高信号消失，并可见等信号肿瘤侵犯高信号的上颌后脂肪（白色长箭头）

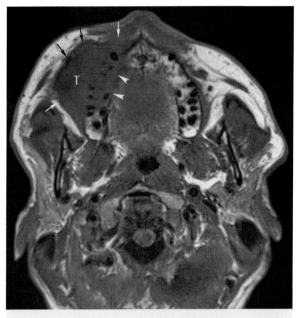

图 1.32　鼻窦未分化癌延伸至鼻窦外。轴位 T1WI 显示右侧上颌窦未分化癌累及上颌牙槽骨层面。肿瘤（T）延伸到鼻窦外，并且广泛累及面部的皮下组织和肌肉（白色和黑色细箭头）以及上颌骨牙槽骨骨髓（白色箭头）

期骨髓侵犯更为敏感，但 MRI 上的信号变化也可能会被过度认为是骨髓侵犯，甚至出现假阳性结果。这是因为反应性骨髓水肿在 T2WI 表现为高信号并可强化。因此，在评价 MRI 骨髓侵犯时，需要对所有序列的信号进行评估，并确保其与肿瘤本身信号相似，反应性水肿在所有序列和 T2WI 上不一定出现这种信号，可能比肿瘤的信号更高。在 MRI 上，骨皮质和薄骨板如鼻窦壁、筛骨纸板、筛板、筛骨凹等 T1WI 和 T2WI 都表现为低信号，如前所述，这些结构有时在 CT 上评估可能会更好。

　　尽管鳞状细胞癌最常见的扩散途径是直接侵犯邻近的结构，但还有一种不太常见但很重要的方式，头颈部肿瘤沿神经束的传播途径，即肿瘤侵犯神经周围间隙。肿瘤侵犯远处的神经周围间隙是指肿瘤以神经作为通路从原发部位扩散的情况，这应该与肿瘤的局部神经浸润

区别开来。最常见的肿瘤沿神经束的神经周围扩散是朝向颅底的中心方向，但也可以表现为肿瘤的逆行扩散。

　　尽管 CT 可以发现尤其是进展期的神经周围侵犯，但当怀疑肿瘤侵犯神经周围间隙时，MRI 是最佳评估方式（图 1.22，图 1.23，图 1.29）。MRI 是早期发现肿瘤神经周围侵犯和确定肿瘤范围的最佳检查方法。肿瘤侵犯神经周围间隙的早期征象为累及的神经束较对侧的神经束相比可出现异常强化，另外表现为由于肿瘤密度或信号组织浸润导致的早期不对称。由于神经周围围绕静脉丛，神经可出现一定程度的强化，不应误认为是肿瘤的神经周围侵犯，就这一点而言，与对侧的神经比较是非常必要且有用的。当病变进一步进展时，神经束可以肿大，如果肿大到一定程度，可使骨性孔道重塑、扩张。增强扫描是确诊肿瘤侵犯神经周围间隙的关键，除表现为邻近或对侧正常神经或翼腭窝浸润区明显强化外，还表现为受累神经肿大、显著强化（图 1.22，图 1.23，图 1.29）。在 MRI 中，脂肪抑制 T1WI 是评价所有头颈

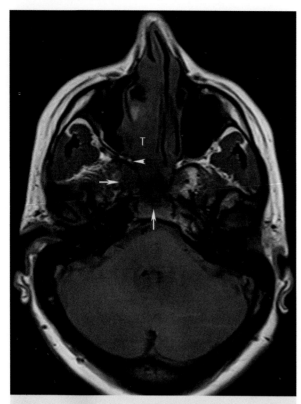

图 1.33 轴位 T1WI 显示鼻窦神经内分泌癌（T）侵犯邻近结构及骨质。注意蝶骨体骨髓中正常脂肪高信号的消失（白色长箭头）以及早期延伸至右侧翼腭窝（箭头）

部恶性肿瘤的重要序列，但无脂肪抑制的增强 T1WI 也起着重要的补充作用，特别是对于肿瘤侵犯神经周围间隙的评估。尽管在文献中对这两个序列存在争议，但应该指出的是，在鼻窦和颅底的气 – 骨界面易出现图像的失真，可能使神经小孔模糊不清，而脂肪抑制序列易出现这种磁敏感伪影（图 1.30）。因此，在评估颅底和鼻窦成像的所有研究中，一些研究组通常会常规增加至少一组冠状位的无脂肪抑制的增强 T1WI。

除了对肿瘤侵犯神经周围间隙的评估之外，MRI 也是评估鼻窦肿瘤颅内侵犯的最佳方式。单纯的线性硬脑膜强化不能作为肿瘤侵犯的诊断标准，因为硬脑膜可出现反应性的强化。硬脑膜增厚超过 5mm、硬脑膜局灶性结节状强化和（或）软脑膜强化被认为是硬脑膜侵犯的影像学标准[61,62]（图 1.28）。当有硬脑膜侵犯的证据时，对脑实质侵犯的诊断较困难。移位的邻近额叶白质区的血管源性水肿与组织学上的肿瘤浸润区并不一致[60]。影像学上额叶侵犯是通过肿瘤浸润区皮层边缘带破坏来确定。

眶骨膜也称眶周膜，与眶尖处的硬脑膜和视神经鞘相连续。眶骨膜较坚固，松散地附着在眼眶，并为肿瘤扩散提供唯一的屏障[63]。CT 可以间接地评估眶骨膜的完整性，但可在 MRI 上直接评估[60]。在邻近骨质破坏的情况下，眶骨膜完整在 CT 上可表现为边界清晰的眶周脂肪出现广泛、光滑的移位（图 1.27）[64]。在 MRI 上可以对眶骨膜进行直接评估，表现为薄而平滑的 T1 和 T2 低信号线（图 1.30，图 1.34）[60]。MRI 上眶骨膜低信号线的缺失，尤其是伴随信号变化或出现向邻近眶周脂肪和（或）眼外肌延伸的异常结节信号，被认为是眶骨膜受侵（图 1.25，图 1.28，图 1.35）[65-67]。

脂肪抑制 T2WI 能够较敏感地显示较小的异常淋巴结。虽然 IB 区和咽后区淋巴结是鼻窦和鼻腔的主要引流部位，但咽后途径可能因童年时期感染而中断[55]。因此，初期淋巴结转移扩散最常见的部位是 I、II 和 III 水平。淋巴转移与原发肿瘤向皮肤表面、牙槽颊沟或翼状肌的延伸有关。

目前，MRI 被认为是评估鼻窦恶性肿瘤的最佳影像学检查。除外有禁忌证的，MRI 评估鼻窦恶性肿瘤均应行钆造影剂增强扫描。此外，当怀疑肿瘤侵犯神经周围间隙或向颅内延伸时，应行 MRI 检查。CT 在评估鼻窦恶性肿瘤中也起着重要作用。如前所述，CT 对骨侵犯的评估与 MRI 是相辅相成的。此外，CT 能更好地显示鼻窦和颅底解剖结构的变化，这对于术前手术方案制定和术中指导有重要的价值。在已行 MRI 增强检查的患者中，术前计划和术中指导需行 CT 平扫。然而，CT 的作用并不仅仅局限于对 MRI 的补充，在大多数情况下，CT 可清晰地确定肿瘤的范围，但如前所述，某些特征（如与分泌物的区别）在 CT 上显示欠佳。如有禁忌或其他因素而无法行 MRI 检查时，需行 CT 检查以确定肿瘤分期，此时应

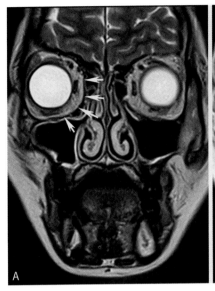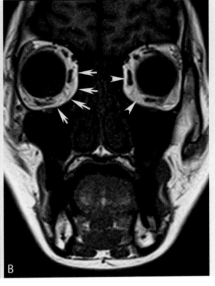

图1.34　眶周正常组织。冠状位 T2WI（A）、T1WI（B）显示正常眼眶、鼻窦、鼻腔。注意这两个序列上光滑、低信号的眶缘，代表眶皮质和邻近的眶骨膜（也称为眶周膜，白色长箭头），特别是 T1WI 显示正常高信号的眶外脂肪（B；箭头），与鼻窦黏膜、皮层、眶骨膜和眼外肌组织的信号相反

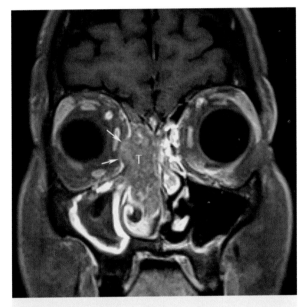

图1.35　眼眶侵犯（神经内分泌肿瘤）冠状位脂肪抑制 T1WI 增强扫描示上鼻道及筛窦神经内分泌肿瘤（T），局灶性肿瘤组织结节状突入右眼眶内侧（白色箭头），提示眼眶侵犯

行 CT 平扫和增强扫描，有助于区别肿瘤的强化与中至高密度的分泌物。氟脱氧葡萄糖 – 正电子发射断层扫描（fluorodeoxyglucosepositron emission tomography，FDG-PET）代谢影像并不常规用于鼻窦肿瘤的初始分期。然而，对于肿瘤复发的评价，FDG-PET CT 优于传统的 CT 和 MRI，因其与治疗的炎症效应有关，所以具有中度的特异性[68]。基于 FDG-PET 的获得比较方便，其使用正在增加。

分　期

在上颌窦原发性肿瘤的 TNM 分期中[69]，T1 期：肿瘤局限于鼻窦黏膜。T2 期：肿瘤周围出现局限性骨质破坏，上颌窦的后壁和邻近的翼板无破坏。T2 期肿瘤常局限于 Ohngren 氏线所定义的结构——从眼内眦延伸至下颌角的斜面[69]。与更高级别的肿瘤和侵犯该平面外上方的肿瘤（即上方结构）相比，这些肿瘤通常可进行手术切除。T3 期：肿瘤累及上颌窦后壁、皮下组织、眶底或内侧壁、翼窝、筛窦。T4a 期：中晚期，其特征为肿瘤侵犯眶内容物前部、颊部皮肤、翼板、颞下窝、筛板、蝶窦或额窦。T4b 期：晚期、肿瘤侵及眶尖、硬脑膜、脑组织、中颅窝、三叉神经上颌支以外的脑神经、鼻咽、斜坡。

鼻腔和筛窦肿瘤有单独的 T 分期。T1 期，肿瘤局限于鼻腔或筛窦一个亚区，无论有或无骨质侵蚀。筛窦的亚区为左右筛窦迷路，鼻腔的亚区包括鼻中隔、鼻腔底部、外侧壁和前庭。T2 期肿瘤侵入鼻腔筛窦复合体中一个区域的两个亚区或一个亚区并累及相邻区域。T3 期肿瘤累及眶内侧壁或眶底、上颌窦、腭、筛板。T4a 期肿瘤侵犯眶内容物前部、皮肤、翼板、蝶窦或额窦，前颅底局限性受侵。T4b 期病变与上颌窦肿瘤相似，可侵犯眶尖、硬脑膜、脑组织、中颅窝、三叉神经 V2 以外的脑神经、鼻咽、斜坡。对于额窦或蝶窦肿瘤没有标准的分期。

区域淋巴结分期，N1：同侧单个淋巴结转移，最大径 ≤ 3cm。N2a：同侧单个淋巴结转移，3cm< 最大径 ≤ 6cm。N2b：同侧多个淋巴结转移，最大径 ≤ 6cm。N2c：双侧或对侧淋巴结转移，最大径 ≤ 6cm。N3：转移淋巴结最大径 >6cm。M1 期：远处转移，包括颈链以外的淋巴结或其他器官的转移。

预后和治疗

据报道，鼻窦鳞状细胞癌 5 年生存率为40% ~ 70%[70,71]。人类乳头状瘤病毒（human papillomavirus，HPV）是其一个重要病因，但对预后和最佳治疗的影响尚未确定[72]。手术联合辅助放疗是治疗的首选[73]。与其他鼻窦恶性肿瘤一样，鳞状细胞癌最重要的预后因素之一是获得明确的手术切缘[59]。有时也可以提供辅助化疗，然而，在鼻窦恶性肿瘤的常规治疗中，辅助化疗的作用尚未确定。最近采用在放化疗前经鼻内镜切除的手术方法来达到根治性切除、症状缓解和减瘤的目的[74]。

一般情况下，在不能获得清晰的切缘时，禁忌行前颅底根治性手术切除。其他禁忌证包括视交叉周围的肿瘤、Meckel 腔或海绵窦的神经周围间隙扩散、颈动脉受累、脑实质广泛受累、出现转移或有限制性合并症。当有证据显示中颅底受累，肿瘤向鼻咽部或翼腭窝延伸时，成功的切除肿瘤可能很困难[73,75]。有数据支持在最终病理检查中发现切缘阳性时可使用辅助放疗[76]。放疗时应尽可能保留神经功能，包括视觉和嗅觉。通过减少脑回缩、控制脑脊液、从脑外组织中分离颅内内容物，可减少手术并发症。在肿瘤延伸到鼻腔侧壁的情况下，为了获得清晰的切缘可切除筛骨纸板，如果眶骨膜被侵犯，也可切除[74]。眼眶脂肪的浸润通常需要眶内容摘除术。颅底侵蚀采用颅底和硬膜切除术，随后进行硬脑膜成形术和皮瓣重建。局限性的脑组织受累可通过内镜或经颅额叶切除，以达到切缘阴性目的。

根据肿瘤累及上颌窦、鼻底或硬腭的程度，进行各种形式的上颌骨切除术，常见的是通过联合的经口侧鼻切开手术，称为 Weber-

Ferguson 方法。内镜下可经翼状肌或翼腭窝进入肿瘤。对于累及额窦的肿瘤，内镜鼻窦入路的最大侧向进入点常选定眶顶中点[60]。向外延伸至该点的切除术需要经额外侧入路，与累及额窦前壁一致。单纯内镜手术的禁忌证包括超出眼眶中部的硬脑膜侵犯、皮肤侵犯、眼眶侵犯、超出上颌骨内侧壁的侵犯、累及内侧壁或明显的脑组织受累。

手术切除后，根据具体的危险因素，通常在术区和（或）引流淋巴结区辅以放疗。手术区的治疗是指接近或达到阳性切缘、T3/T4 期、神经浸润、淋巴管侵犯、高级别的肿瘤。典型的术后临床靶区包括鼻腔和同侧的上颌窦。如果肿瘤累及筛窦气房，筛窦和同侧眶内侧壁也包括在临床靶区内。任何有神经周围扩散的肿瘤都需要对颅底进行广泛的覆盖，将临床靶区扩展到合适的神经孔。对于临床靶区，一般以每天 1.8~2Gy 的剂量给予 60~63Gy，并增加至相关切缘或残余肿瘤[75]。未经过手术治疗的微小肿瘤扩散风险的区域，可能会接受相当于每天 2 Gy 的约 50 Gy 的较低的剂量当量。区域淋巴结的治疗适用于 T3/T4 期的原发性肿瘤淋巴结转移。考虑到日常剂量调整的变化，给所有临床靶区增加额外的切缘，最终的靶区被称为计划靶区。

放疗被认为是综合治疗的一个组成部分，术前放疗有时用作术后放疗的替代方案[77]。由于组织的氧合作用更好，术前放疗的潜在优势包括：①较小的靶区；②较低的剂量（典型的是整个临床靶区共 50Gy，每天 2Gy）。预计接近或显微镜下阳性切缘的区域可能会增加剂量。确切地说，此种方法对于不可切除的肿瘤是不适用的。

无法切除的病灶可以单独使用明确的放疗，也可以联合全身化疗。临床靶区，包括来自 CT 和 MR 成像的大体肿瘤体积以及潜在的显微浸润区域，通常给予相当于共 70Gy，每日 2Gy 的剂量[78]。如果化疗不能同时进行，则可以采用另一种分馏方案（如适度加速）来进行放疗，以提高控制的可能性。

放疗时，关键的、剂量限制的器官包括视神经、视交叉、眼、泪腺、听觉器官、腮腺、脑垂体、脑干和脊髓。如果不能排除关键的结构，可以考虑一个超分割方案（每天1~1.2Gy，分 2 次进行）。如果肿瘤广泛累及眼眶，行放疗时，眼睛需包括在治疗靶区，可对对侧眼和泪腺进行保护。通常可以通过调强放疗（intensity modulated radiotherapy，IMRT）维持目标肿瘤剂量的同时减少关键结构的剂量。使用影像引导放疗在每天治疗时获得的容积 CT 数据，也可用于尽量减少对关键结构的照射剂量，特别是在与 IMRT 结合使用时。质子束疗法可能通过质子束布拉格峰来治疗深部肿瘤，例如鼻窦的深部肿瘤，并且改善了对相邻正常组织的保留[79]。然而，迄今为止，似乎很少有支持在该部位使用质子束治疗的临床结果数据，可能与实用性有限有关。

腺　癌

概　述

腺癌约占所有鼻窦恶性肿瘤的 13%，是该部位第二常见的组织学亚型[54,80]。鼻窦腺癌可分为唾液腺型和非唾液腺型，非唾液腺型进一步分为肠型和非肠型病变[81]。在一些已发表的系列文章中，多达 90% 的鼻窦腺癌患者暴露于木工行业[82]，而另一些人则与吸烟和饮酒的关系最为密切[83]，其他职业暴露包括制革和镍。在北美人群中，吸烟和饮酒是最常见的接触。大多数患者为男性，年龄范围很广。最常见的原发部位是筛窦，其次是鼻腔。与工业木材接触有关的病例对筛窦有较强的倾向性，而散在病例多见于上颌窦[80]，其症状是非特异性的，包括鼻阻塞、鼻漏和鼻出血[81]。

影像学特征

一般来说，鼻窦腺癌在 CT 和 MRI 上的特征与常见的 SCC 相似，但难以区分（图1.36）[80]。这两种肿瘤都表现为软组织强化，表现为不同程度坏死、侵袭和骨质破坏，详细请参阅 SCC 部分可获得更详细的描述。

预后和治疗

关于组织学亚型和分化程度对生存率的影响有相互矛盾的证据[80,81,83]。对于小的原发性肿瘤，组织学分级较低，单纯广泛的手术切除已取得良好的效果[83]（图1.37）。多模态治疗结合手术和放疗可以提高晚期病灶的存活率，有时还需增加化疗，可以考虑内镜手术，最常用于 T1 和 T2 病变[83]。最近一系列研究发现局部复发率为 29%，5 年总生存率为 66%[83]。

鼻窦未分化癌

概　述

鼻窦未分化癌（sinonasal undifferentiated carcinoma，SNUC）是一种罕见的恶性肿瘤，表现为广泛性疾病，整体存活率低[84]。患者最常表现为晚期疾病（Kadish C 组，延伸至鼻窦腔以外），使确定原发病灶变得困难[55]。组织学上，肿瘤具有未分化上皮恶性肿瘤的特征；然而，它可能是一个不断缩小的分化范围的一部分，包括神经胶质神经细胞瘤（olfactory neuroblastoma，ONB），神经内膜癌以及SNUC[84]。患者通常有短暂的鼻出血、梗阻和（或）神经系统症状[85]。在最近的一项系统性综述中，有 167 例患者，患者年龄范围广泛，平均年龄 53 岁，不到 3/4 为男性[84]。

影像学特征

SNUC 的影像学表现与 SCC 相似[55]。典型的肿瘤表现为侵袭性软组织肿块（图1.31，图1.32），侵蚀而不是重建相邻的骨头（与ONB 不一样）。小的病灶常为息肉样，在单侧鼻腔，累及邻近筛窦或上颌窦。较大的病变通常延伸到眼眶和（或）颅前窝。淋巴血管和神经入侵是常见的[86]。

预后和治疗

SNUC 的总体生存率很低，可用的指导治疗的证据也很有限。在一项大型系统评估中，最终的随访结果显示，总体无病生存率为26%[84]。颈部淋巴结转移是一个特别差的预后标志。多模态治疗比单模态治疗好。然而，现并未清楚地证明基于外科手术的方法是优越的[85]。在一项分析中，化疗和（或）放疗在手术之外也能带来益处，尽管在疾病晚期的患者中，化疗或者放疗，或两者同时在患者身上没有统计学差异[84]。外科干预通常包括广泛的颅面切除术、上颌切除术、眼眶切除术，有时还包括硬脑膜或脑切除术[85]。报道的化疗药物包括卡铂、顺铂和依托泊苷，分级的放射治疗剂量应至少为 60 Gy[87,88]。

腺样囊性癌

概　述

腺样囊性癌（adenoid cysic carcinoma，ACC）是鼻窦区域最常见的涎腺肿瘤，约占鼻窦癌的 7%，其是鼻窦区域组织学类型的前

3~6 种之一[54]。病变可以出现在鼻腔的任何地方，但最常见的是起源于上腭，并在鼻窝或鼻旁窦中再次延伸[55]。在原发性鼻窦病变中，只有不到一半在上颌窦中出现，其次是鼻窝、筛骨、蝶窦和额窦较不常见[89]。患者通常为白种人、非吸烟者和不饮酒者。女性比男性更容易受到影响。临床上的特征与慢性良性鼻窦病变相似，通常包括鼻塞、面部疼痛和鼻出血。在三叉神经的第二分支分区引起的面部麻木也为常见的表现症状。

影像学特征

低级别的 ACC 在 CT 和 MRI 上成像特征类似于普通的息肉样病变[90]。但是，一个球形的息肉样病变应该引起唾液的分泌或神经鞘瘤的特征[55]。骨质的重塑也可能存在。在较大的病变中，肿瘤信号强度在 MRI 上是非常

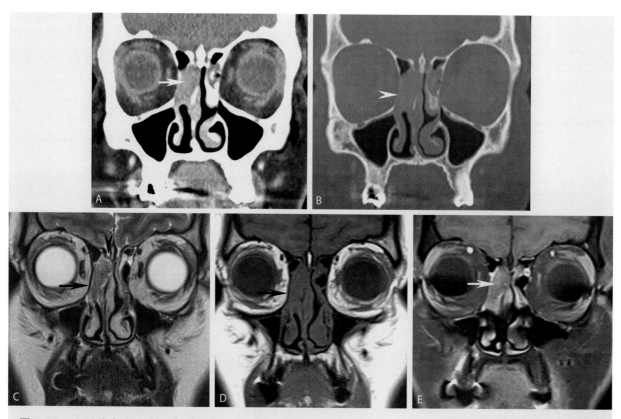

图 1.36　右侧筛窦迷路和上鼻腔小复发性腺癌。冠状位重建对比增强 CT 显示使用软组织窗和算法（A）或者骨窗和算法（B），T2 加权 MRI（C），T1 加权 MRI（D），脂肪抑制对比增强 T1 加权 MRI（E）所示。复发性病变表现为在 CT 和 MRI 轻度的、相对均匀的强化（A，E；白色箭头）。相邻的右侧薄层纸板最轻度变薄（B；白色箭头）。在 T1 和 T2 组织信号呈中等信号，T2 加权 MRI 对黏膜和分泌物轻度敏感。眶周脂肪和眶外脂肪看起来完整无缺 T1 和 T2 加权像（C，D；黑色箭头）。肿瘤靠近右侧筛状板；然而，T2WI 上保留了一条低信号线（C；黑色箭头）

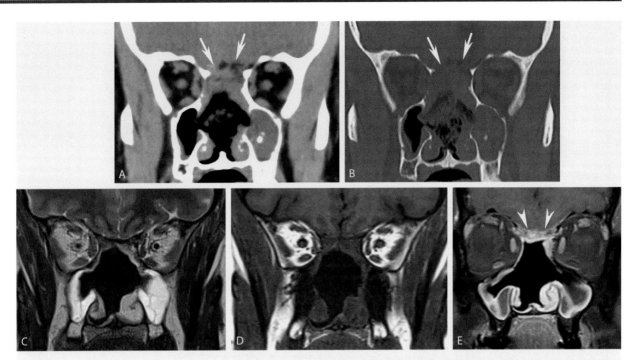

图 1.37　从 图 1.36 可以看出，术后出现了鼻隔前鼻中隔皮瓣重建和内镜下再次切除。未增强冠状位 CT 显示采用软组织窗和算法（A）或者骨窗和算法（B）还有 T2WI（C），T1WI（D）和对比增强脂肪抑制 T1WI（E）MRI 图像显示。CT 上颅前窝骨性缺损可见混杂脂肪和软组织衰减（A，B；长箭头）。该区域含有混合信号强度增强组织，无局灶性结节。邻近硬脑膜的强化很可能是反应性的（E；箭头）

多变的（图 1.38）。ACC 虽然在这方面并不是唯一的，但其有一种特殊的神经分布倾向（图 1.23，图 1.39~图 1.41），在较小程度上血管周围的扩张[89]，有时有宏观的跳跃损伤[91]。在 CT 上，早期的周围神经扩散可以表现为细微的浸润和脂肪空间的填塞，如翼腭窝（PPF）。

在更高级的病例中，表现为神经血管增厚与邻近骨的变化，包括骨重塑、侵蚀或硬化造成的小孔、裂缝和管道的扩大。核磁共振显示正常的脂肪高信号在 T1WI 上被等信号的肿瘤所取代，在灰阶图像上表现为神经增粗，信号增高，压脂序列增强扫描图像显示病变区域最为明显

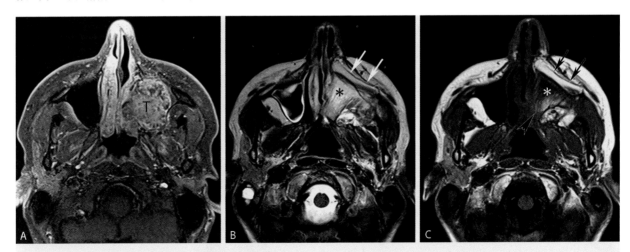

图 1.38　左上颌腺样囊性癌在切除和骨肌瓣重建前后。术前脂肪抑制增强的 T1WI（A），以及术后 T2WI（B）和 T1WI（C）显示，（A）异常强化肿瘤（T）几乎占据了整个左上颌窦，向壁扩张并延伸至鼻腔。在肿瘤切除后，用骨肌瓣重建上颌骨。骨成分的骨髓在 T1WI 和 T2WI 为高信号（B，C；白色和黑色长箭头）。肌肉组织中有条纹样信号（B，C；星号）帮助区分皮瓣与残余或复发肿瘤。在横纹肌部分有 T1 高信号脂肪浸润区，反映了去神经改变（C；黑色箭头）

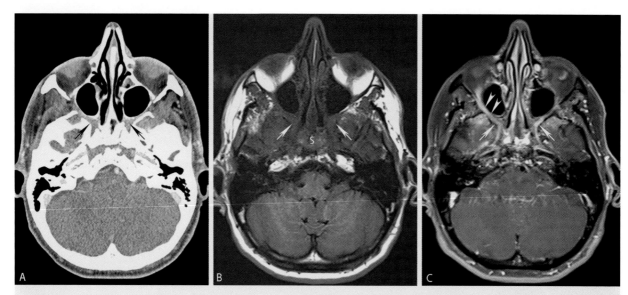

图 1.39　双侧周围神经肿瘤从上颚的腺样囊性癌扩散到翼腭窝（PPF）和翼管。轴向对比增强的 CT（A），T1 加权对比度 MRI（B），以及脂肪抑制对比度增强的 T1 加权 MRI（C）。强化的组织从双边（黑色箭头和白色箭头）代替正常的脂肪。在未增强的 T1 加权图像（B）上，在周围的蝶骨体（S）中也有预期的 T1 高信号骨髓脂肪的丢失。一个不对称的增强带从右 PPF 延伸到下眼眶

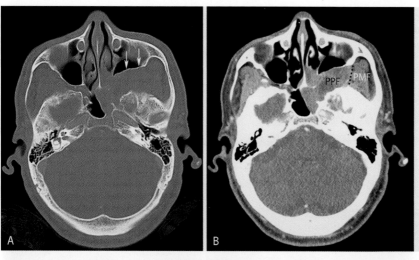

图 1.40　左侧窦腔腺样囊性癌，广泛向左侧翼腭窝（PPF）和翼上颌裂扩张（PMF）。轴向对比度增强的 CT 图像显示骨窗（A）和软组织窗（B）。左上颌窦（箭头）后缘重塑，可见 PPF 和 PMF（虚线）明显扩大

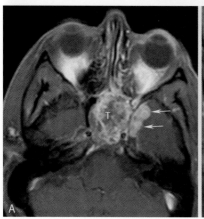
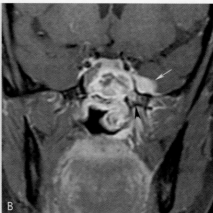

图 1.41　轴面（A）和冠状面（B）的脂肪抑制增强 T1 加权 MRI 显示蝶窦腺样囊性癌（T）向左侧海绵状窦（白色长箭头）延伸。左侧翼突基底部的骨髓也有所强化（B；黑色箭头）邻近的蝶窦皮质的缺失，与病灶入侵相一致

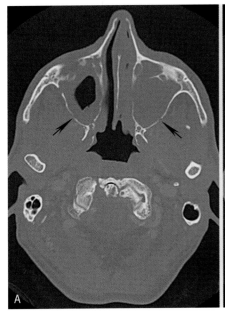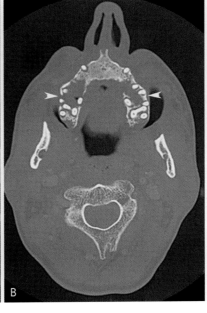

图 1.42　（A，B）上颌骨坏死是上腭腺样囊性癌放射线治疗后的结果。轴向 CT 图像骨窗显示后外侧的非均匀脱矿物质和细胞裂解区（A；黑色长箭头）和上颌下壁以及双侧上颌牙槽（B；白色箭头）

（图 1.23，图 1.41）。在一项 26 例头颈部患者的研究中，66% 的患者出现了周围神经扩散，而 CT 的敏感性和特异性分别为 88% 和 89%，MRI 分别为 100% 和 85%。ACC 是经典的而不是 FDG 最多见的[92]。

预后和治疗

术后放射治疗在较大范围内提高了最全面和最特异的疾病生存率[89]。手术干预包括全上颌骨切除术、内侧上颌骨切除术、颅面切除和眼眶切除。颈部切口不常见。由于血管浸润和扩张的倾向[93]，辅助放疗常用于 ACC。放射治疗临床目标包括周围神经的传播向颅底神经小孔，随后的骨坏死的风险也在这些区域（图 1.42，图 1.43）。高危手术时典型的放射治疗剂量为 60Gy，严重或不可切除的病变为 66~70Gy。化疗是最常见的用于缓解临床症状的方法。

淋巴结转移和远处转移在描述中是不常见的。据报道，5 年的总生存率为 5%~86% 不等[83]。颅底的入侵被认为是影响整体生存率的重要因素。超过一半的患者会发生局部复发（图 1.44）。大部分的局部复发发生在首次治疗后的 10~15 年[94]，导致了长期生存率的逐渐减低，并且需要长期监测。在一些患者中，缓慢进展的肺转移可能也会发展，但不会立即危及生命。

黏液表皮样癌

概　述

黏液表皮样癌（mucoepidermoid carcinoma，MEC）是一种罕见的疾病，占鼻窦内原发恶性肿瘤的 0.1%[95]。患者平均年龄约为 57 岁。无明显的性别差异。临床表现通常是非特异的，包括梗阻性症状、鼻出血、软组织肿块或眼科

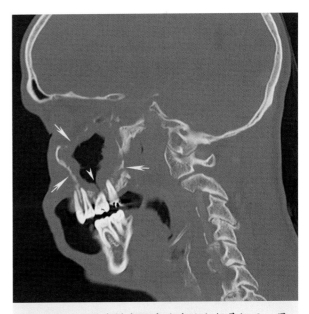

图 1.43　上腭腺样囊性癌放疗后上颌骨坏死，周围神经肿瘤扩散。CT 图像骨窗矢状面重建显示了上颌窦和上颌牙槽壁的不同溶解变化（长箭头）。气道延伸至其中一颗白齿根部，提示口腔瘘管形成（箭头）

症状，这些症状出现 10 个月左右。最常见的部位是鼻腔，其次是上颌窦和筛窦。

影像学特性

黏液表皮样癌像其他涎腺肿瘤一样，在影像上有一个非特异性的表现。低等级的肿瘤通常会重塑骨骼，但高等级的病变会导致更剧烈的变化[55]。涎腺肿瘤一般可形成球形肿块，而非息肉或弥漫性病变，这可能提示影像学的病因。如果肿瘤是细胞或非均匀的，由于坏死、囊变、钙化或腺体分泌物积聚，CT 表现可能是均匀的（图 1.45）。肿瘤一般在 T1WI 图像上是等信号，在 T2WI 为混杂信号。

预后和治疗

大多数患者为低级别肿瘤和早期病变。全手术切除是治疗的首选[95]。手术方法可包括内镜或开放手术方式（如有必要行眶内容物剜除术），视肿瘤的程度而定，以达到清晰的边缘[55]。辅助放射治疗可以在术后进行，通常

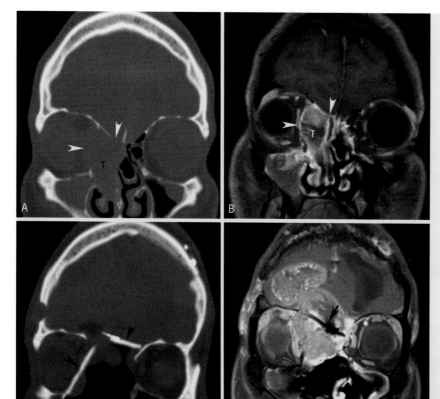

图 1.44 鼻窦腔腺样囊性癌切除及复发前后。在手术前，用冠状位 CT 骨窗（A）和冠状脂肪抑制对比度增强的 T1 加权 MRI（B）显示了一个不同种类的肿瘤（T）与内侧眶壁和筛状板侵蚀和入侵（白色箭头）。冠状图像（C）显示术后早期出现颅前窝及眶壁骨瓣重建（黑色箭头）。脂肪压脂 T1 加权 MRI 对比剂增强成像（D）显示了广泛的复发，增强的肿瘤通过颅内和眶内大的重建瓣（黑色长箭头指向残余低信号的骨瓣）延伸

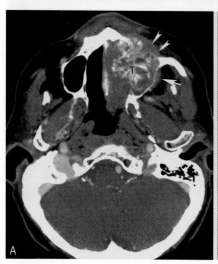
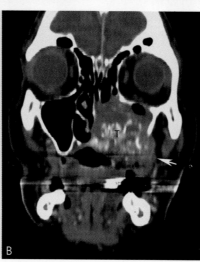

图 1.45 黏液表皮样癌。CT 增强扫描轴向（A）和冠状重建图像（B）显示，左侧上颌窦肿瘤（T）向鼻腔、上颌腭部、上颌前窝扩展（箭头），以及上颌后软组织（长箭头）。肿瘤表现出广泛的内部不均匀性与明显增加的衰减区域，提示钙化

是在低级别病变切除不完全和大多数高等级肿瘤的情况下。化疗并非常见的治疗方法[95]。不到一半的患者会出现局部复发，通常是在最初治疗的 2 年内。5 年无病生存率约为 40%。

嗅神经母细胞瘤 / 鼻腔神经胶质瘤

概　述

嗅觉神经母细胞瘤（olfactory neuroblastoma，ONB，历史上被称为感觉神经母细胞瘤）被认为起源于上鼻窝的嗅觉上皮[96]，其确切的起源细胞是有争议的。ONB 约占鼻窦癌的 5%~7%，男女比例大致相同。年龄分布广泛，常被描述为双峰型，在 30 岁和 60 岁为发病高峰[97]。最常见的症状是单侧鼻塞和鼻出血。

在人群中没有明确的病因或危险因素。在动物中，已经证明暴露于亚硝胺化合物可以诱导 ONB[98]，而且在动物模型中也有与逆转录病毒粒子存在的关联[99]。在人类中，有各种各样的有记录的生物活动，从缓慢的生长和数十年的生存，到已知的肿瘤，到具有广泛转移和存活限制的高度侵袭性的过程[100]。

影像学特征

在 CT 上，ONB 是一个均匀的、中度强化的肿块，通常位于上鼻腔的单侧（图 1.46）。延伸到邻近的筛骨和上颌窦是常见的，晚期病变可进入对侧鼻腔[55]。通常，由于炎症和分泌物潴留，邻近的鼻窦有不透明的现象。这些过程可能很难区别于 CT 上的肿瘤扩展，但通常在 MRI 上是清晰可见的，类似于早期的鳞状细胞癌（SCC）所讨论的。病变进一步表现为骨重塑和非晶状体肿瘤钙化区（图 1.47）[101]。由于鼻窦上腔的起源位置，在大肿瘤中，通常通过筛状板延伸至颅前窝（图 1.47）。其他需要评估的骨入侵的迹象和与疾病分期相关的入侵，包括筛骨和纸板。一项影像学研究报道，当出现淋巴结时，通常是均质，强化显著和 FDG 高摄取[102]。几乎所有这些淋巴结阳性的患者都有 II 级淋巴结。I 级和 III 级的水平在超过 50% 的淋巴结疾病中是异常的，而咽后淋巴结的发生率超过 40%。

在 MRI 上，ONB 通常表现为中等强度强化组织，在 T2 加权图像上表现为稍高的信号[55]。在对比增强之前得到的 T1 加权图像中，肿瘤通常相对于灰质呈低信号。相邻的梗阻分泌物往往具有明显的各种各样的信号特征（图 1.48），与炎性周边黏膜增生有关。这种分化对于手术计划是非常重要的。以 MRI 为基础的

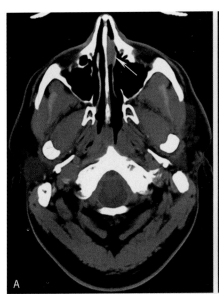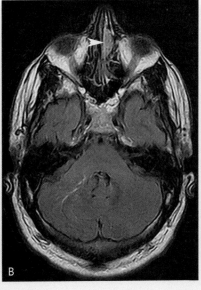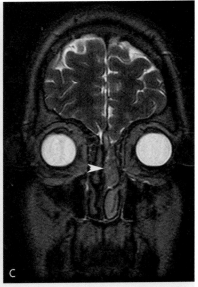

图 1.46　早期嗅神经母细胞瘤。轴向无增强 CT（A），轴向 T2 加权 MRI（B），以及冠状 T2 加权 MRI（C）。在 CT 上，病变在上左鼻腔（长箭头）中有卵圆形不透明的外观。病变在 FLAIR 和 T2 加权图像（箭头）上具有中等-高信号强度。筛状板并没有被破坏，也没有明显的筛骨窦的参与，与 Kadish A 或 T1 肿瘤保持一致

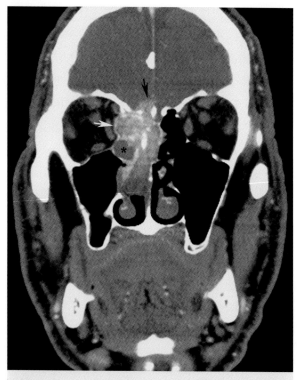

图 1.47 右侧鼻腔的嗅觉神经母细胞瘤，颅内和右侧筛骨，与冠状重建的 CT 图像相关。增强组织在右侧嗅觉窝（黑色箭头）外扩展。从内部来看，在无定形的肿瘤钙化中有较高的衰减区。右侧内侧眶壁被肿瘤（白色箭头）重塑。值得注意的是，在右眼眶的下端边缘，在筛骨窦（星号）中有低衰减的包裹分泌物

硬脑膜介入治疗可影响手术切除的程度，也可影响内镜与开颅面切除的决定。如果可能的话，颅内肿瘤延伸与孤立的硬脑膜介入应该与真正的脑实质侵犯区分，因为这一特点也改变了外科治疗[55]。较大的肿瘤可能在颅内边缘显示囊性区域（图 1.49）[103]。这并不是一个常见的发现，但在目前，这种囊肿与肿瘤有广泛的联系。在这些病例中，强烈建议对 ONB 进行诊断。

以往 ONB 的分期是 Kadish 分期，但是最近，已经有了更详细的 TNM 系统。Kadish 分期分为 A 组、B 组和 C 组[104,105]。Kadish 组 A 组描述鼻腔内的肿瘤。B 组肿瘤包括鼻旁窦，C 组的区别在于其延伸超过了鼻旁窦。在 TNM 系统中[100]，T1 期的肿瘤包括鼻腔和（或）鼻窦，并保留最好的筛骨窦和蝶窦。T2 期肿瘤延伸或侵蚀筛状板，可能与蝶窦有关。当有证据表明，在没有明确的硬脑膜浸润的情况下，进入眼眶或突出前颅底时，就会分到 T3 期。在晚期病例中，大脑的入侵表明肿瘤已经到达 T4 期。颈部淋巴结或远处转移分别记为 N1 或 M1。

预后与治疗

在对 ONB 患者的 meta 分析中，总体平均 5 年存活率为 45%[96]。大多数肿瘤为 Kadish

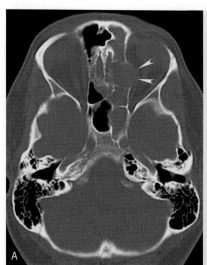
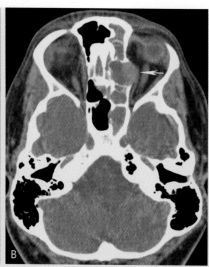
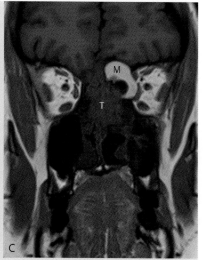

图 1.48 上鼻腔的嗅觉神经母细胞瘤，导致筛窦的黏膜突出到左眼眶。CT 图像展示了头颅轴位骨窗（A）或软组织窗（B）和 MRI 显示的冠状未增强的 T1 加权像（C）。左边的薄层纸板（A；箭头）这些变化的相应的高衰减物质（B；长箭头）在左眼眶突出的位置可能被误认为是 CT 上的眼眶肿瘤入侵。然而，在 T1 加权核磁共振成像上内在高信号证实了这代表了第二个黏液囊肿（M）内浓缩的蛋白酶体分泌物，而不是眼眶入侵，清楚地将其与等信号肿瘤（T）区分开来

C 组。颈部淋巴结转移的平均表现为 5%，不到 1/3 的患者成功治疗。远处转移率为 17%。29% 的患者发生当地复发，16% 患者发生整个区域复发。虽然大多数淋巴结的复发是在发病的前 5 年发生，但通常建议临床和放射学的终身随访[97]。治疗通常包括手术切除，采用辅助放射治疗[97]。在一些中心，术前放疗代替术后放疗[77]。化疗的作用是不确定的。对于没有侵入眼眶、视神经和（或）视交叉、颈动脉或皮肤的中枢肿瘤，内镜手术通常在有专业知识的中心进行。扩大的内鼻切除的一个限制因素是超出轨道中线的硬膜介入，在那里进入内镜切除和重建是困难的。在这些病例中，或当有广泛的颅内累及时，开颅入路与双侧或额下开颅手术一起使用，从肿瘤上方进入，并从下方通过内鼻或面部入路。当肿瘤不穿透眼眶时，切除范围可能包括薄板纸，在某些情况下，切除范围可能包括小的眶周部分。不同的地方、局部和游离移植物可用于重建手术后的缺陷，这对术后监测影像的识别很重要。

横纹肌肉瘤

概　述

横纹肌肉瘤（rhabdomyosarcoma，RMS）是儿童最常见的软组织恶性肿瘤，占所有儿童恶性肿瘤的 6%[106]。35% 的肿瘤发生在头颈部，发病平均年龄为 7~8 岁，但也可偶见于成年人。胚胎型横纹肌肉瘤是最常见的亚型，通常见于 10 岁以下的儿童[107]。腺泡型或多形性横纹肌肉瘤多见于青少年和成年人，男性发病率比女性高 1.5 倍[108]。该肿瘤在头颈部最常见的发生部位为"脑膜旁"，占所有 RMS 的 25%（图 1.50）[109]。脑膜旁区域包括鼻咽、鼻旁窦、鼻腔、中耳、颞窝以及翼腭窝。相比于脑膜旁，发生于眼眶及其他部位的肿瘤较少见（图 1.51）。

影像学特征

在 CT 图像上，体积较小的 RMS 相对于肌肉组织为等密度，增强扫描后表现为中度到显著强化[106,110]，通常容易诊断，而且不伴有骨质破坏。较大的 RMS 一般较难确诊，表现为邻近骨质侵蚀和周围软组织浸润，由于肿瘤内部局部出血，在 CT 上表现为混杂密度。在 MRI 上，病变在 T1WI 为中等或低信号，在 T2WI 为中等或高信号。当伴有出血时在无对比增强的 T1WI 上呈高信号。发生于眼眶的 RMS 通常能见到眼球变形和眼外肌受压移位（图 1.51）。

分　期

RMS 的分期参照 IRS 系统（Intergroup Rhabdomyosarcoma Study Group），结合原发肿瘤的大小、

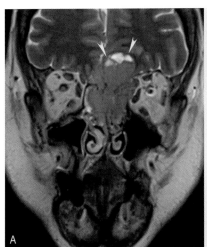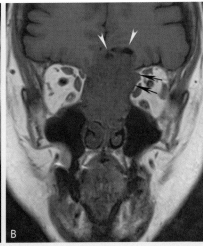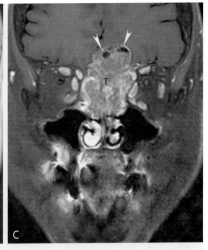

图 1.49　嗅觉神经母细胞瘤（ONB）侵犯额叶和左眶，显示 T2 加权（A）、对比以前 T1 加权（B）和脂肪抑制对比增强 T1 加权 MRI（C）图像。注意增强后图像上强化的肿瘤（C；T）。肿瘤边缘有囊肿，而被侵入的额叶在肿瘤的颅内范围内形成广泛的基底（箭头），这一发现是目前肿瘤特征性的表现。肿瘤侵入内侧左眶，浸润上斜肌（B；黑色箭头）

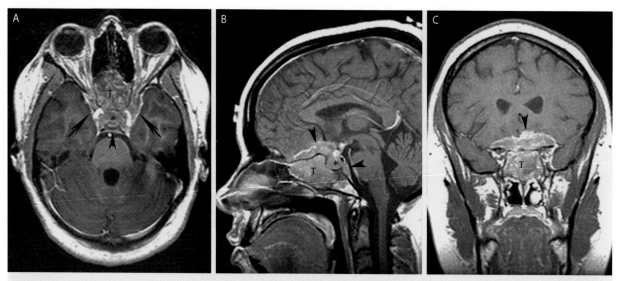

图 1.50 脑膜旁横纹肌肉瘤（T），对比增强 MRI 轴位（A）、矢状位（B）、冠状位（C）显示，病变以蝶窦为中心并沿着硬脑膜（箭头）向蝶骨、鞍结节、斜坡以及海绵窦扩散（黑色长箭头；图 A），垂体也有受累（A，B；星号）

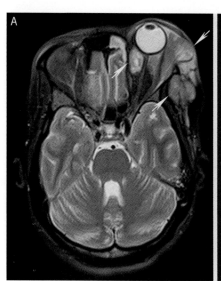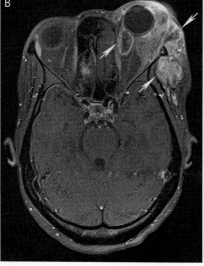

图 1.51 左眼眶横纹肌肉瘤，T2 脂肪抑制（A）及 T1 增强扫描（B）显示在左眼眶肌锥内、外间隙外异常强化的肿块（箭头），并沿着眶外侧向后外生长

淋巴结形态及是否有远处转移进行分期[111]。眼眶和非脑膜旁的 RMS 相比于脑膜旁 RMS 预后较好，因此在没有远处转移的情况下，不论肿瘤大小，这类肿瘤都被认为是 1 期。2 期指肿瘤直径 ≤ 5cm 的脑膜旁 RMS。3 期指有淋巴结转移，或直径 ≥ 5cm 的没有淋巴结转移的脑膜旁 RMS。4 期指合并有远处转移的 RMS。

治疗和预后

当技术上可行时，RMS 首选最大化手术切除，其次是化疗。由于眼眶部缺乏淋巴管[106]，因此该部位的 RMS 很少有淋巴结转移，除非原发肿瘤局部进展。当肿瘤手术后完全切除或残留很少时，患者的 5 年生存率至少有 90%[106]。当有明显的肿瘤残留时，5 年生存率下降到 35%。成年患者的预后普遍较差，5 年生存率仅为 30%[107]。

黑色素瘤

概　述

鼻腔鼻窦的恶性黑色素瘤很罕见，在鼻腔鼻窦肿瘤中的发病率低于 4%~7%[54,55]。总的来说，这个位置的黑色素瘤也很少见，低于所有黑色素瘤发病率的 2%[112]。鼻腔是比鼻窦更好发的部位，最常见的位置是鼻侧壁和鼻中隔。80%

的病变会通过鼻道累及上颌窦，其次是筛窦[55]。男女无差异，平均年龄超过 60 岁。患者通常因鼻塞、鼻出血就诊，偶尔会出现疼痛[55,112]。

影像学特征

黑色素瘤通常是富血供肿瘤，因此增强扫描时表现为显著强化（图 1.52）[55]。在非增强扫描时所有成像序列通常都表现中等信号，一些病灶在 T1WI 上可能会有高信号影（图1.53，图 1.54），这可能是肿瘤内部的继发性出血或顺磁性效应所致，当出现 T1 高信号时对疾病的诊断有较大帮助，此时肿瘤在 T2WI上可见低信号影（图 1.55）。肿瘤的图像边界为非浸润的表现，却具有内在侵袭的生物学特性，相关的骨质改变通常是重塑而不是侵蚀和破坏。周围的肿瘤结节常见，通过 FDG-PET成像可以检测出来，残留或复发病灶也可以被检测[113]。虽然罕见，但黑色素瘤与神经周围扩散有关（图 1.52），特别是与罕见的促纤维增生性变异体有关[114]。

分　期

在 2010 年美国联合委员会（American Joint Committee on Cancer，AJCC）癌症分期手册中有一个单独的 TNM 系统用于头颈部黑色素瘤的分期[69]。T 分期中 T3 期以下是良性的黏膜下肿瘤，T4a 肿瘤包括深层软组织、软骨、骨骼或皮肤起源。T4b 期的病变位于颅底、硬脑膜、脑、低组脑神经、咀嚼肌间隙、颈动脉间隙、椎前间隙或纵隔结构。N1 期和 M1 期分别为区域淋巴结转移和远处转移，反映了肿瘤的侵袭性和不良预后，最早阶段的黏膜下肿瘤，并且没有淋巴结及远处转移被认为是 III 期。

预后和治疗

黑色素瘤选择广泛的局部切除，有时需要辅助放疗[112]。化疗通常可以减轻症状。新的治疗方式包括生物治疗和靶向治疗，有望在临床中进行试用[115]。超过 1/3 的患者合并有颈部淋巴结转移和（或）远处转移[116]。许多患者在术后 1 年出现肿瘤局部复发，中位生存期

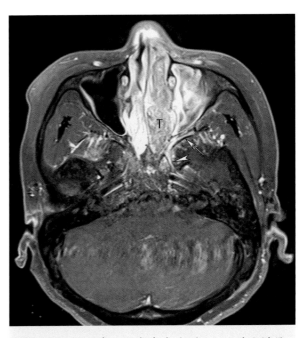

图 1.52　左侧鼻腔黑色素瘤（T），T1 对比增强轴位图像（箭头），显示左侧翼腭窝（长箭头）及左侧翼管不对称的异常强化影表明肿瘤沿着神经进行扩散

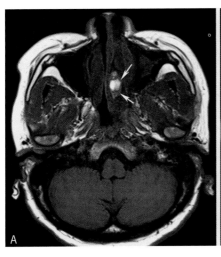
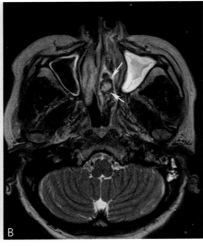

图 1.53　鼻腔黑色素瘤，轴位 T1WI（A）及 T2WI（B）图像显示，肿瘤内部在 T1WI 可见高信号，T2WI 为高信号伴周围低信号，表明有出血成分（箭头）。肿瘤内部的黑色素在 T1上也可以表现为高信号

为 18~34 个月[55]，其中鼻腔肿瘤的预后优于鼻旁窦。肿瘤 5 年的生存率低于 25%[90]。

淋巴瘤

概　述

鼻腔的淋巴瘤（sinonasal lymphoma, SNL）很少见，仅占全部淋巴瘤的 1.5%[117,118]，SNL 按照组织病理学分类可以分为霍奇金淋巴瘤、非霍奇金 B 细胞型、NK/T 细胞型以及其他类型，如 T 细胞非特殊型[119]。淋巴瘤在亚洲人中比西方人中更常见。鼻腔通常是结外淋巴瘤的第二好发部位[55]，之前也把鼻腔淋巴瘤称之为致死性的中线部位肉芽肿，恶性中线网状细胞和多形网状细胞肿瘤。B 细胞型淋巴瘤通常发生于鼻窦，在西方人群中多见[55]，与蝶窦和额窦相比，上颌窦、筛窦更易受累[119]。T 细胞型淋巴瘤在亚洲和南美洲国家中更常见，通常局限于鼻腔，与 B 细胞型相比，前者发生年龄较轻，女性更多见[55]。EB 病毒感染与 NK/T 细胞淋巴瘤发生关系关切。临床症状与该部位的其他肿瘤类似，引起鼻腔的慢性阻塞性临床表现。

影像学特征

在 CT 及 MRI 上，淋巴瘤通常表现为体积较大的软组织肿块，增强扫描通常中度强化（图 1.56）[55,90]。在一些病变中，肿瘤沿着鼻腔壁弥漫浸润生长[90]，双侧可同时受累[120]。MRI 上各序列通常为中等信号强度，CT 上与肌肉密度类似[55]。在 MRI 上部分病变可表现为细胞密集程度较高的特征，如 T2WI 上的低信号，DWI 弥散受限（图 1.57）。这些肿瘤可使邻近骨质重塑，有时会使骨质吸收，没有明显的骨质破坏（图 1.58）。NK/T 细胞型通常典型的表现是侵袭性的生长方式，常表现为邻近骨质的破坏、较大的软组织肿块和骨质浸润[55,121]。据报道大约有 5% 的非霍奇金淋巴瘤可蔓延到脑膜、海绵窦、中枢神经系统[122]。这些病变也可沿着周围的神经进行扩散。

预后及治疗

发生于鼻腔的淋巴瘤比发生于其他部位的

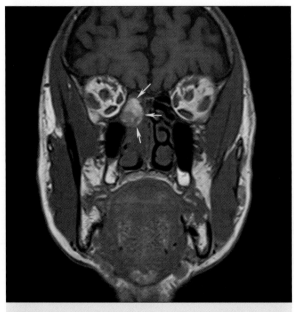

图 1.54　右侧筛窦黑色素瘤，在 T1WI 呈高信号（箭头），T1WI 的高信号可能是肿瘤内部出血或者黑色素聚集所致

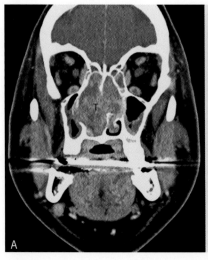

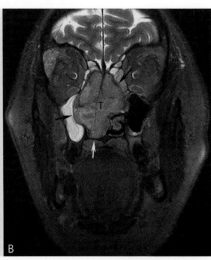

图 1.55　鼻腔黑色素瘤（T），CT 增强扫描（A）及 T2WI 脂肪抑制（B）冠状位，尽管黑色素瘤具有侵袭性，一些病变快速生长但是邻近骨质表现（箭头）为重塑而不是破坏

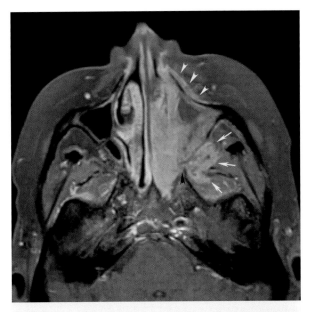

图 1.56　鼻腔黑色素瘤，轴位 T1WI 脂肪抑制对比增强扫描显示肿瘤向左侧翼腭窝（黑色箭头）、翼突上颌裂、上颌窦后脂肪间隙浸润生长（白色箭头），合并有颞下窝的继发性淋巴结转移，还能观察到上颌窦前壁及软组织的异常强化信号影（白色箭头）

预后更差[90]，肿瘤可以是缓慢生长，也可以是短期内快速进展，缓慢生长型的较少见，临床表现类似真菌性鼻窦炎[90,119]。淋巴瘤临床采用非手术治疗，化疗最常用[119]，对侵袭性较大的病变有时进行放化疗结合治疗，尤其是针对 NK/T 细胞型。与 B 细胞型相比，NK/T 细胞型淋巴瘤对治疗不敏感，但是二者的预后差不多[119]。生存率通常与肿瘤的分期和分级有关，而不是细胞表型[5]。最近的研究认为西方人群中淋巴瘤的 5 年整体生存率约为 50%[119]。

骨肉瘤

概　述

　　骨肉瘤在头颈部肿瘤中占比不到 1%[123]，在骨肉瘤中发生于头颈部的不超过 10%，通常位于下颌骨和上颌骨，鼻旁窦和颅骨较少见[124]。发生于头颈部的骨肉瘤中位年龄约为 40 岁，年龄范围较大，性别无明显差异。视网膜母细胞瘤是一个危险因素[125]，其在放

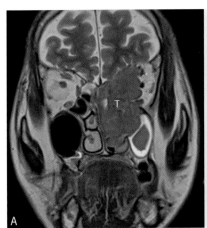

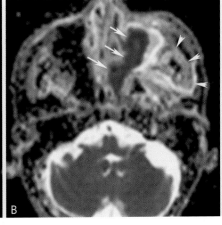

图 1.57　鼻腔淋巴瘤（T），肿瘤位于左侧鼻腔、上颌窦、筛窦及左侧眼眶，T2WI 冠状位（A）及轴位表现弥散系数（apparent diffusion coefficient，ADC）（B）显示，已经被证实的典型的影像学特征包括肿瘤在 T2WI 呈相对低信号，ADC 图呈相对低信号（箭头），与脑实质信号相仿，且低于颞部肌肉信号（短箭头），这表明扩散受限与肿瘤内部高的细胞核质比有关

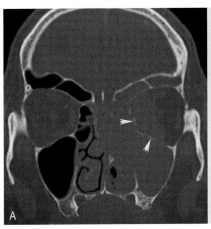

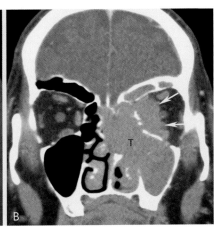

图 1.58　鼻腔淋巴瘤（T），CT 对比增强冠状位骨窗（A）和软组织窗（B）显示尽管肿块向眼眶肌锥内、外间隙浸润（B；长箭头），但眶内侧壁及下壁骨质破坏相对较轻（A；短箭头）

射治疗时放疗区域易发生骨肉瘤，尤其是最近10 年内接受过放疗[126]。超过 50% 的头颈部骨肉瘤组织病理学为高级别[123]。

影像学特征

骨肉瘤的一个典型的但不固定的特征是在骨质为中心的软组织肿块周围出现"日光射线"样的骨膜反应[55]。尽管影像表现为软组织肿块合并致密硬化的骨质，但通常还存在局部的骨皮质和骨小梁的侵蚀。这种表现有时可见于上颌牙槽肿瘤，当出现这种表现提示不规则的无组织钙化或者骨化（图 1.59，图 1.60）。

在 MRI 上，软组织肿块信号多变，在T1WI 上通常是低信号，在 T2WI 上通常为中等信号[55]。骨髓浸润时 T1WI 表现为原正常的脂肪高信号消失。

分 期

在 AJCC TNM 分期系统中，T1 期肿瘤最大径 ≤ 8cm[69]，T2 期肿瘤更大，T3 期肿瘤为原发部位的局部不连续病变，N1 和 M1 期分别为淋巴结转移和远处转移。最新的分期把M1 期分为 M1a 和 M1b，前者局限于肺部转移。

预后和治疗

主要的治疗方法是手术切除，靠近肿瘤边缘可进行辅助放疗[123]。辅助化疗具有不确定性，但是在预后不良的前提下可能是有价值的。

5 年的整体生存率为 60%~70%，10 年生存率下降到 55%[123,124]，多因素分析结果认为阳性手术边缘因素预示着更差的结果[123]。而放射治疗中继发的骨肉瘤通常预后更差。当骨肉瘤作为放疗并发症发生并且局部进展时通常预后更差[55]。

软骨肉瘤

概 述

鼻腔的软骨肉瘤罕见，主要发生于鼻中隔和其他部位，如上颌窦及蝶窦[127,128]。

影像学特征

很少有文献报道发生于鼻道部位软骨肉瘤的影像学表现，软骨钙化可提示该肿瘤的诊断。然而肿瘤没有特异性的表现，典型的软骨钙化不一定能观察到（图 1.61）。发生于鼻中隔的肿瘤通常需要考虑软骨肉瘤的诊断[129]。

预后和治疗

主要的治疗方式是手术切除，但可能需要辅助放疗治疗[128]。因为软骨肉瘤在冰冻切片上很难识别，总之，这类肿瘤生长缓慢，可局部浸润，但很少转移，完整的手术切除肿瘤后远期预后较好[128]。根据系统评价分析结果，局部复发比较常见，可见于 31% 的患者[128]。

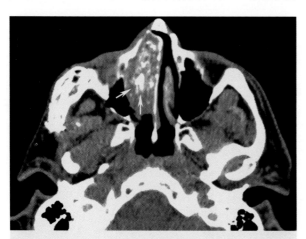

图 1.59 右眼视网膜母细胞瘤放疗后右侧鼻腔骨肉瘤，CT 对比增强轴位图像软组织窗显示肿瘤内部不均匀的钙化和骨化（箭头）

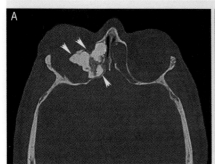
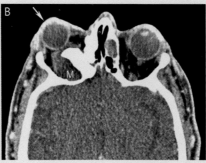

图 1.60 右侧额窦、筛窦骨肉瘤合并继发性黏液囊肿，CT 骨窗及增强扫描软组织窗轴位图像显示密集膨大的钙化及骨化是骨肉瘤典型的骨质改变（A；箭头）。眼眶内的低密度影是继发性的黏液囊肿（B；M），同时导致右侧眼球突出（B；长箭头）

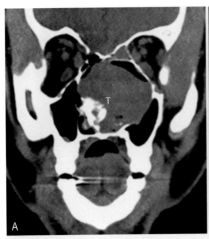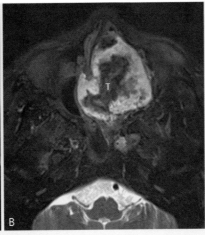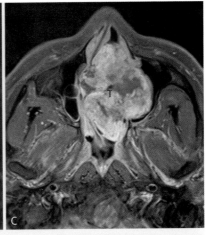

图 1.61　鼻腔软骨肉瘤（T），CT 冠状位（A）、T2WI 脂肪抑制轴位（B）、T1WI 脂肪抑制增强扫描（C）显示起源于鼻中隔的巨大肿块占据了整个鼻腔，邻近骨质如上颌窦壁表现为重塑改变。在 CT 上肿瘤呈软组织密度，内见骨质密度影。在 MRI 上病变信号不均匀，在 T2WI 上呈高低混杂信号，增强扫描呈明显不均匀强化

内翻乳头状瘤

概　述

内翻乳头状瘤（inverted papilloma，IP）是第二常见的良性息肉样病变，仅次于外生乳头状瘤[55]。总体来讲，息肉不常见，在所有鼻部肿瘤中占 0.4%~4.7%，而 IP 占比不到一半，40~70 岁的男性多见。靠近中鼻甲的鼻侧壁为特征发生部位，通常会蔓延到上颌窦和筛窦，临床症状不具有特异性，类似于该区域的其他肿瘤。有证据表明 25% 的 IP 是人类乳头瘤状病毒感染，SCC 是 IP 中最常见的恶性肿瘤，和 SCC 一样，在混合型的 IP 中 HIV 感染比例更高，随着病毒高危与低危比率的上升，恶性的内翻乳头状瘤更加常见[129,130]。目前认为在 IP 中恶性 IP 复发率和肿瘤恶变倾向被认为受高风险 HPV 检出的影响。

影像学特征

一侧鼻腔侧壁起病，并且肿块鼻腔壁之间存在间隙是 IP 的影像学特点[55]。一般来说，乳头状瘤可以从小的非特异性的息肉样肿物膨大生长，伴有邻近骨质重塑，向鼻窦蔓延、阻塞。较大的病变通常呈分叶状，邻近骨质的破坏，肿瘤内坏死及周围组织浸润增加了向鳞癌恶变的可能性（图 1.62）。在 IP 中能看到钙化密度影，可能是残留的骨质，此外，病变与骨质邻近时能看到周围骨质增生、骨化的区域（图 1.63）。在 MRI 上，轴位 T2 及 T1 增强图像上病变内部多呈卷曲脑回状的改变（图 1.64，图 1.65）。然而这种表现也不是特征性的，也会见于其他肿瘤如腺癌。

预后及治疗

既往采用的侧壁切开术、经面部内侧上颌

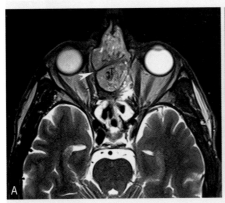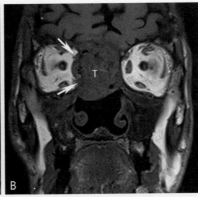

图 1.62　筛窦及鼻腔上部内翻乳头状瘤，T2WI 轴位（A）及 T1WI 冠状位（B）平扫，在 T2WI 上肿瘤呈不均匀信号，形态不规则，可见一低信号带（A；箭头）将病变与右侧筛骨纸板相连，这可以表明病变的起源。在 T1WI 上右侧眼眶肌锥外脂肪间隙可见异常低信号影（B；长箭头），这表明眼眶内为恶性病变浸润（鳞状细胞癌）

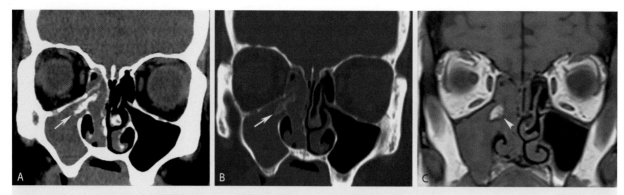

图 1.63　右侧鼻腔及上颌窦内翻乳头状瘤，CT平扫软组织窗（A）、骨窗（B）、T1冠状位（C）平扫，根据肿瘤内钙化及高密度的骨化可推测出肿瘤的发生部位（漏斗部的钩突）。CT上呈高密度（A，B；长箭头），T1WI上呈相应的高信号（C；箭头），这与骨髓内脂肪信号相仿

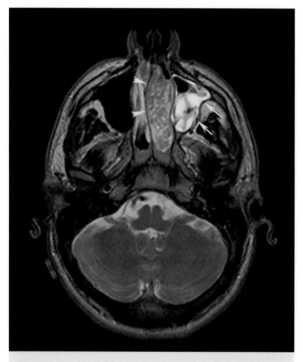

图 1.64　左侧鼻腔内翻乳头状瘤，T2WI轴位图像显示病变信号不均匀，中央为中等信号组织填充，左侧鼻腔扩大，形态不规则（有时呈脑回状），这是典型的内翻乳头状瘤的表现（箭头）。左侧上颌窦内的高信号影提示肿瘤引起的鼻道阻塞及黏液潴留（长箭头），表现为黏膜增厚及上颌窦内积液

骨切开术中鼻侧壁和黏膜的完整切除是肿瘤传统治疗的"金标准"[131]。然而目前已被内镜切除术所取代，有时会结合开放式[55,131]。肿瘤复发通常在前2年，复发率高达20%，同时有10%的肿瘤恶变为鳞癌，很少合并有其他类型的癌，如腺癌。

青年血管纤维瘤

概　述

　　青年血管纤维瘤（juvenile nasopharyngeal angiofibroma，JNA）是一种罕见肿瘤，在头颈部肿瘤中约占0.05%[55]。通常见于青年男性，多见于20多岁，虽然组织学上是良性的，但是病变局部具有侵袭性和浸润性。几乎所有肿瘤的起源都靠近后鼻孔，临床症状常表现为鼻塞、复发性鼻出血[132]。

影像学特征

　　考虑到原发部位，这类肿瘤呈息肉样肿块向鼻咽部及翼腭窝不对称生长（图1.66，图1.67）[133]。这就造成翼腭窝前弓扩大及上颌窦后壁移位。这些骨质的改变伴随着翼腭窝脂肪密度或信号在CT及MRI上的消失。当病变进展时，翼腭窝继续扩大，肿瘤会通过翼突上颌裂进入颞下窝。肿瘤也可向蝶窦、上颌窦、筛窦扩散生长[134]。向颅内的扩散主要是通过翼腭窝进入中颅窝，其次是眶下裂和眶上裂[132]。这些裂隙的扩大可在CT上显示，鞍旁的扩散通常是硬膜外的，更多提示的是压迫移位而不是浸润。进展期的病变可表现为颈内动脉包绕和海绵窦浸润。

　　在CT增强扫描上，JNA明显强化（图1.66），但是在延迟期造影剂能洗脱廓清[55]。这种强化特征是受病变内部血管和纤维组织成分和分布的影响。病变内纤维成分越多，越难以与其他良性鼻腔肿瘤鉴别。邻近的骨质结构改变由两种不同的机制发生，一种机制是压力去矿化、血管增生、破骨细胞活化；另一种机制是直接沿穿支动脉向骨松质扩散[135]。因此JNA 在图像上会表现出骨质受累。

在 MRI 上，肿块通常呈血管状，在 T1 和 T2 的中等信号背景下能看到多发的血管流空信号（图 1.66，图 1.67），可以观察到骨髓信号异常，如蝶骨体。当出现骨髓信号异常，仔细切除受累的松质骨可降低肿瘤的复发率[132]。这类肿瘤有填充维杜斯管的倾向，因此在手术时如果

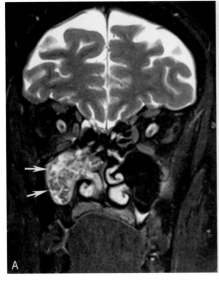
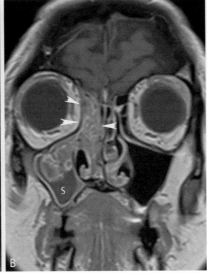

图 1.65　内翻乳头状瘤，T2WI脂肪抑制冠状位（A）及 T1WI对比增强冠状位（B），表现为右侧上颌窦（A；长箭头）、上颌骨漏斗部、右侧鼻腔、筛骨小房（B；箭头）形态不规则的不均匀异常强化信号影。右侧上颌窦内可见反应性的黏膜增厚及积液信号，可能与上颌窦漏斗管的阻塞有关

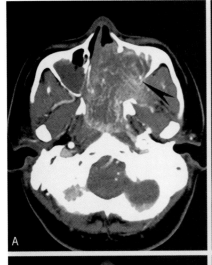
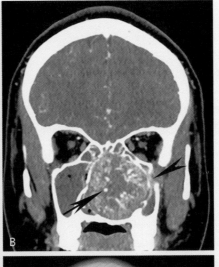
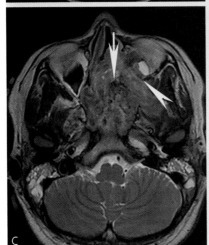
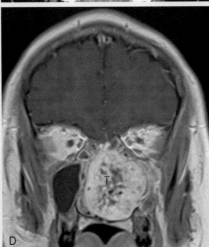

图 1.66　青年鼻咽部血管纤维瘤，左侧翼腭窝、鼻腔、鼻咽部被肿瘤填充扩大。CT 增强扫描轴位（A）、冠状位（B）、轴位 T2WI（C）、T1WI 非脂肪抑制对比增强扫描冠状位（D）。显示鼻腔内一巨大不均匀强化肿块影，左侧翼腭窝明显增宽，左侧上颌窦后壁、内侧壁受压吸收重塑（A—C；箭头）。病变 CT 增强扫描后可见许多粗大的血管，在 T2WI 上呈相应的血管流空低信号影（B，C；箭头）。在 MRI 上，肿瘤（D；T）表现为显著强化，类似或高于与鼻窦黏膜信号

有肿瘤就要切除。

为了减少术中出血，有时借助血管造影进行术前规划和血管栓塞[132]。由于病变血供丰富，同侧的内侧上颌动脉和咽上动脉显得较为粗大（图 1.68），对侧的颈外动脉循环也有参与[55]。颈内动脉分支可能与肿瘤向颅内扩散有关。

分　期

JNA 有多种不同的分期标准，Radkowski 等最近发表的 JNA 分期标准中，将 JNA 分为 3 期，每期包括 3 个子项[136]。ⅠA 期指病灶仅局限于鼻和鼻咽部，ⅠB 期指肿瘤累及多个鼻旁窦。Ⅱ期表示肿瘤侵犯翼腭窝，其中ⅡA 期指病变侵入翼腭窝，ⅡB 期指眼眶骨质完全或不完全受侵，ⅡC 期指病变累及颞下窝。Ⅲ期指病变侵蚀颅底，其中ⅢA 期指颅内扩散范围很小，ⅢB 期指海绵窦受侵。

预后与治疗

肿瘤在手术切除前进行栓塞治疗是首选治疗方法。传统的外科手术是经腭、上颌骨、颞下窝的手术入路[137]。内镜切除治疗对局限于鼻咽部、鼻腔、筛窦、蝶窦的肿瘤是有效的[132]。放疗通常用来治疗不可切除的病变，伽马刀治疗那些肿瘤残留或复发的病变，尤其是靠近海绵窦的肿瘤，复发率高达 20%~40%，而且与肿瘤的边界和骨质浸润有关。

脑膜瘤

综　述

脑膜瘤是起源于蛛网膜细胞最常见的良性肿瘤，女性患者的发病率是男性患者的 2~4 倍，其中 45 岁左右发病率最高[55]。20%~40% 的颅内病变位于前颅底，最常见于嗅沟[138]、蝶骨平面和鞍结节[139]，这些病变常引起视力障

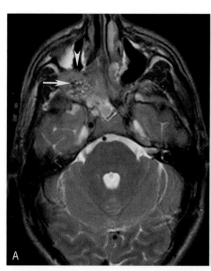
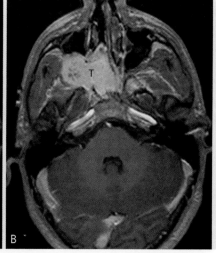

图 1.67　青年鼻咽部血管纤维瘤，T2WI 轴位（A）及 T1WI 非脂肪抑制对比增强扫描（B）显示右侧翼腭窝明显扩大，肿瘤延伸至后鼻腔、鼻咽部及翼突上颌裂。右侧上颌窦后壁向前卷曲（A；箭头）。在 T2WI 上肿瘤内部可见流空信号（A；长箭头），增强扫描后肿瘤显著强化，符合富血供肿瘤特点

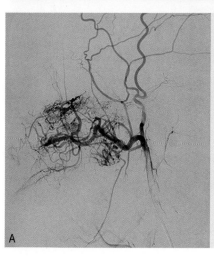
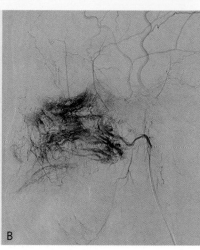

图 1.68　常规血管造影动脉期（A）及微血管造影（B）显示青年鼻咽部血管纤维瘤内存在广泛的血管分布

碍、记忆、性格和执行功能的改变[138]。发生于颅外的脑膜瘤低于 1%[140]。当脑膜瘤累及鼻腔时，病变可能来源：①颅内肿瘤的直接延伸（约占这些病例的 2/3），②颅内肿瘤的颅外转移，③沿着颅缝的蛛网膜，或经脑神经和血管蔓延，④以上都不是时，考虑为原发性骨内或者异位脑膜瘤[55]。临床症状表现为疼痛，突眼和面部畸形[141]。

影像学特征

鼻腔脑膜瘤最常表现为明显强化的肿块，伴随膨胀性骨质重塑和骨质增生性改变[55]。大多数鼻窦病变位于鼻穹窿。典型表现为肿块的中心位于颅底，向前颅底直接延伸（图 1.69）。病变几乎完全位于鼻腔内，不伴有邻近硬膜增厚和强化（硬脑膜尾部），而这些征象常见于颅内。肿瘤邻近骨质常可见反应性骨形成，包括骨质硬化和肥大，有时像纤维性发育不良或其他纤维性病变的磨砂玻璃样外观。由于骨质

破坏或者"反应性"骨膨胀[142]，常导致颅骨板障增宽[141]。因此，放疗范围通常包括骨质增厚和骨膨胀区域[143]。病变长时间存在可能会导致严重钙化。没有大量钙化存在时，T1WI 和 T2WI 病变信号类似于脑灰质，偶尔可以观察到血液流空效应（图 1.70）。

预后和治疗

手术是治疗的主要方式，最常用的是开颅手术来切除前颅底的病变和鼻内镜（或经面部）切除位于鼻腔的部分[138]。单纯的鼻内镜技术被越来越广泛地使用，但通常不能完全切除，术后脑脊液漏的发生率很高[144]。立体定位放射手术（stereotactic radiosurgery，SRS）或分割放疗主要用于高危手术患者，作为辅助手术治疗或治疗复发[143]。原发性颅内病变放疗，SRS 对于直径小于 3~4cm 且能与重要解剖结构明确分离的病灶作为首选，如视觉系统[145]。使用 SRS 治疗的 5 年和 10

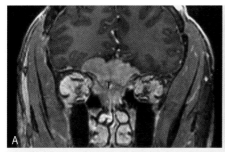
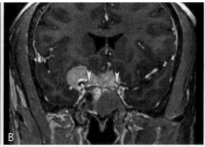
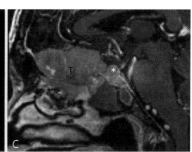

图 1.69　（A-C）前颅底脑膜瘤（A，C；T）延伸至上鼻腔、筛窦及蝶鞍和（或）鞍上区域（C；星号）。对比增强 T1WI 冠状位眼眶及视神经管水平（B）以及矢状位（C）显示巨大肿块且包绕视神经管，右侧更大（B；箭头）

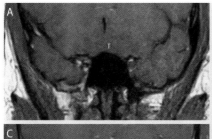
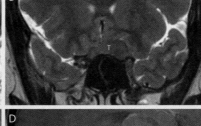
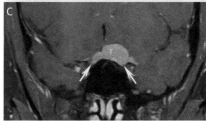
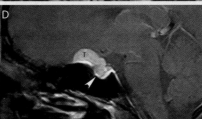

图 1.70　（A-D）蝶骨平台及鞍结节脑膜瘤延伸至视神经管（C；长箭头），左侧较大，且生长至鞍内（D；箭头）。冠状位 T1WI（A）、冠状位 T2WI（B）以及抑脂 T1WI 增强冠状位（C）及矢状位 MRI（D）。肿瘤（T）在 T1WI 及 T2WI 均呈均质等信号，增强扫描呈明显强化

年无进展生存率分别为95%和89%[146]，而分割治疗时5年和10年无进展生存率分别为93%~95%和88%~96%[143]。

1.4.2　肿瘤样病变

鼻息肉病

概　述

鼻息肉是鼻腔最常见的软组织病灶[147]。由于反复急性或亚急性炎症累及鼻腔鼻窦黏膜导致黏膜肥厚、形成息肉样、萎缩或纤维化改变[148]。

影像学特点

在CT上，息肉通常表现为软组织病灶，但可以因邻近聚集的分泌物而表现不同[148]。注入造影剂后，息肉的表面黏膜迅速明显强化，中心可能不强化，但如果含有丰富纤维化及新生血管，其中心也可像其他病变一样强化。进一步发展，息肉往往导致鼻腔扩大以及邻近骨质变薄。MR上病变信号是多变的，反映了息肉发展的不同阶段，包括水肿、腺体化、囊变、纤维化、阻塞性分泌物的水合作用（图1.71）。

预后和治疗

当患者无症状或症状轻微时，鼻息肉可以通过观察或盐水灌洗治疗[149]。系统或局部皮质类固醇疗法可以改善症状；其他抗炎治疗，包括抗组胺和白三烯抑制剂，可被用作辅助药物。在选定患者中，过敏测试及避免接触过敏原有助于治疗。病变复发很常见，通常需要适当的治疗，而内镜鼻窦手术是常见的手术方式，能切除所有的息肉病变及清除浓缩的分泌物。

黏液囊肿

概　述

通常认为黏液囊肿是由于主要窦口阻塞所引起的[150]，可能是炎症及非炎症病变导致了窦口的阻塞。一半以上累及额窦，其次为筛窦气房。

影像学特点

黏液囊肿典型的影像特点包括受累鼻窦的窦腔扩大以及窦壁骨缝的增宽，导致骨质重塑及扩张，而不是恶性肿瘤所致的侵袭性改变。增强扫描，通常有外周黏膜的强化，偶尔可见钙化[148]。黏膜内可见没有强化的结节样结构，中心液体成分不强化。和已经描述的鼻旁窦炎和阻塞性分泌物类似，黏液囊肿内容物在T1WI及T2WI上信号依赖于其内蛋白质含量和浓缩成分（图1.71）。肿瘤或炎症导致窦口阻塞均可以引起黏液囊肿（图1.48，图1.60），所以发现黏液囊肿时，需明确审查。

预后和治疗

出现症状且时机合适，手术减压就是可选的治疗方式，包括内镜方法[151]。据报道复发率通常低于10%。

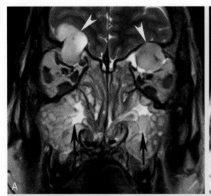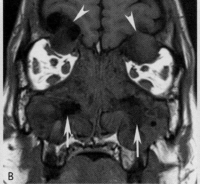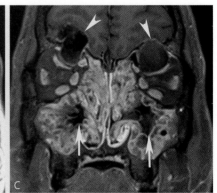

图1.71　鼻腔鼻窦息肉病冠状位T2WI（A），T1WI（B）和抑脂T1WI增强（C）。鼻腔和鼻旁窦几乎完全充满了信号多变的息肉组织，导致了这些结构壁扩张及重塑。息肉病变本身具有可变的外观，还有散在分布的滞留分泌物（长箭头），双侧额部黏液囊肿（箭头）

真菌性鼻窦炎／过敏性真菌性鼻窦炎

概　述

　　真菌性鼻窦疾病大致可分为侵袭性和非侵袭性[152]。侵袭性的特征在于黏膜内部及其深部真菌菌丝的存在。侵袭性真菌鼻窦感染的亚型包括急性侵袭性、慢性侵袭性和慢性肉芽肿性侵袭性真菌性鼻窦炎。在非侵袭性真菌性鼻窦疾病中，菌丝不会进入黏膜。这些亚型包括过敏性真菌性鼻窦炎（allergic fungal sinusitis，AFS）和霉菌性鼻窦炎[153]。免疫正常的人群中，真菌种植是正常的，通常不引起症状，而侵袭性真菌性鼻窦炎通常与异常免疫有关[152]。最常见致病菌包括曲霉菌、双极霉属、根霉属菌。侵袭性及非侵袭性病理区别需要大量的窦腔内容物和广泛的活检标本，包括患病和邻近的健康黏膜及骨组织[153]。据估计，AFS 是真菌性鼻窦炎最常见的形式，存在于 5%~10% 所有接受过手术的慢性肥厚性鼻窦炎患者[154]。AFS 常见于温暖湿润的环境，促进真菌生长。普遍认为，慢性鼻窦炎是由于吸入真菌生物引起的即刻和迟发性超敏反应导致的，如双极霉属、弯孢属、链格孢属、曲霉菌和镰刀菌。在病理学上，AFS 的特征性是受累黏膜中出现嗜酸性粒细胞的"过敏性黏蛋白"，黏稠度与花生酱相似[155]，其内可见稀疏分布、非侵袭性真菌丝[156]。常见于免疫正常人群，30 岁左右好发。这些与特异性反应及先前的鼻窦手术有关。临床症状包括慢性头痛、鼻塞和慢性鼻窦炎。

　　霉菌性鼻窦炎相对不常见[152]。据认为是由于吸入真菌后黏膜纤毛清除能力下降所致，真菌复制引起邻近鼻窦黏膜的炎症反应。病理上，一个足菌肿或真菌球是由缠结的菌丝组成，没有过敏性黏蛋白或黏膜侵袭。最常见的致病菌是烟曲霉[152]。年龄较大、免疫功能力正常的患者更容易患病，而且女性好发。通常无临床症状或症状轻微[153]。急性侵袭性真菌性鼻窦炎罕见于具有正常免疫功能的健康人群[152]，其主要见于免疫力低下人群，如患有中性粒细胞减少症和糖尿病控制不佳的患者。临床上，无痛坏死性鼻中隔溃疡通常与鼻窦炎在几天到几周时间内黏膜外快速播散有关，常可见到血管侵袭和血行播散。临床症状包括发热、面部疼痛或麻木、鼻塞、浆液性流涕、鼻出血等，快速进展包括眼眶和颅内的传播，严重者可导致死亡。

　　慢性侵袭性真菌性鼻窦炎常影响免疫正常且有鼻窦炎病史的患者。糖尿病患者或轻度免疫抑制的个体更易感。症状包括鼻窦疼痛、浆液性鼻涕、鼻出血和发烧[152]。症状取决于数月至数年中上颌骨、眼眶或头盖骨的侵袭程度。慢性肉芽肿性侵袭性真菌性鼻窦炎是一种主要见于非洲和东南亚的疾病[153]，特点是在受累组织中的非干酪性肉芽肿。临床和影像特征类似于慢性侵袭性真菌性鼻窦炎。

影像学特点

　　在 AFS 中，大多数或者全部鼻腔均可受累。受累鼻窦通常几乎完全被异常组织充填，且呈膨胀性改变，导致光滑窦壁及颅底的扭曲和眶部侵蚀[156]。CT 平扫上，过敏性黏蛋白位于窦腔和鼻腔中央，是典型的高密度影（图 1.72）[157]。该物质 T2WI 呈特征性低信号或无信号，通常归因于其内含有金属离子，包括铁、镁和锰，以及大量蛋白质和少量游离水[158]。T1WI 上病变信号是多变的，围绕这些区域可能散在分布的鼻息肉，T1WI 呈低信号，T2WI 呈高信号[156]。常可见到特征性的外周黏膜增厚、强化，并且在 T2WI 呈高信号[152]。影像上观察不到邻近组织和血管的受侵。

　　霉菌性鼻窦炎在影像上通常表现为单个的肿块，最常见的是上颌窦（图 1.73）[152]。平扫 CT 通常表现为弥漫高密度，其内伴点状钙化，邻近黏膜常受累，而且窦腔内容物不强化，窦壁可能增厚、硬化，或者如果有窦腔扩张，窦壁可能均匀变薄或受侵。在 MRI 上，典型的是霉菌性鼻窦炎 T1WI 呈低信号，由于多种原因 T2WI 信号类似于之前描述过的 AFS。

　　急性侵袭性真菌性鼻窦炎表现为黏膜增厚或鼻腔内软组织密度影，倾向于单侧筛窦和

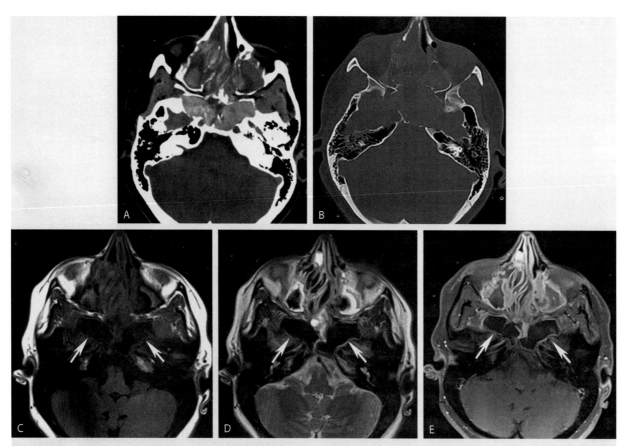

图1.72 过敏性真菌性鼻窦炎。CT和MRI平扫CT软组织窗（A）或骨窗（B），无增强T1WI（C），T2WI（D）和抑脂增强T1WI MRI（E）。CT上，弥漫混杂密度，包括大部分的高密度影。鼻窦扩大、变形。在MRI上，一些在CT呈高密度的区域（C，D；如膨胀的蝶窦，箭头）呈低信号，在T2WI最为明显，类似于充气的窦腔。这些内容物为低信号通常归因于慢性浓缩的分泌物、水合作用的减少及真菌成分中锰的积累

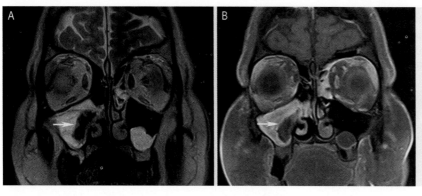

图1.73 右上颌窦的霉菌性鼻窦炎。冠状位T2WI（A）和抑脂T1WI增强MRI（B）。霉菌性鼻窦炎呈双低信号（箭头），可能与浓缩分泌物及真菌成分中锰积累有关，导致磁化率伪影。T2WI上，周围成分是呈高信号的炎症变化和分泌物

蝶窦受累[152]。病变早期，CT常发现单侧鼻腔软组织明显增厚[159]。上颌窦或者窦后脂肪MR信号和CT密度异常是重要的受侵征象。因此对于可疑患者，仔细观察这些区域对于早期诊断和治疗非常重要。再者，常可见侵袭性骨质破坏以及颅内、眶内炎症扩散。值得注意的是，骨侵蚀和黏膜增厚观察起来有时会非常微妙，因为血管受侵会导致窦外整个骨壁的受累（图1.74）[152]。血管侵犯也可能导致黏膜无强化。急性暴发侵袭性真菌性鼻窦炎最常见于中鼻甲区域，并且MRI上表现为"黑色鼻甲"征，即不强化、低信号的鼻甲。这被描述为MRI上的鼻毛霉菌病的早期征兆[160]。

慢性真菌性鼻窦炎典型的表现是一个或多个类似肿块的高密度软组织影[152]。骨质破坏及不规则的骨质扭曲、窦外侵袭征象都类似于

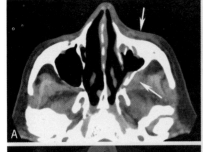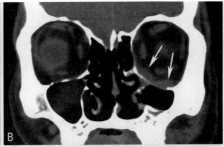
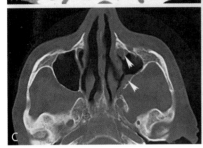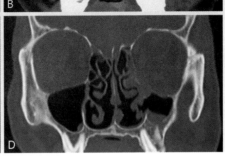

图 1.74　免疫功能低下的侵袭性真菌性鼻窦炎患者。轴位和冠状重建平扫 CT 软组织窗（A，B）和骨窗（C，D）。左侧上颌窦内周围少量浑浊（C；箭头）。窦周脂肪异常密度影，包括上颌骨前、后及眼眶的下面（A，B；长箭头），骨壁完好无损，这些发现提示血管侵袭

恶性肿瘤；受累的窦壁由于慢性炎症增厚或者硬化。T1WI 和 T2WI 均呈低信号有助于与肿瘤鉴别。

预后和治疗

对于几乎全部患者，AFS 采用内镜手术引流受累窦腔的过敏性黏蛋白，随后切除阻塞性息肉并修复鼻窦鼻腔的正常引流[161]。骨性扩张、侵蚀和黏液囊肿的形成会扭曲手术标志并侵蚀正常屏障结构，潜在地增加了手术风险，使用影像方法指导更有价值。各种医疗治疗已被用来长期控制症状和防止进行翻修手术[156]。目前报告复发率为 10%~100 %[161]。霉菌病治疗需要采用有限的外科排空鼻窦和引流通路恢复[152]。不需要经常采用辅助治疗，复发少见。

侵入性真菌性鼻窦炎需要积极的手术清创，同时全身抗真菌治疗及改善免疫抑制[152]。对可疑区域进行广泛活检对于早期诊断至关重要[162]。据报道，急性侵袭性真菌性鼻窦炎的死亡率为 50%~80 %[163]，但主动监测高危人群和积极的早期治疗可使死亡率降到 18%[164]。

骨纤维性发育不良

概　述

骨纤维性发育不良是一种良性的骨性发育异常，其中受累骨组织（或多处骨骼）的骨髓腔逐渐被无组织的纤维结构取代[165]。80% 的

病例属于单骨型，并且 20% 累及头和颈部[64]。多骨型与各种综合征和相关病变有关，包括纤维性骨营养不良综合征、原发性甲状旁腺功能亢进症、结节性硬化症和软组织黏液瘤（Mazabraud 综合征），动脉瘤样骨囊肿罕见[166]。多骨型颅面骨受累概率为 50 % ~100 %[167]。大多数发病于 30 岁之前，无性别倾向，累及颅面骨时，最常见部位是颅底[168]。患者常常无症状，在影像上偶然发现病变，症状会出现外形改变或神经异常，例如视觉或听力损失等，常可见鼻 - 鼻窦炎或三叉神经痛。

影像学特征

骨纤维性发育不良的病灶表现为膨胀性、边界清楚的髓内病灶，周围骨皮质有不同程度的增厚。CT 较多表现为磨砂玻璃影，但内容物可以从囊样透亮至完全硬化（图 1.75，图 1.76），可观察到神经血管孔缩小。受累骨的骨髓 MRI 信号多变，通常局部区域可明显强化。如果首次在 MRI 观察到骨纤维性发育不良，会误认为是侵袭性肿瘤。如果有疑问，联合 CT 扫描有助于做出正确的诊断。如果众多成像序列观察到病灶体积快速增大，骨破坏进展和（或）软组织受侵等征象提示恶变。

预后和治疗

传统上将骨纤维发育不良被认为是青春期过后的自限性疾病，尽管成人、妊娠或部分病灶

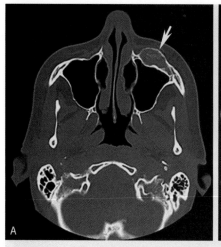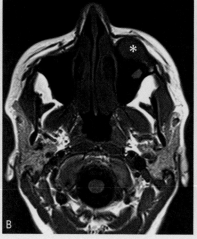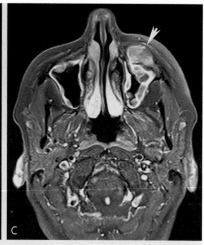

图 1.75 左上颌骨前壁骨纤维性发育不良。骨窗（A），平扫 T1WI MRI（B）和抑脂 T1WI 增强 MRI（C）。CT 显示骨内膨胀性病变，特征为"磨玻璃样"（A；长箭头）。覆盖的骨皮质保留。T1WI 显示边界清楚的病灶，内部含有等信号及低信号，低于脂肪信号（B；星号）。覆盖的皮下脂肪保持正常高信号。造影剂注入后，病灶显示轻度不均匀增强（C；箭头）。如果第一次遇到，骨纤维性发育不良外观可能被误认为侵袭性病变或者肿瘤，联合 CT 扫描有助于对做出正确的诊断

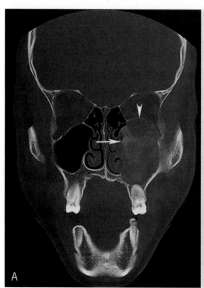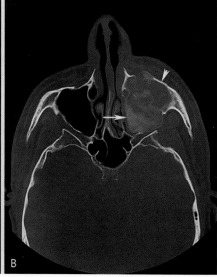

图 1.76 左上颌骨纤维性发育不良。冠状重建（A）和轴位（B）CT 骨窗。不均匀密度的肿块充填，左侧上颌窦扩张，内容物包括磨玻璃影（长箭头）以及更多的透明区域（箭头）

切除后均可发生[165]，但由于诊断罕见，无明确治疗指南。许多患者不需要立即干预。目前手术切除是唯一有潜力的治疗方式。最近发现了二磷酸盐对减少疼痛和稳定形态有潜在的价值[169]。骨纤维性发育不良恶变概率为 0.4%~4%[170]，多见于多骨型者或放射治疗。最常见的恶变组织学类型包括骨肉瘤、纤维肉瘤和软骨肉瘤。

肉芽肿性多血管炎

概 述

肉芽肿性多血管炎（granulomatosis with polyangiitis，GPA，以前称为韦氏肉芽肿病）在 20 世纪 30 年代后期作为一种以慢性鼻炎和肾功能衰竭为主要症状的综合征首先被提出，肉芽肿性坏死性炎症为组织学特征[171]。美国的患病率大约 3/1 000 000。大多数病例累及头部和颈部，许多影响中枢神经系统[172,173]，无性别倾向。GPA 可发生在任何年龄段，大部分发病为 40~50 岁，通常累及鼻腔，伴有肺部和肾脏疾病。抗中性粒细胞胞质抗体（Antineutrophil Cytoplasmic Antibodies，ANCA）水平增高对于诊断非常重要，但在

25％患者中，这种标记物为阴性[171]，诊断需要鼻部活检。组织病理学通常显示坏死性肉芽肿、组织坏死和小到中血管不同受累程度的血管炎。

影像学特征

在 CT 上，GPA 鼻窦的受累特征为骨侵蚀和破坏，黏膜增厚和新骨形成（图 1.77，图 1.78）[171]。骨质侵蚀好发于筛前区域。黏膜增厚最常累及上颌窦[174]，通过结节的形式可以与慢性鼻窦炎相鉴别。骨的闭塞性改变由血管炎引起的，常见缺血性坏死，病变最初局限于鼻中隔和鼻甲，继而对称地累及鼻腔以及残余的鼻窦，硬腭不受累是较具特征性的表现[175]。新生骨呈现皮质化良好的骨前缘外观，与窦壁边缘平行，覆盖较不致密骨，T1WI 呈高信号，提示骨化和脂肪性骨髓沉积。

超过 50％的 GPA 患者会出现眼眶受累[173]，常见表现类似于眼眶炎性假瘤，影像通常显示单侧肌锥外间隙或弥漫性炎症浸润，符合眼眶的形状[171]，邻近的组织结构[176]或者海绵窦也有扩张[177]（图 1.79）。后期，由于纤维化沉积导致眶窝挛缩[171]。纤维化在 T1WI 和 T2WI 呈特征性低信号[178]。颅底受累通常源自邻近鼻窦或眼眶病变的直接蔓延。在 MRI 上，可观察到邻近脑神经的炎性增粗及强化，单侧常见（图 1.79），最常累及嗅神经和视神经[179]。眼眶肉芽肿压迫可引起视神经萎缩。GPA 很少产生急性视神经炎[180]，T2WI 表现受累视神经增粗，呈高信号。从邻近鼻腔或眼眶延伸来的局部硬脑膜增厚和强化（图 1.79），也可以单独观察到弥漫、对称的硬膜增厚和强化[181]。

预后和治疗

据报道，早期疾病阶段可以用皮质类固醇和氨甲蝶呤治疗[182]。有些学者提出对局部侵袭性变异进行系统性环磷酰胺治疗[183]。利妥昔单抗对系统性疾病治疗有作用，但对头部和颈部的作用尚不清楚[184,185]。最近一系列文献报道对于治疗头颈部 GPA[183]，全身治疗完全

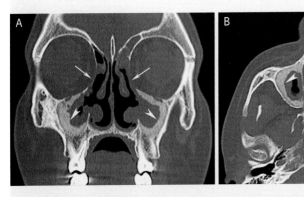
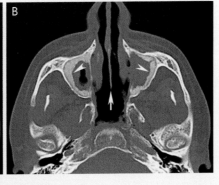

图 1.77　肉芽肿性多血管炎。冠状位重建（A）和轴位 CT（B）图像骨窗。双侧上颌骨的上侧、外侧、下壁明显增厚和硬化，骨膜反应（箭头）提示慢性炎症过程。另外，不规则、结节样软组织紧贴增厚窦壁与骨侵蚀有关。上颌窦内侧壁和下组筛窦气房受侵蚀。鼻中隔变薄和缩短（B；箭头）。中、下鼻甲体积减小。双侧筛窦纸板骨质脱矿质（A；细箭头）

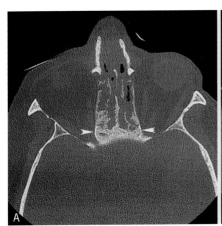
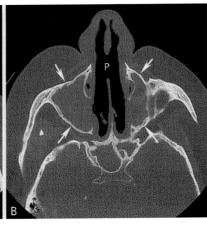

图 1.78　肉芽肿性多血管炎。轴向 CT 骨窗显示筛窦（A）和上颌窦（B）。筛窦气房内几乎完全充满混浊物，筛窦隔板的广泛侵蚀及和新骨形成（A；箭头）。鼻中隔穿孔（B；P）。上颌窦完全充填混浊物，内侧壁受侵蚀，其余的壁骨质增生（B；箭头）。蝶窦同样也可见充满混浊物、窦壁增厚及硬化

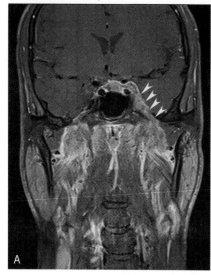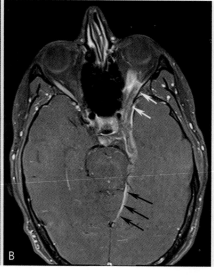

图 1.79　肉芽肿性多血管炎 MRI 检查。抑脂 T1WI 增强冠状位（A）和轴位（B）MRI。左侧海绵窦见增厚、强化的成分延伸至卵圆孔（A；箭头），向后延伸至左侧天幕（B；黑色长箭头），向前穿过眶上裂（B；白色长箭头）

缓解率达 96%，平均病程为 15 个月。复发前的平均无病时间为 21 个月。

1.5　总结和结论

本章提供了诸多疾病的概述，涉及前颅底、鼻腔及鼻旁窦以及重要的解剖标志及变异，这对手术计划非常重要。把影响这些区域的疾病结合在一章讨论，而不是孤立地讲述，因为解剖关系密切以及部分疾病重叠，其并发症可以影响相邻解剖区域。

影像对于影响这些区域的疾病的评估、某些肿瘤的术前分期及治疗计划的制定具有至关重要的作用。在某些情况下，成像有助于准确诊断良性或者某些不需要任何干预的"不触摸"疾病的识别。评估恶性疾病时，某些影像学特征可以缩小鉴别诊断的范围或偶尔可以提示具体的组织学类型。但是，一般来说，恶性疾病的最终诊断是基于活检和组织病理学。对于一组疾病，影像最重要的贡献是准确地评估疾病程度以及做出精确的初期临床评估，通过识别疾病播散的区域，而上述这些表现临床检查不能准确评估。影像可识别重要的解剖变异，这对于手术计划的制定以及避免潜在的并发症很重要，特别是使用微创内镜时。就这一点而言，本章的目的不仅要复习常见及不常见疾病的影像表现，而且也讨论相关的解剖变异及疾病传播模式，这对于优化患者治疗非常重要。

1.6　要点概括

影像评估前颅底、鼻腔和鼻旁窦：

• CT 通常是评估炎症的首先检查方式，也用于术前重要解剖标志和变异的鉴别，有助于避免在内镜手术中出现相关并发症。

• MRI 在评估肿瘤病变范围方面是最优的，CT 可以补充，特别是在评估骨骼受累时；PET-CT 可作为一项选择，特别是评估复发性疾病。

• 正确识别发育变异和颅底良性病变是很重要，可避免不必要的侵入性手术或活检。

• 一些良性骨病变如骨纤维发育不良，MRI 可表现为侵袭性外观，有误导性。如有疑问，CT 扫描可更好地评估骨骼结构和典型表现，如磨玻璃样改变，有助于准确诊断。

• 评估和描述恶性疾病时，重点关注解剖结构，这将影响疾病分期和治疗，若详细评估肿瘤周围神经扩散、颅内扩散和眶内受累，首选 MRI 检查。

• CT 对骨皮层侵犯的识别非常好，而 MRI 早期识别骨髓浸润具有较高的敏感性；MRI 可能会高估骨髓受侵，因为骨髓水肿也可引起信号变化，但是可以通过追踪全部序列上显示的肿瘤的原本信号，确保肿瘤位于骨髓内，来克服这个缺陷。

• 当肿瘤累及鼻旁窦，窦口阻塞可导致窦内混浊，CT 表现与肿瘤相似。当有疑问时，MRI 可以准确区分肿瘤与分泌物，准确描述肿瘤的界限，而并不高估其范围。

• 周围神经播散的特定途径取决于原发病灶的解剖部位和范围，仔细评估主要神经通路，显示原发肿瘤受累范围。

• CT 可显示周围神经肿瘤扩散，但 MRI 为最佳选择；脂肪抑制对比增强序列除了可以提高可视化对比之外，一系列无脂肪抑制增强 T1WI 冠状面图像还可以较好评价易产生磁敏感伪影而发生扭曲的气骨界面孔道。

• 单靠影像并不能完全区分恶性肿瘤和侵袭性感染，临床信息包括危险因素和临床表现，有助于缩小鉴别诊断的范围；如果有疑问，需要进行活检。

• 侵袭性鼻窦炎的早期识别和诊断对于早期最优治疗是必不可少的；如果临床怀疑，评估鼻窦外的早期炎症改变或者 MRI "黑色鼻甲"征象。

参考文献

[1] Moore KL, Persaud TVN, Torchia MG. The Developing Human. 9th ed. Elsevier Inc, 2013

[2] Naidich TP, Blaser SI, Lien RJ, et al. Embryology and congenital lesions of the midface//Som PM, Curtin HD. Head and Neck Imaging. 5th ed. St. Louis, MO: Mosby/Elsevier, 2011:3–97

[3] Harnsberger HR, Macdonald AJ. Diagnostic and Surgical Imaging Anatomy. Salt Lake City, UT: Amirsys, 2006

[4] Curtin HD, Hagiwara M. Embryology, anatomy, and imaging of the central skull base//Som PM, Curtin HD. Head and Neck Imaging. 5th ed. St. Louis, MO: Mosby/Elsevier, 2011:928–946

[5] Belden CJ, Mancuso AA, Kotzur IM. The developing anterior skull base: CT appearance from birth to 2 years of age. AJNR AmJ Neuroradiol, 1997, 18(5):811–818

[6] Som PM, Lawson W, Fatterpekar GM, et al. Embryology, anatomy, physiology, and imaging of the sinonasal cavities//Som PM, Curtin HD. Head and Neck Imaging. 5th ed. St. Louis, MO: Mosby/Elsevier, 2011:99–166

[7] Kilic C, Kamburoglu K, Yuksel SP, et al. An assessment of the relationship between the maxillary sinus floor and the maxillary posterior teeth root tips using dental cone-beam computerized tomography. Eur J Dent, 2010, 4(4):462–467

[8] Aoki S, Dillon WP, Barkovich AJ, et al. Marrow conversion before pneumatization of the sphenoid sinus: assessment with MR imaging. Radiology, 1989, 172(2):373–375

[9] Scuderi AJ, Harnsberger HR, Boyer RS. Pneumatization of the paranasal sinuses: normal features of importance to the accurate interpretation of CT scans and MR images. AJR Am J Roentgenol, 1993, 160(5):1101–1104

[10] Welker KM, DeLone DR, Lane JI, et al. Arrested pneumatization of the skull base: imaging characteristics. AJR Am J Roentgenol, 2008, 190(6): 691–1696

[11] Standring S. Gray's Anatomy: The Anatomical Basis of Clinical Practice. 41st ed. Philadelphia, PA: Elsevier Limited, 2016

[12] Basić N, Basić V, Jukić T, et al. Computed tomographic imaging to determine the frequency of anatomical variations in pneumatization of the ethmoid bone. Eur Arch Otorhinolaryngol, 1999, 256(2):69–71

[13] Som PM, Park EE, Naidich TP, et al. Crista galli pneumatization is an extension of the adjacent frontal sinuses. AJNR Am J Neuroradiol, 2009, 30 (1):31–33

[14] Hajiioannou J, Owens D, Whittet HB. Evaluation of anatomical variation of the crista galli using computed tomography. Clin Anat, 2010, 23(4):370–373

[15] Socher JA, Santos PG, Correa VC, et al. Endoscopic surgery in the treatment of crista galli pneumatization evolving with localizated frontal headaches. Int Arch Otorhinolaryngol, 2013, 17(3):246–250

[16] Cervantes SS, Lal D. Crista galli mucocele: endoscopic marsupialization via frontoethmoid approach. Int Forum Allergy Rhinol, 2014, 4(7):598–602

[17] Thewissen JG. Mammalian frontal diploic vein and the human foramen caecum. Anat Rec, 1989, 223(2):242–244

[18] Tsutsumi S, Ono H, Yasumoto Y. A possible venous connection between the cranial and nasal cavity. Surg Radiol Anat, 2016, 38(8):911–916

[19] Gaffey MM, Friedel ME, Fatterpekar GM, et al. Spontaneous cerebrospinal fluid rhinorrhea of the foramen cecum in adulthood. Arch Otolaryngol Head Neck Surg, 2012, 138(1):79–82

[20] Hoang JK, Eastwood JD, Tebbit CL, et al. Multiplanar sinus CT: a systematic approach to imaging before functional endoscopic sinus surgery. AJR Am J Roentgenol, 2010, 194(6):W527–W536

[21] Solares CA, Lee WT, Batra PS, et al. Lateral lamella of the cribriform plate: software-enabled computed tomographic analysis and its clinical relevance in skull base surgery. Arch Otolaryngol Head Neck Surg, 2008, 134(3): 285–289

[22] Ohnishi T, Yanagisawa E. Lateral lamella of the cribriform plate–an important high-risk area in

endoscopic sinus surgery. Ear Nose Throat J, 1995, 74 (10):688–690

[23] Ohnishi T, Tachibana T, Kaneko Y, et al. High-risk areas in endoscopic sinus surgery and prevention of complications. Laryngoscope, 1993, 103 (10):1181–1185

[24] Gauba V, Saleh GM, Dua G, et al. Radiological classification of anterior skull base anatomy prior to performing medial orbital wall decompression. Orbit, 2006, 25(2):93–96

[25] Grevers G. Anterior skull base trauma during endoscopic sinus surgery for nasal polyposis preferred sites for iatrogenic injuries. Rhinology, 2001, 39 (1):1–4

[26] Shin JH, Kang SG, Hong YK, et al. Role of the superior turbinate when performing endoscopic endonasal transsphenoidal approach. Folia Morphol (Warsz), 2014, 73(1):73–78

[27] Stammberger HR, Kennedy DW, Anatomic Terminology Group. Paranasal sinuses: anatomic terminology and nomenclature. Ann Otol Rhinol Laryngol Suppl, 1995, 167:7–16

[28] Daniels DL, Mafee MF, Smith MM, et al. The frontal sinus drainage pathway and related structures. AJNR Am J Neuroradiol, 2003, 24(8):1618–1627

[29] Bolger WE, Butzin CA, Parsons DS. Paranasal sinus bony anatomic variations and mucosal abnormalities: CT analysis for endoscopic sinus surgery. Laryngoscope, 1991, 101(1, Pt 1):56–64

[30] Calhoun KH, Waggenspack GA, Simpson CB, et al. CT evaluation of the paranasal sinuses in symptomatic and asymptomatic populations. Otolaryngol Head Neck Surg, 1991, 104(4):480–483

[31] Braun H, Stammberger H. Pneumatization of turbinates. Laryngoscope, 2003, 113(4):668–672

[32] Som PM, Brandwein-Gensler MS. Lymph nodes of the neck//Som PM, Curtin HD. Head and Neck Imaging. 5th ed. St. Louis, MO: Mosby/Elsevier, 2011, 2287–2383

[33] Han MH, Chang KH, Min YG, et al. Nontraumatic prolapse of the orbital contents into the ethmoid sinus: evaluation with screening sinus CT. Am J Otolaryngol, 1996, 17(3):184–189

[34] Huang BY, Lloyd KM, DelGaudio JM, et al. Failed endoscopic sinus surgery: spectrum of CT findings in the frontal recess. Radiographics, 2009, 29(1):177–195

[35] Stallman JS, Lobo JN, Som PM. The incidence of concha bullosa and its relationship to nasal septal deviation and paranasal sinus disease. AJNR Am J Neuroradiol, 2004, 25(9):1613–1618

[36] Shpilberg KA, Daniel SC, Doshi AH, et al. CT of anatomic variants of the paranasal sinuses and nasal cavity: poor correlation with radiologically significant rhinosinusitis but importance in surgical planning. AJR Am J Roentgenol, 2015, 204(6):1255–1260

[37] Fadda GL, Rosso S, Aversa S, et al. Multiparametric statistical correlations between paranasal sinus anatomic variations and chronic rhinosinusitis. Acta Otorhinolaryngol Ital, 2012, 32(4):244–251

[38] Kim HJ, Jung Cho M, Lee J-W, et al. The relationship between anatomic variations of paranasal sinuses and chronic sinusitis in children. Acta Otolaryngol, 2006, 126(10):1067–1072

[39] Nouraei SA, Elisay AR, Dimarco A, et al. Variations in paranasal sinus anatomy: implications for the pathophysiology of chronic rhinosinusitis and safety of endoscopic sinus surgery. J Otolaryngol Head Neck Surg, 2009, 38 (1):32–37

[40] Mathew R, Omami G, Hand A, et al. Cone beam CT analysis of Haller cells: prevalence and clinical significance. Dentomaxillofac Radiol, 2013, 42(9):20130055

[41] Tomovic S, Esmaeili A, Chan NJ, et al. High-resolution computed tomography analysis of the prevalence of Onodi cells. Laryngoscope, 2012, 122(7):1470–1473

[42] Kantarci M, Karasen RM, Alper F, et al. Remarkable anatomic variations in paranasal sinus region and their clinical importance. Eur J Radiol, 2004, 50(3):296–302

[43] Dessi P, Moulin G, Triglia JM, et al. Difference in the height of the right and left ethmoidal roofs: a possible risk factor for ethmoidal surgery. Prospective study of 150 CT scans. J Laryngol Otol, 1994, 108(3):261–262

[44] Lee JC, Song YJ, Chung Y-S, et al. Height and shape of the skull base as risk factors for skull base penetration during endoscopic sinus surgery. Ann Otol Rhinol Laryngol, 2007, 116(3):199–205

[45] Souza SA, Souza MM, Gregório LC, et al. Anterior ethmoidal artery evaluation on coronal CT scans. Rev Bras Otorrinolaringol (Engl Ed), 2009, 75(1): 101–106

[46] Prasanna LC, Mamatha H. The location of maxillary sinus ostium and its clinical application. Indian J Otolaryngol Head Neck Surg, 2010, 62(4):335–337

[47] Kimura Y, Hanazawa T, Sano T, et al. Lateral retropharyngeal node metastasis from carcinoma of the upper gingiva and maxillary sinus. AJNR Am J Neuroradiol, 1998, 19(7):1221–1224

[48] Tomovic S, Esmaeili A, Chan NJ, et al. High-resolution computed tomography analysis of variations of the sphenoid sinus. J Neurol Surg B Skull Base, 2013, 74(2):82–90

[49] DeLano MC, Fun FY, Zinreich SJ. Relationship of the optic nerve to the posterior paranasal sinuses: a CT anatomic study. AJNR Am J Neuroradiol, 1996,

17(4):669–675

[50] Hourany R, Aygun N, Della Santina CC, et al. Silent sinus syndrome: an acquired condition. AJNR Am J Neuroradiol, 2005, 26(9):2390–2392

[51] Daniels DL, Mark LP, Ulmer JL, et al. Osseous anatomy of the pterygopalatine fossa. AJNR Am J Neuroradiol, 1998, 19(8):1423–1432

[52] Chan LL, Chong J, Gillenwater AM, et al. The pterygopalatine fossa: postoperative MR imaging appearance. AJNR Am J Neuroradiol, 2000, 21(7): 1315–1319

[53] Piagkou M, Xanthos T, Anagnostopoulou S, et al. Anatomical variation and morphology in the position of the palatine foramina in adult human skulls from Greece. J Craniomaxillofac Surg, 2012, 40(7):e206–e210

[54] Llorente JL, López F, Suárez C, et al. Sinonasal carcinoma: clinical, pathological, genetic and therapeutic advances. Nat Rev Clin Oncol, 2014, 11 (8):460–472

[55] Som PM, Brandwein-Gensler MS, Kassel EE, et al. Tumors and tumorlike conditions of the sinonasal cavities//Som PM, Curtin HD. Head and Neck Imaging. 5th ed. St. Louis, MO: Mosby/Elsevier, 2011,253–410

[56] Barton RT. Nickel carcinogenesis of the respiratory tract. J Otolaryngol, 1977, 6(5):412–422

[57] d'Errico A, Pasian S, Baratti A, et al. A case-control study on occupational risk factors for sino-nasal cancer. Occup Environ Med, 2009, 66(7):448–455

[58] Perzin KH, Lefkowitch JH, Hui RM. Bilateral nasal squamous carcinoma arising in papillomatosis: report of a case developing after chemotherapy for leukemia. Cancer, 1981, 48(11):2375–2382

[59] Ganly I, Patel SG, Singh B, et al. Craniofacial resection for malignant paranasal sinus tumors: report of an international collaborative study. Head Neck, 2005, 27(7):575–584

[60] Singh N, Eskander A, Huang S-H, et al. Imaging and resectability issues of sinonasal tumors. Expert Rev Anticancer Ther, 2013, 13(3):297–312

[61] Eisen MD, Yousem DM, Montone KT, et al. Use of preoperative MR to predict dural, perineural, and venous sinus invasion of skull base tumors. AJNR Am J Neuroradiol, 1996, 17(10):1937–1945

[62] McIntyre JB, Perez C, Penta M, et al. Patterns of dural involvement in sinonasal tumors: prospective correlation of magnetic resonance imaging and histopathologic findings. Int Forum Allergy Rhinol, 2012, 2(4):336–341

[63] Raghavan P, Phillips CD. Magnetic resonance imaging of sinonasal malignancies. Top Magn Reson Imaging,

2007, 18(4):259–267

[64] Lund VJ, Stammberger H, Nicolai P, et al. European Rhinologic Society Advisory Board on Endoscopic Techniques in the Management of Nose, Paranasal Sinus and Skull Base Tumours. European position paper on endoscopic management of tumours of the nose, paranasal sinuses and skull base. Rhinol Suppl, 2010, 22:1–143

[65] Maroldi R, Nicolai P. Imaging in Treatment Planning for Sinonasal Diseases. Springer Science & Business Media Berlin, Heidelberg: Springer-Verlag, 2005

[66] Eisen MD, Yousem DM, Loevner LA, et al. Preoperative imaging to predict orbital invasion by tumor. Head Neck, 2000, 22 (5):456–462

[67] Kim HJ, Lee TH, Lee H-S, et al. Periorbita: computed tomography and magnetic resonance imaging findings. Am J Rhinol, 2006, 20(4):371–374

[68] Wong RJ. Current status of FDG-PET for head and neck cancer. J Surg Oncol, 2008, 97(8):649–652

[69] Compton CC, Byrd DR, Garcia-Aguilar J, et al. AJCC Cancer Staging Atlas: A Companion to the Seventh Editions of the AJCC Cancer Staging Manual and Handbook. New York, NY: Springer-Verlag, 2012

[70] Dulguerov P, Jacobsen MS, Allal AS, et al. Nasal and paranasal sinus carcinoma: are we making progress? A series of 220 patients and a systematic review. Cancer, 2001, 92(12):3012–3029

[71] Kida A, Endo S, Iida H, et al. Clinical assessment of squamous cell carcinoma of the nasal cavity proper. Auris Nasus Larynx, 1995, 22(3):172–177

[72] Lewis JS Jr, Westra WH, Thompson LDR, et al. The sinonasal tract: another potential "hot spot" for carcinomas with transcriptionally-active human papillomavirus. Head Neck Pathol, 2014, 8(3):241–249

[73] Shah JP, Patel SG, Singh B. Jatin Shah's Head and Neck Surgery and Oncology. 4th ed. Philadelphia, PA: Elsevier, 2012

[74] de Almeida JR, Su SY, Koutourousiou M, et al. Endonasal endoscopic surgery for squamous cell carcinoma of the sinonasal cavities and skull base: oncologic outcomes based on treatment strategy and tumor etiology. Head Neck, 2015, 37(8):1163–1169

[75] Hoppe R, Phillips TL, Roach M. Leibel and Phillips Textbook of Radiation Oncology: Expert Consult. 3rd ed. Philadelphia, PA: Elsevier, 2010

[76] Banuchi V, Mallen J, Kraus D. Cancers of the nose, sinus, and skull base. Surg Oncol Clin N Am, 2015, 24(3):563–577

[77] Bachar G, Goldstein DP, Shah M, et al. Esthesioneuroblastoma: The Princess Margaret Hospital experience.

Head Neck, 2008, 30(12):1607–1614

[78] Definition of volumes. J ICRU, 2010, 10(1):41–53

[79] Chan AW, Liebsch NJ. Proton radiation therapy for head and neck cancer. J Surg Oncol, 2008, 97(8):697–700

[80] Turner JH, Reh DD. Incidence and survival in patients with sinonasal cancer: a historical analysis of population-based data. Head Neck, 2012, 34(6):877–885

[81] Leivo I. Update on sinonasal adenocarcinoma: classification and advances in immunophenotype and molecular genetic make-up. Head Neck Pathol, 2007, 1(1):38–43

[82] Moreau JJ, Bessede JP, Heurtebise F, et al. Adenocarcinoma of the ethmoid sinus in woodworkers. Retrospective study of 25 cases [in French]. Neurochirurgie, 1997, 43(2):111–117

[83] Bhayani MK, Yilmaz T, Sweeney A, et al. Sinonasal adenocarcinoma: a 16-year experience at a single institution. Head Neck, 2014, 36(10):1490–1496

[84] Reiersen DA, Pahilan ME, Devaiah AK. Meta-analysis of treatment outcomes for sinonasal undifferentiated carcinoma. Otolaryngol Head Neck Surg, 2012, 147(1):7–14

[85] Xu CC, Dziegielewski PT, McGaw WT, et al. Sinonasal undifferentiated carcinoma (SNUC): the Alberta experience and literature review. J Otolaryngol Head Neck Surg, 2013, 42:2

[86] Ejaz A, Wenig BM. Sinonasal undifferentiated carcinoma: clinical and pathologic features and a discussion on classification, cellular differentiation, and differential diagnosis. Adv Anat Pathol, 2005, 12(3):134–143

[87] Christopherson K, Werning JW, Malyapa RS, et al. Radiotherapy for sinonasal undifferentiated carcinoma. Am J Otolaryngol, 2014, 35(2):141–146

[88] Rischin D, Porceddu S, Peters L, et al. Promising results with chemoradiation in patients with sinonasal undifferentiated carcinoma. Head Neck, 2004, 26(5):435–441

[89] Lupinetti AD, Roberts DB, Williams MD, et al. Sinonasal adenoid cystic carcinoma: the M. D. Anderson Cancer Center experience. Cancer, 2007, 110(12): 2726–2731

[90] Eggesbø HB. Imaging of sinonasal tumours. Cancer Imaging, 2012, 12:136–152

[91] Hanna E, Vural E, Prokopakis E, et al. The sensitivity and specificity of high-resolution imaging in evaluating perineural spread of adenoid cystic carcinoma to the skull base. Arch Otolaryngol Head Neck Surg, 2007, 133(6):541–545

[92] Jeong H-S, Chung MK, Son Y-I, et al. Role of 18F-FDG PET/CT in management of high-grade salivary gland malignancies. J Nucl Med, 2007, 48(8):1237–1244

[93] Bjørndal K, Krogdahl A, Therkildsen MH, et al. Salivary adenoid cystic carcinoma in Denmark 1990–2005: outcome and independent prognostic factors including the benefit of radiotherapy. Results of the Danish Head and Neck Cancer Group (DAHANCA). Oral Oncol, 2015, 51(12):1138–1142

[94] Gondivkar SM, Gadbail AR, Chole R, et al. Adenoid cystic carcinoma: a rare clinical entity and literature review. Oral Oncol, 2011, 47 (4):231–236

[95] Wolfish EB, Nelson BL, Thompson LDR. Sinonasal tract mucoepidermoid carcinoma: a clinicopathologic and immunophenotypic study of 19 cases combined with a comprehensive review of the literature. Head Neck Pathol, 2012, 6(2):191–207

[96] Dulguerov P, Allal AS, Calcaterra TC. Esthesioneuroblastoma: a meta-analysis and review. Lancet Oncol, 2001, 2(11):683–690

[97] Petruzzelli GJ, Howell JB, Pederson A, et al. Multidisciplinary treatment of olfactory neuroblastoma: patterns of failure and management of recurrence. Am J Otolaryngol, 2015, 36(4):547–553

[98] Herrold KM. Induction of olfactory neuroepithelial tumors in Syrian hamsters by diethylnitrosamine. Cancer, 1964, 17:114–121

[99] Koike K, Jay G, Hartley JW, et al. Activation of retrovirus in transgenic mice: association with development of olfactory neuroblastoma. J Virol, 1990, 64(8):3988–3991

[100] Dulguerov P, Calcaterra T. Esthesioneuroblastoma: the UCLA experience 1970–1990. Laryngoscope, 1992, 102(8):843–849

[101] Regenbogen VS, Zinreich SJ, Kim KS, et al. Hyperostotic esthesioneuroblastoma: CT and MR findings. J Comput Assist Tomogr, 1988, 12(1):52–56

[102] Howell MC, Branstetter BF IV, Snyderman CH. Patterns of regional spread for esthesioneuroblastoma. AJNR Am J Neuroradiol, 2011, 32(5):929–933

[103] Som PM, Lidov M, Brandwein M, et al. Sinonasal esthesioneuroblastoma with intracranial extension: marginal tumor cysts as a diagnostic MR finding. AJNR Am J Neuroradiol, 1994, 15(7):1259–1262

[104] Kadish S, Goodman M, Wang CC. Olfactory neuroblastoma. A clinical analysis of 17 cases. Cancer, 1976, 37(3):1571–1576

[105] Morita A, Ebersold MJ, Olsen KD, et al. Esthesioneuroblastoma: prognosis and management. Neurosurgery, 1993, 32(5):706–714, discussion 714–715

[106] Cunnane ME, Sepahdari A, Gardiner M, et al. Pathology of the eye and orbit//Som PM, Curtin HD. Head and Neck Imaging. 5th ed. St. Louis, MO: Mosby/Elsevier, 2011, 591–756

[107] O'Neill JP, Bilsky MH, Kraus D. Head and neck sarcomas: epidemiology, pathology, and management. Neurosurg Clin N Am, 2013, 24(1):67–78

[108] Reilly BK, Kim A, Peña MT, et al. Rhabdomyosarcoma of the head and neck in children: review and update. Int J Pediatr Otorhinolaryngol, 2015, 79(9): 1477–1483

[109] Crist WM, Anderson JR, Meza JL, et al. Intergroup rhabdomyosarcoma study-IV: results for patients with nonmetastatic disease. J Clin Oncol, 2001, 19 (12):3091–3102

[110] Mafee MF, Pai E, Philip B. Rhabdomyosarcoma of the orbit. Evaluation with MR imaging and CT. Radiol Clin North Am, 1998, 36(6):1215–1227, xii

[111] Raney RB, Maurer HM, Anderson JR, et al. The Intergroup Rhabdomyosarcoma Study Group (IRSG): major lessons from the IRS-I through IRS-IV studies as background for the current IRS-V treatment protocols. Sarcoma, 2001, 5(1):9–15

[112] Clifton N, Harrison L, Bradley PJ, et al. Malignant melanoma of nasal cavity and paranasal sinuses: report of 24 patients and literature review. J Laryngol Otol, 2011, 125(5):479–485

[113] Haerle SK, Soyka MB, Fischer DR, et al. The value of 18F-FDG-PET/CT imaging for sinonasal malignant melanoma. Eur Arch Otorhinolaryngol, 2012, 269 (1):127–133

[114] Chang PC, Fischbein NJ, McCalmont TH, et al. Perineural spread of malignant melanoma of the head and neck: clinical and imaging features. AJNR Am J Neuroradiol, 2004, 25(1):5–11

[115] Melanoma Treatment. National Cancer Institute. https://www.cancer.gov/types/skin/hp/melanoma-treatment-pdq

[116] Dauer EH, Lewis JE, Rohlinger AL, et al. Sinonasal melanoma: a clinicopathologic review of 61 cases. Otolaryngol Head Neck Surg, 2008, 138(3):347–352

[117] Cleary KR, Batsakis JG. Sinonasal lymphomas. Ann Otol Rhinol Laryngol, 1994, 103(11):911–914

[118] Li C-C, Tien H-F, Tang J-L, et al. Treatment outcome and pattern of failure in 77 patients with sinonasal natural killer/T-cell or T-cell lymphoma. Cancer, 2004, 100(2):366–375

[119] Peng KA, Kita AE, Suh JD, et al. Sinonasal lymphoma: case series and review of the literature. Int Forum Allergy Rhinol, 2014, 4(8): 670–674

[120] Ou C-H, Chen CC-C, Ling J-C, et al. Nasal NK/T-cell lymphoma: computed tomography and magnetic resonance imaging findings. J Chin Med Assoc, 2007, 70(5):207–212

[121] Ooi GC, Chim CS, Liang R, et al. Nasal T-cell/natural killer cell lymphoma: CT and MR imaging features of a new clinicopathologic entity. AJR Am J Roentgenol, 2000, 174(4):1141–1145

[122] Kim SJ, Oh SY, Hong JY, et al. When do we need central nervous system prophylaxis in patients with extranodal NK/T-cell lymphoma, nasal type? Ann Oncol, 2010, 21(5):1058–1063

[123] Mendenhall WM, Fernandes R, Werning JW, et al. Head and neck osteosarcoma. Am J Otolaryngol, 2011, 32(6): 597–600

[124] Guadagnolo BA, Zagars GK, Raymond AK, et al. Osteosarcoma of the jaw/craniofacial region: outcomes after multimodality treatment. Cancer, 2009, 115(14):3262–3270

[125] Schwarz MB, Burgess LP, Fee WE, et al. Postirradiation sarcoma in retinoblastoma. Induction or predisposition? Arch Otolaryngol Head Neck Surg, 1988, 114(6):640–644

[126] Huber GF, Dziegielewski P, Wayne Matthews T, et al. Head and neck osteosarcoma in adults: the province of Alberta experience over 26 years. J Otolaryngol Head Neck Surg, 2008, 37(5):738–743

[127] Guo L, Liu J, Sun X, et al. Sinonasal tract chondrosarcoma: 18-year experience at a single institution. Auris Nasus Larynx, 2014, 41(3):290–293

[128] Khan MN, Husain Q, Kanumuri VV, et al. Management of sinonasal chondrosarcoma: a systematic review of 161 patients. Int Forum Allergy Rhinol, 2013, 3(8):670–677

[129] Rahal A, Durio JR, Hinni ML. Chondrosarcoma of the nasal septum. Ear Nose Throat J, 2009, 88(1):744–745

[130] Lawson W, Schlecht NF, Brandwein-Gensler M. The role of the human papillomavirus in the pathogenesis of Schneiderian inverted papillomas: an analytic overview of the evidence. Head Neck Pathol, 2008, 2(2):49–59

[131] Harrison LB, Sessions RB, Hong WK. Head and Neck Cancer: A Multidisciplinary Approach. 3rd ed. Philadelphia, PA: Lippincott Williams & Wilkins, 2009

[132] Szymańska A, Szymański M, Czekajska-Chehab E, et al. Invasive growth patterns of juvenile nasopharyngeal angiofibroma: radiological imaging and clinical implications. Acta Radiol, 2014, 55(6):725–731

[133] Som PM, Cohen BA, Sacher M, et al. The angiomatous polyp and the angiofibroma: two different

lesions. Radiology, 1982, 144(2):329–334

[134] Apostol JV, Frazell EL. Juvenile nasopharyngeal angiofibroma. A clinical study. Cancer, 1965, 18:869–878

[135] Nicolai P, Schreiber A, Bolzoni Villaret A. Juvenile angiofibroma: evolution of management. Int J Pediatr, 2012, 2012:412545

[136] Radkowski D, McGill T, Healy GB, et al. Angio-fibroma. Changes in staging and treatment. Arch Otolaryngol Head Neck Surg, 1996, 122(2): 122–129

[137] Renkonen S, Hagström J, Vuola J, et al. The changing surgical management of juvenile nasopharyngeal angiofibroma. Eur Arch Otorhinolaryngol, 2011, 268(4):599–607

[138] Morales-Valero SF, Van Gompel JJ, Loumiotis I, et al. Craniotomy for anterior cranial fossa meningiomas: historical overview. Neurosurg Focus, 2014, 36(4):E14

[139] Rachinger W, Grau S, Tonn J-C. Different microsurgical approaches to meningiomas of the anterior cranial base. Acta Neurochir (Wien), 2010, 152(6): 931–939

[140] Lopez DA, Silvers DN, Helwig EB. Cutaneous meningiomas–a clinicopathologic study. Cancer, 1974, 34(3):728–744

[141] Devi B, Bhat D, Madhusudhan H, et al. Primary intraosseous meningioma of orbit and anterior cranial fossa: a case report and literature review. Australas Radiol, 2001, 45(2):211–214

[142] Pieper DR, Al-Mefty O, Hanada Y, et al. Hyperostosis associated with meningioma of the cranial base: secondary changes or tumor invasion. Neurosurgery, 1999, 44(4):742–746, discussion 746–747

[143] Biau J, Khalil T, Verrelle P, et al. Fractionated radiotherapy and radiosurgery of intracranial meningiomas. Neurochirurgie, 2015:[epub ahead of print]; pii: :S0028–3770(14)00283–5

[144] Komotar RJ, Starke RM, Raper DM, et al. Endoscopic endonasal versus open transcranial resection of anterior midline skull base meningiomas.World Neurosurg, 2012, 77(5–6):713–724

[145] Kondziolka D, Mathieu D, Lunsford LD, et al. Radiosurgery as definitive management of intracranial meningiomas. Neurosurgery, 2008, 62(1):53–58, discussion 58–60

[146] Santacroce A, Walier M, Régis J, et al. Long-term tumor control of benign intracranial meningiomas after radiosurgery in a series of 4565 patients. Neurosurgery, 2012, 70(1):32–39, discussion 39

[147] Liu C-M, Hong C-Y, Shun C-T, et al. Inducible cyclooxygenase and interleukin 6 gene expressions in nasal polyp fibroblasts: possible implication in the pathogenesis of nasal polyposis. Arch Otolaryngol Head Neck Surg, 2002, 128(8):945–951

[148] Mafee MF, Tran BH, Chapa AR. Imaging of rhinosinusitis and its complications: plain film, CT, and MRI. Clin Rev Allergy Immunol, 2006, 30(3):165–186

[149] Encyclopedia of Otolaryngology, Head and Neck Surgery. Heidelberg, Germany: Springer, 2013

[150] Aferzon M, Millman B, O'Donnell TR, et al. Cholesterol granuloma of the frontal bone. Otolaryngol Head Neck Surg, 2002, 127(6):578–581

[151] Capra GG, Carbone PN, Mullin DP. Paranasal sinus mucocele. Head Neck Pathol, 2012, 6(3):369–372

[152] Aribandi M, McCoy VA, Bazan C Ⅲ. Imaging features of invasive and noninvasive fungal sinusitis: a review. Radiographics, 2007, 27(5):1283–1296

[153] deShazo RD, Chapin K, Swain RE. Fungal sinusitis. N Engl J Med, 1997, 337 (4):254–259

[154] Schubert MS. Allergic fungal sinusitis. Otolaryngol Clin North Am, 2004, 37 (2):301–326

[155] deShazo RD, Swain RE. Diagnostic criteria for allergic fungal sinusitis. J Allergy Clin Immunol, 1995, 96(1):24–35

[156] Ryan MW. Allergic fungal rhinosinusitis. Otolaryngol Clin North Am, 2011, 44(3):697–710, ix–x

[157] Mukherji SK, Figueroa RE, Ginsberg LE, et al. Allergic fungal sinusitis: CT findings. Radiology, 1998, 207(2):417–422

[158] Manning SC, Merkel M, Kriesel K, et al. Computed tomography and magnetic resonance diagnosis of allergic fungal sinusitis. Laryngoscope, 1997, 107(2):170–176

[159] DelGaudio JM, Swain RE Jr, Kingdom TT, et al. Computed tomographic findings in patients with invasive fungal sinusitis. Arch Otolaryngol Head Neck Surg, 2003, 129(2):236–240

[160] Safder S, Carpenter JS, Roberts TD, et al. The "Black Turbinate" sign: an early MR imaging finding of nasal mucormycosis. AJNR Am J Neuroradiol, 2010, 31(4):771–774

[161] Marple BF. Allergic fungal rhinosinusitis: current theories and management strategics. Laryngoscope, 2001, 111(6):1006–1019

[162] Gillespie MB, O'Malley BW Jr, Francis HW. An approach to fulminant invasive fungal rhinosinusitis in the immunocompromised host. Arch Otolaryngol Head Neck Surg, 1998, 124(5):520–526

[163] Waitzman AA, Birt BD. Fungal sinusitis. J Otolaryngol, 1994, 23(4):244–249

[164] Parikh SL, Venkatraman G, DelGaudio JM. Invasive

fungal sinusitis: a 15-year review from a single institution. Am J Rhinol, 2004, 18(2):75–81

[165]　Schreiber A, Villaret AB, Maroldi R, et al. Fibrous dysplasia of the sinonasal tract and adjacent skull base. Curr Opin Otolaryngol Head Neck Surg, 2012, 20(1):45–52

[166]　Sadeghi SM, Hosseini SN. Spontaneous conversion of fibrous dysplasia into osteosarcoma. J Craniofac Surg, 2011, 22(3):959–961

[167]　Terkawi AS, Al-Qahtani KH, Baksh E, et al. Fibrous dysplasia and aneurysmal bone cyst of the skull base presenting with blindness: a report of a rare locally aggressive example. Head Neck Oncol, 2011, 3:15

[168]　Amit M, Collins MT, FitzGibbon EJ, et al. Surgery versus watchful waiting in patients with craniofacial fibrous dysplasia–a metaanalysis. PLoS One, 2011, 6(9):e25179

[169]　Chapurlat RD, Orcel P. Fibrous dysplasia of bone and McCune-Albright syndrome. Best Pract Res Clin Rheumatol, 2008, 22(1):55–69

[170]　DiCaprio MR, Enneking WF. Fibrous dysplasia. Pathophysiology, evaluation, and treatment. J Bone Joint Surg Am, 2005, 87(8):1848–1864

[171]　Pakalniskis MG, Berg AD, Policeni BA, et al. The many faces of granulomatosis with polyangiitis: a review of the head and neck imaging manifestations. AJR Am J Roentgenol, 2015, 205(6):W619–W629

[172]　Holle JU, Gross WL, Holl-Ulrich K, et al. Prospective long-term follow-up of patients with localised Wegener's granulomatosis: does it occur as persistent disease stage? Ann Rheum Dis, 2010, 69(11):1934–1939

[173]　Tarabishy AB, Schulte M, Papaliodis GN, et al. Wegener's granulomatosis: clinical manifestations, differential diagnosis, and management of ocular and systemic disease. Surv Ophthalmol, 2010, 55(5):429–444

[174]　Lohrmann C, Uhl M, Warnatz K, et al. Sinonasal computed tomography in patients with Wegener's granulomatosis. J Comput Assist Tomogr, 2006, 30(1):122–125

[175]　Lloyd G, Lund VJ, Beale T, et al. Rhinologic changes in Wegener's granulomatosis. J Laryngol Otol, 2002, 116(7):565–569

[176]　Schmidt J, Pulido JS, Matteson EL. Ocular manifestations of systemic disease: antineutrophil cytoplasmic antibody-associated vasculitis. Curr Opin Ophthalmol, 2011, 22(6):489–495

[177]　Montecucco C, Caporali R, Pacchetti C, et al. Is Tolosa-Hunt syndrome a limited form of Wegener's granulomatosis? Report of two cases with antineutrophil cytoplasmic antibodies. Br J Rheumatol, 1993, 32(7):640–641

[178]　Talar-Williams C, Sneller MC, Langford CA, et al. Orbital socket contracture: a complication of inflammatory orbital disease in patients with Wegener's granulomatosis. Br J Ophthalmol, 2005, 89(4): 493–497

[179]　Nishino H, Rubino FA, DeRemee RA, et al. Neurological involvement in Wegener's granulomatosis: an analysis of 324 consecutive patients at the Mayo Clinic. Ann Neurol, 1993, 33(1):4–9

[180]　Foster WP, Greene JS, Millman B. Wegener's granulomatosis presenting as ophthalmoplegia and optic neuropathy. Otolaryngol Head Neck Surg, 1995, 112(6):758–762

[181]　Murphy JM, Gomez-Anson B, Gillard JH, et al. Wegener granulomatosis: MR imaging findings in brain and meninges. Radiology, 1999, 213(3):794–799

[182]　Finkielman JD, Lee AS, Hummel AM, et al. WGET Research Group. ANCA are detectable in nearly all patients with active severe Wegener's granulomatosis. Am J Med, 2007, 120(7):643.e9–643.e14

[183]　Knopf A, Chaker A, Stark T, et al. Clinical aspects of granulomatosis with polyangiitis affecting the head and neck. Eur Arch Otorhinolaryngol, 2015, 272(1):185–193

[184]　Malm I-J, Mener DJ, Kim J, et al. Otolaryngological progression of granulomatosis with polyangiitis after systemic treatment with rituximab. Otolaryngol Head Neck Surg, 2014, 150(1):68–72

[185]　Charles P, Néel A, Tieulié N, et al. French Vasculitis Study Group. Rituximab for induction and maintenance treatment of ANCA-associated vasculitides: a multicentre retrospective study on 80 patients. Rheumatology (Oxford), 2014, 53(3):532–539

第2章 鞍区、鞍旁区和斜坡区

Amy W. Lin，*Walter Kucharczyk*，*Ehab Y. Hanna*，*Brian O'Sullivan*，*Eugene Yu*

2.1 胚胎发育

中央颅底区除了蝶骨大翼最外侧部外，其余部分主要由软骨前体细胞发育而来。大约在胚胎40d时颅底间质开始向软骨转化。颅底各种孔道在软骨形成过程中出现，因为初始神经发育早于软骨化，因此软骨围绕在神经周围发育。

在胚胎第5周时，脊索由上颈椎椎体进入枕骨基底部，接着斜向通过枕骨基底部，从腹侧离开，并与原始咽接触，然后返回蝶骨底，仅尾侧在硬脑膜边缘终止于垂体窝[1]。一般认为脊索瘤和颅内脊索瘤起源于脊索残余物。

Rathke囊起源于原始口腔顶部外胚层的凹陷处，衍化为垂体前叶。Rathke囊穿过中胚层基底部，向头部到脊索的顶端，与垂体后叶的始基相遇，垂体后叶始基由间脑的憩室形成[2]。通常这些结构都在后期骨化而消失，但也有极少部分人可以在出生后持续存在（称为颅咽管）并且包含异位的垂体前叶[3]。

蝶骨体由两侧的垂体软骨融合而成，包含并围绕着发育中的垂体。腹侧，成对的前蝶骨软骨融合成蝶骨最前部分，两侧由蝶骨小翼（眶蝶骨）和蝶骨大翼的前体细胞融合而成[1,2]。

随着骨化的进展，大部分软骨逐渐消失。然而，在不同的软骨结合部可见残余的软骨，并持续至成年，最常见于破裂孔和岩斜结合部。认为大部分颅底软骨肉瘤起源于胚胎软骨的残余物。

2.2 基础解剖学概述

中央颅底大部分由蝶骨构成。在结构上，中央颅底是由蝴蝶形状的复合骨结构组成，包括中央的体部（上部的蝶鞍和下部的蝶窦）、两对横向伸展的骨（蝶骨大翼、蝶骨小翼）和一对向下延伸的骨（翼状突）（图2.1）。

蝶鞍为蝶窦体的上表面，形似马鞍的骨结构（图2.2），内含垂体腺。前方以鞍结节为界，后方以鞍背为界，鞍结节的前方是前交叉沟和蝶骨平面。蝶鞍是由前床突和后床突4块骨性结构围绕而成。鞍背穿过蝶枕软骨联合，向后下延伸为斜坡。

蝶骨包含了大量神经与血管穿行的管道（图2.3），眶上裂位于蝶骨大小翼之间，包含眼上静脉和第Ⅲ、Ⅳ、Ⅵ和V1支脑神经。视神经管位于上方，由视柱与眶上裂分隔开，视神经和眼动脉穿行。其他的邻近蝶骨体和蝶骨大翼联合部的孔包括翼管（翼动脉和翼神经）、圆孔（V2支脑神经）、卵圆孔（V3支脑神经）和棘孔（脑膜中动脉）。

蝶窦是副鼻窦向后延伸的一种多变的含气气腔。前界为筛窦气腔，后界为斜坡，两侧以海绵窦和颈内动脉海绵窦段为界，向上以蝶骨平台和鞍结节为界，向下以鼻咽为界。在制定手术计划时，有几个与蝶窦相关的解剖结构非常重要（表2.1）。

蝶窦由方向多变的完全或不完全的骨性隔膜分隔。这些分隔可以黏附在颈内动脉管，因此，去除这些分隔时要特别留意，以免损伤颈内动脉（图2.4）。当颈内动脉向中心突出至蝶窦时，血管容易受损，因此辨认颈动脉管存在的骨裂隙也很重要（图2.5）。

筛窦气房是后组筛窦气化并向后向上延伸至蝶窦所致（图2.6）。这种气房在西方人群中出现的概率大约为10%。冠状位CT图像上可见水平或者十字分隔时，提示存在筛窦气房，

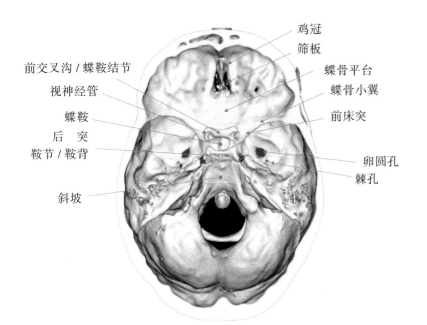

图 2.1　*颅底骨性解剖。黄色为颅底中央的形状*

图中标注：鸡冠、筛板、前交叉沟 / 蝶鞍结节、视神经管、蝶鞍、后突、鞍节 / 鞍背、斜坡、蝶骨平台、蝶骨小翼、前床突、卵圆孔、棘孔

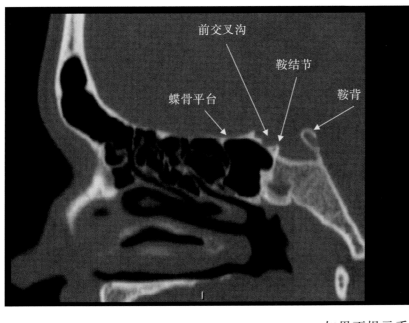

图 2.2　中线矢状位解剖

图中标注：前交叉沟、鞍结节、鞍背、蝶骨平台

表 2.1　蝶窦解剖在经蝶手术中的重要性

蝶窦的气化模式（全鞍型、鞍前型和甲介型），外侧气化利于经翼状突手术

Onodi 细胞的存在

蝶窦间分隔的位置与颈内动脉和视神经的关系

颈内动脉管和视神经管骨性裂隙

血管的变异 [如迷走颈内动脉（ICA）或永存三叉动脉] 和动脉瘤

鼻旁窦炎症的存在

ICA（internal carotid artery）：*颈内动脉*

分隔代表上面筛窦气房和下面筛窦的壁。分隔的位置可能包绕视神经和（或）颈内动脉，因此，

如果不提示手术医生，手术时按常规解剖很可能损伤颈内动脉或视神经。

蝶窦的气腔变异率很大，向下可以延伸到斜坡和枕骨大孔，向外延伸至蝶骨翼。Hamberger 等[4] 和 Hammer 及 Radberg[5] 的传统分类法根据充气气腔接近鞍底将蝶骨气房分为 3 类：全鞍型（80%）、鞍前型（17%）和甲介型（3%）（图 2.7）[6]。全鞍型，蝶窦主要向前向下气化至蝶鞍。鞍前型，气化位于蝶窦体前方，没有超过蝶鞍前壁。甲介型，蝶窦最小至未气化。全鞍型的形态最有利于经蝶手术，甲介型的形态是对解剖学的挑战。横

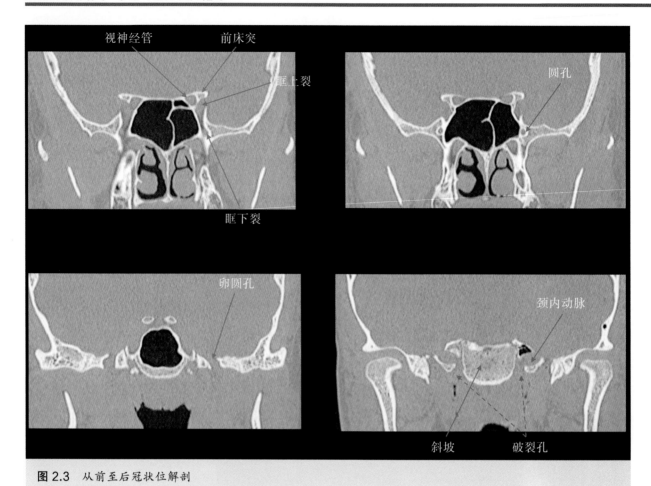

图 2.3 从前至后冠状位解剖

向气化至蝶骨翼，最有利于经翼状突内镜到颅底中央。

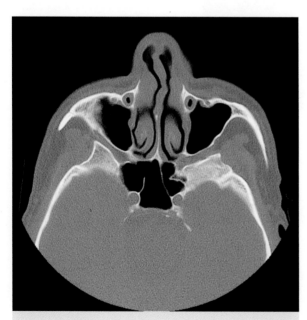

图 2.4 蝶窦中隔黏附在颈内动脉管，当手术去除这些中隔时要注意以免损伤颈内动脉

2.3 肿瘤与肿瘤样病变

影像在评价颅底新生物中的一个重要作用是描述疾病的完整范围。肿瘤分期很重要，反过来其又影响治疗方法和预后。一些对中央颅底肿瘤手术方案重要的影像特征见表 2.2。一些信息的存在可能严重限制或阻碍肿瘤的完整切除。

2.3.1 垂体腺瘤

垂体腺瘤是中枢神经系统肿瘤中最常见的一种，是由分泌细胞组成的腺垂体肿瘤，可以产生垂体激素。世界卫生组织（World Health Organization，WHO）将垂体瘤分为：典型垂体腺瘤、非典型垂体腺瘤及垂体癌。虽然垂体腺瘤是良性肿瘤，但是无论是典型腺瘤还是非典型腺瘤都可以广泛侵犯周围组织。垂体癌非常罕见，按照定义，垂体癌虽然可以全脑全脊髓播散或者系统转移，但并不是所有的垂体癌

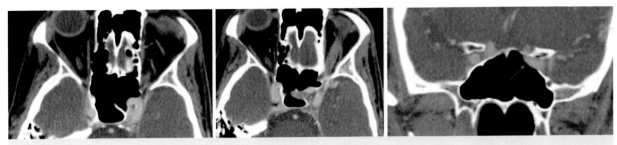

图 2.5　左侧颈内动脉海绵窦段迂曲伴颈动脉管骨性裂缺（箭头），手术时容易损伤颈内动脉

表 2.2　用于手术计划的重要影像学表现

1. 界定肿瘤中心和范围
    a）鞍区病变
    b）鞍上区病变
    c）鞍上斜坡区病变
2. 注意肿瘤推移垂体、漏斗和视神经，同时注意鞍隔的位置
3. 描述与邻近组织的关系
    a）颈内动脉
    b）视神经
    c）视交叉
    d）海绵窦
4. 横向扩展到眼眶的程度，包括的情况：
    a）筛骨纸板
    b）眶骨膜
    c）眶内脂肪
    d）眼肌
    e）眶尖
5. 颅内侵犯程度
    a）颅底骨质侵犯
    b）硬脑膜的受侵
    c）硬脑膜内延伸情况
    d）与脑室系统的关系
6. 横向扩展至颅底的程度
    a）翼腭窝
    b）颞下窝
    c）翼突内侧板
    d）岩尖
    e）枕骨大孔
    f）枕髁
    g）舌下神经管
7. 沿神经侵犯的存在和范围
    a）翼管
    b）第 V 对脑神经 1、2、3 支
    c）眶上裂、眶下裂

都表现为恶性肿瘤的细胞学特征[7]。

垂体微腺瘤是指直径 ≤ 10mm 的肿瘤（图 2.8），而巨腺瘤是指直径 >10mm 的肿瘤（图 2.9~

图 2.12）。大部分垂体腺瘤见于成年人（高峰年龄为 40~70 岁），并且散发。大约 5% 的垂体腺瘤具有家族遗传性，见于多发性内分泌瘤病 Ⅰ 型、Carney 综合征、McCune-Albright 综合征和家族性孤立性垂体腺瘤综合征。

大约 75% 的垂体腺瘤影响激素分泌，大约 25% 的垂体腺瘤是无功能性腺瘤[8]。垂体腺瘤的临床表现依赖于病变的大小、激素的活性和鞍外延伸的程度。影响激素的分泌时，患者表现为闭经、溢乳、性腺功能减退、肢端肥大症、巨人症、库欣病或甲状腺功能亢进。无功能腺瘤通常由于肿块的占位效应而引起相应的临床症状，常见症状包括头痛和视力障碍。垂体腺瘤瘤内出血罕见，表现为急性垂体卒中。

垂体腺瘤最常见的类型为泌乳素瘤，大约 50% 的患者表现为内分泌失调。然而，泌乳素水平的升高并不总是由与激素相关的活性腺瘤造成的。由于正常泌乳细胞有去抑制作用，因此干扰泌乳素产生、释放或下丘脑抑制因子抑制泌乳素垂体门静脉传输的任意过程，都可以引起泌乳素的升高。当血清泌乳素水平高于 150ng/mL（正常小于 20ng/mL）时，大多是由泌乳素瘤引起的；但当患者血清泌乳素低于 150ng/mL 时，难以确定原因[9]。

临床上，典型的无功能性垂体腺瘤是由促性腺激素细胞引起。这些细胞产生促性腺激素的 α 和 β 因子，但这些并不是完整的分子，因此，这些病变并不存在生物学活性。

影像学表现

鞍区专用磁共振成像模式可以评估可疑的垂体病变。虽然大部分腺瘤无须静脉注射对

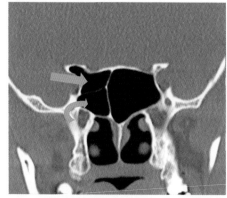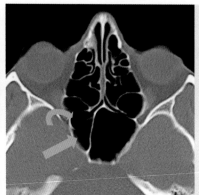

图2.6 筛窦气房（箭头）是后组筛小房向后向上气化至蝶窦（弯箭头）。注意水平分隔的出现向上分隔筛窦气房，向下分隔蝶窦

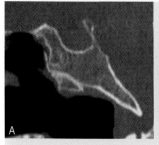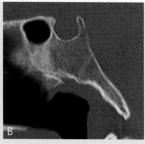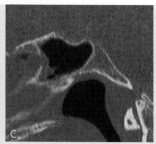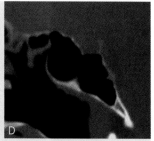

图2.7 蝶窦的各种气腔形成。甲介型（A），气化未延伸至蝶窦体。鞍前型（B）气化到达但未超过蝶鞍前壁。全鞍型（C，D）气化向后延伸位于蝶鞍以下（C；不完全蝶鞍型），或者一直延伸至斜坡边缘（D；完全蝶鞍型），蝶鞍的形态有利于经蝶手术

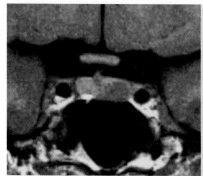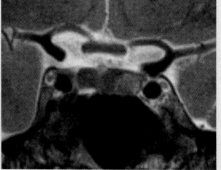

图2.8 垂体微腺瘤。大部分垂体腺瘤与正常垂体组织比较T1WI呈低信号，T2WI呈等或高信号

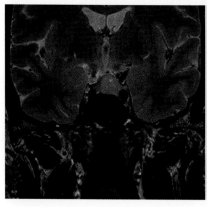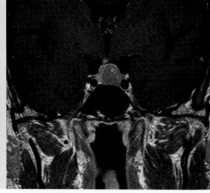

图2.9 垂体巨腺瘤。病变延伸至左侧颈内动脉中间切线，Knosp 2级，海绵窦可能受侵

比剂就可显示，但是一些研究发现钆可以提高小病灶的显示率[10-16]。此外，蝶鞍动态MRI增强扫描利用正常垂体和腺瘤对比增强强化率的差异，可以进一步提高检测的灵敏度（图2.13）[17-20]。库欣病中促肾上腺皮质激素（adrenocorticotropic hormone，ACTH）分泌

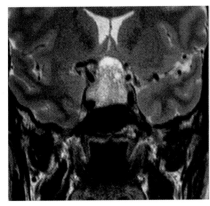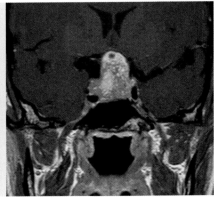

图 2.10　垂体巨腺瘤。病变延伸至右侧颈内动脉外侧切线以外，Knosp 3 级，海绵窦可能受侵。视交叉受压、上抬

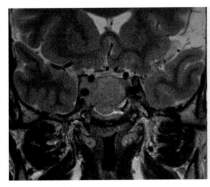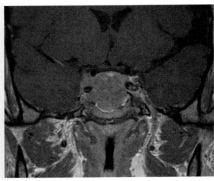

图 2.11　垂体巨腺瘤。病变完全包裹右侧颈内动脉海绵窦段，Knosp 4 级，海绵窦受侵

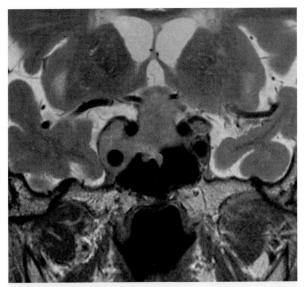

图 2.12　巨大垂体巨腺瘤伴右侧海绵窦受侵，病变完全包裹右侧颈内动脉海绵窦段，Knosp 4 级，视交叉受压、上抬

性腺瘤一般较小，因此，灵敏度的增加更有利于发现这类腺瘤。手术切除腺瘤是最有效的治疗方案，因此腺瘤的精确信息及这些腺瘤的位置很重要。

与垂体分界不清的鞍区或者同时累及鞍区及鞍上的肿块，最具有特征性影像表现。蝶鞍扩大和重塑在巨腺瘤中常见。炎性病变（如下

垂体炎或结节病）有时可以引起垂体增大，这常常与邻近脑膜的强化有关（腺瘤罕见）。

相对于正常垂体组织，大部分垂体腺瘤 T1WI 表现为低信号，T2WI 等或稍高信号（图 2.8），肿块内可见出血和囊变区。动态增强，垂体腺瘤强化较正常垂体组织明显。

虽然某些垂体腺瘤有一些常见的影像表现，但是并没有特征性影像表现区分各种类型的垂体腺瘤。ACTH 分泌性垂体微腺瘤通常是最小的（平均大小 3mm）。激素相关的活性腺瘤在垂体内部分布有优势，一般与腺体内正常的分泌细胞平行分布。因此，泌乳素和生长激素微腺瘤常常倾向于分布在外侧；而促肾上腺皮质激素（ACTH）、促甲状腺激素（thyroid-stimulating hormone，TSH）、黄体激素（luteinizing hormone，LH）和促卵泡激素性（follicle-stimulating hormone，FSH）微腺瘤常常倾向于中心部位。生长激素（growth hormone，GH）分泌腺瘤倾向于向鞍下延伸，而不是鞍上。GH 分泌腺瘤 T2WI 上常呈低信号，组织病理学上表现为肉芽肿样组织（图 2.14）[21]。

腺瘤向外侧生长，侵犯海绵窦区，影响外科医生完整切除肿块。试图通过 MRI 各种参

数预测海绵窦受侵的情况，但是因为海绵窦内侧壁非常薄，MRI上难以辨别是受压还是受侵。鞍旁侵犯的Knosp-Steiner分级是基于MRI冠状位上海绵窦和颈内动脉床突上段间切线和肿瘤两者间的关系（图2.15）[22]。Knosp 3级和4级（肿瘤超过颈内动脉外侧缘切线或者肿瘤完全包裹颈内动脉海绵窦段），高度考虑海绵窦受侵（图2.10~图2.12）。Knosp 0级和1级海绵窦不受侵，Knosp 2级有时海绵窦会受侵（图2.9）。

治 疗

垂体瘤最初的治疗因肿瘤类型和轮廓的不同而不同。产生催乳素、GH、ACTH或TSH的垂体瘤最初或者手术后以不同的药物治疗。大多数泌乳素瘤患者最初采用多巴胺激动剂治疗。GH和ACTH分泌型腺瘤和无功能性腺瘤

的一线治疗通常选择手术[7]。

不同的手术选择包括经颅术、显微镜术、经蝶窦术或纯内镜术。近年来，与经颅术相比，经蝶入路手术发病率和死亡率较低，因此，经蝶入路术已经成为大部分蝶鞍内和一些鞍上肿瘤的标准化治疗方式。

当初始治疗失败、手术切除不完全或者肿瘤复发时通常要考虑放疗。放疗的两种主要类型分别是立体定向放射治疗和分次放射治疗。立体定向放射治疗是一种单一的治疗，并且有利于减少暴露于大脑的放射线，适合30mm以内无视觉器官或侵犯周围结构的小腺瘤。因为分次放射治疗每次的使用剂量较小，对正常组织如大脑或者视神经的迟发效应损害减轻，因此分次放射治疗对治疗巨腺瘤更安全一些[23]。

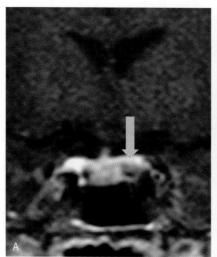
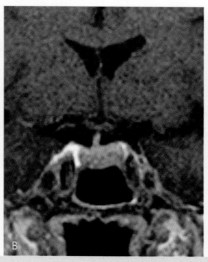
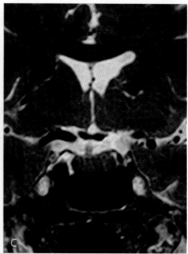

图2.13 垂体微腺瘤（箭头所示）在早期动态增强扫描图像（A）清楚显示，但是延迟期（B）和T2WI（C）很难显示病灶

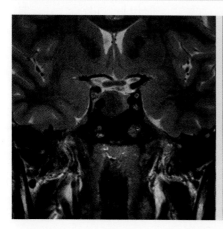
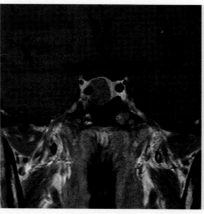

图2.14 垂体GH分泌腺瘤。这种垂体腺瘤T2WI呈低信号，这是垂体GH分泌腺瘤最常见的表现，特别是那些细胞密集的腺瘤

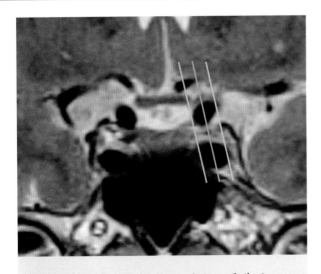

图 2.15　鞍旁侵犯的 Knosp 分级，是基于 MRI 冠状位上垂体瘤和海绵窦颈内动脉床突上段的切线之间的关系。蓝线：颈内动脉内侧壁连线的颈内动脉内切线。橙色线：颈内动脉中心连线的颈内动脉中心切线。绿色线：颈内动脉外侧壁连线的颈内动脉外切线。Knosp 0 级（肿瘤在两侧内侧切线中间）和 1 级（肿瘤到达内侧切线但未超过）一般无海绵窦受侵。Knosp 2 级（肿瘤延伸至中心切线和外侧切线之间）肿瘤有可能侵及海绵窦。Knosp 3 级和 4 级（肿瘤延伸至外侧切线以外或完全包绕颈内动脉海绵窦段）高度提示海绵窦受侵

垂体腺瘤

影像学特征：

- 鞍区或者连合累及鞍区及鞍上区的肿块无法与垂体腺区分开。
- 垂体巨腺瘤存在蝶鞍扩大或重塑。

治疗方案相关的重要影像表现：

- 与视交叉和视神经的关系。
- 海绵窦延伸。
- 包绕颈内动脉情况。
- 影响邻近脑组织情况。
- 颅底骨质受侵情况。

2.3.2　颅咽管瘤

颅咽管瘤罕见，大部分是良性，起源于 Rathke 囊的残余上皮，仅发生于蝶鞍、鞍上池或者第三脑室。发病年龄呈双峰分布，一半以上发病患者为 5~14 岁的儿童，第 2 个小的高峰年龄段为 50~75 岁[24]。

颅咽管瘤主要见于鞍上池。病变很少完全位于蝶鞍内或者第三脑室内。颅咽管瘤由于不同的解剖部位，可表现为内分泌功能失调（约 80%~90%）、视力障碍、颅内压升高等症状。

颅咽管瘤存在两种组织亚型，造釉细胞型（常见）和乳头状瘤型（少见，常见于成年）。除了组织结构上的不同，这两种亚型在分子遗传学和影像学特征上也存在差异。

影像学表现

造釉细胞型颅咽管瘤

造釉细胞型是颅咽管瘤最常见的亚型，特别是在儿童。典型表现为鞍上囊实性混合肿块，部分钙化（图 2.16），90% 的病变有钙化。MRI 上由于囊性成分的差异信号变化较大，相对于大脑组织信号，囊性成分在 T1WI 和 T2WI 上，可以表现为不同程度的低信号到高信号。

T2WI 图像上常常可见视束高信号，这代表视神经水肿而不是肿瘤侵犯（图 2.17）。这种视束高信号，而不是视神经信号异常，在其他病理学上报道过[25]，但是这种表现可能提示颅咽管瘤的概率超过其他鞍旁病变[26,27]。

虽然颅咽管瘤大体边界清晰，但是显微镜下显示边界常常不规则，并且与邻近脑组织的角质增生粘连在一起，因此活检常常误诊为角质增生[28]。这种角质增生的反应导致颅咽管瘤和邻近脑组织分界不清，黏附在其表面，这也使鉴别诊断和手术操作困难。

乳头状瘤型颅咽管瘤

乳头状瘤型颅咽管瘤常见于成人。与造釉细胞型颅咽管瘤不同，乳头状瘤型颅咽管瘤典型表现为实性肿块，没有钙化，常位于第三脑室（图 2.18）。实性强化肿块没有特异性信号强度模式，其通常有包膜包裹，容易与周围结构分离，因此复发率较低。

治　疗

颅咽管瘤首选治疗方法是手术切除。近几十年来，经颅手术应用广泛且成功，但近几年经鼻内镜手术的方式开辟了新的替代手术方

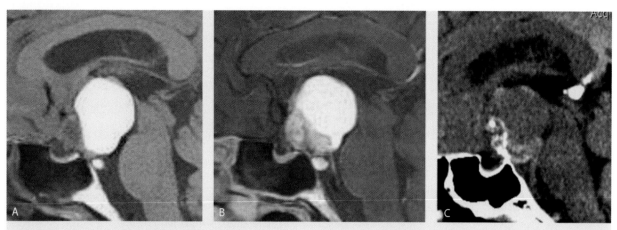

图 2.16 造釉细胞型颅咽管瘤显示明显不均质成分，包括囊性灶内蛋白质成分，表现为 T1WI 高信号（A，B）。（B）肿块的实质成分强化。（C）CT 显示肿块内钙化灶

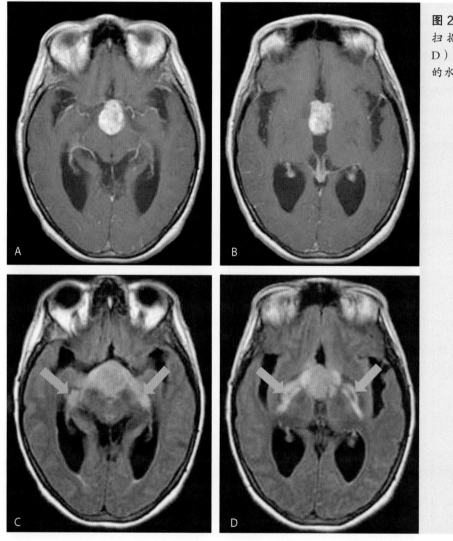

图 2.17 乳头状瘤 T1WI 增强扫描（A，B）和 FLAIR（C，D）序列轴位片显示沿着视通路的水肿（箭头）

案，很多作者认为这种方式是安全有效的，具有更好的手术优势和疗效[29]。

放疗主要用于部分切除肿块后残余肿瘤或全切除后复发的肿瘤，也用于没有手术指征的患者。有报道在放疗患者中，肿瘤长期控制疗效较好。

颅咽管瘤

影像学特征：

• 分叶状囊实性混合肿块，常以鞍上区为中心。

• 造釉细胞型亚型常见，尤其多见于儿童。

• 乳头状瘤型亚型少见，主要见于成人，以实性成分为主。

• 沿视束走行的 T2 高信号影具有提示性。

• 可以附着在邻近脑组织，由于继发的胶质增生，邻近脑组织信号改变。

治疗方案相关的重要影像表现：

• 视通路和邻近动脉的关系。

• 邻近脑组织的影响。

2.3.3　Rathke 裂囊肿

尸检中偶然发现 Rathke 裂囊肿和胎儿 Rathke 囊间存在共同点（大约 11% 见于非选择性标本），所以一般认为 Rathke 裂囊肿起源于胎儿 Rathke 囊[30]。Rathke 裂囊肿大部分位于蝶鞍内，其余的也可位于鞍上池，主要在中线部位或者仅仅是垂体柄前方。Rathke 裂囊肿一般较小，无症状，但是如果肿块较大出现压迫垂体或视交叉，或者罕见病例中的出血时，就会出现临床症状。大部分 Rathke 裂囊肿稳定或者生长缓慢。

影像学表现

Rathke 裂囊肿表现为鞍区或鞍上边界清晰的圆形或卵圆形肿块（图 2.19）。内在成分混杂，T1WI 表现为低信号至高信号，T2WI 及 FLAIR 序列常表现为高信号。可见囊内结节，常常是由黏蛋白肿块组成，T1WI 呈高信号[31,32]，钙化罕见。Rathke 裂囊肿一般不强化，但是有时可见囊壁薄壁强化。

治 疗

Rathke 裂囊肿无症状时无须治疗，有症状时可以部分切除或者行吸引术。通常是经蝶窦手术，术后复发率为 16%~18%。高复发率可能与鞍上的位置、囊壁炎症和反应性鳞状细胞化生、双重感染和移植到囊腔的脂肪替代有关[33]。

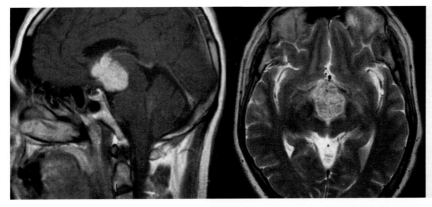

图 2.18　乳头状瘤型颅咽管瘤，男性，58 岁，巨大实性强化的肿块，以鞍上或者下丘脑为中心

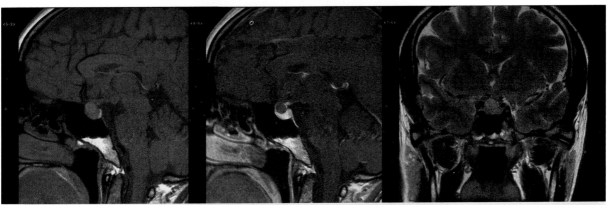

图 2.19　Rathke 裂囊肿，鞍上囊性肿块，T1WI 呈高信号，周边轻度强化

Rathke 裂囊肿

影像学特征：

• 鞍区或者鞍上比较清晰的圆形肿块。
• T1 高信号，可见囊内结节。
• 钙化罕见，钙化有助于鉴别颅咽管瘤。

2.3.4 脑膜瘤

大约 10% 的脑膜瘤发生在鞍旁区域[34]，起源于不同的位置，包括鞍结节、床突、蝶骨嵴内侧和海绵窦。其他部位的脑膜瘤也可以延伸至鞍旁，如蝶骨平台脑膜瘤向后延伸至鞍上池或蝶鞍。

脑膜瘤常见于 60 岁以上人群，女性多见，大部分为散发。神经纤维瘤病 II 型和前颅照射的患者发病率增高。脑膜瘤通常生长缓慢，常常偶然发现或由于压迫症状被发现，很少由于邻近结构受侵而发现。

大部分脑膜瘤组织学典型（WHO 1 级），但是有 4%~8% 组织学分类为非典型脑膜瘤（WHO 2 级），1%~3% 为恶性脑膜瘤（WHO 3 级）[35]。发生于颅底的侵袭性脑膜瘤相对罕见。总之，依靠影像很难确定肿瘤的级别。非典型脑膜瘤和恶性脑膜瘤侵犯皮层而边界模糊，瘤周水肿常见但不是特异性表现。

影像学表现

CT 图像上相对于脑实质，大部分脑膜瘤为高密度（图 2.20），约 25% 可见钙化。MRI 上，相对于灰质，T1WI 呈等低信号，T2WI 为等高信号，实际上，所有的脑膜瘤呈均匀显著强化。大部分脑膜瘤可见脑膜尾征（图 2.21）。CT 能较好地显示邻近骨质肥厚（图 2.20，图 2.22），具有特征性。坏死、囊变、出血或脂肪变性罕见。邻近脑组织有时可见瘤周囊变和水肿（图 2.20）。

脑膜瘤包绕血管常见，特别是海绵窦脑膜瘤。脑膜瘤典型表现为压迫包绕血管（图 2.23），这与垂体瘤不同，垂体瘤包绕血管罕见。然而，管腔变窄也可见于转移瘤、脊髓瘤、淋巴瘤和 Tolosa-Hunt 综合征等疾病。一些影像特征如肿块与邻近皮质分界模糊、颅骨浸润不显著的瘤周水肿提示非典型（WHO 2 级）和恶性脑膜瘤（WHO 3 级）（图 2.24）。WHO 2 级和 3 级脑膜瘤弥散受限，说明其细胞较密集。

治 疗

较小的无症状其脑膜瘤老年患者可以先进行观察，如果存在侵袭生长就要开始治疗。手术切除最可能治愈，完全切除肿瘤的可能性与肿瘤位置及范围有关。颅底脑膜瘤很难完全切除，并且由于周围有很多重要的神经和血管结构（图 2.25，图 2.26），这种复杂的解剖结构可能存在较大的手术并发症。放疗和放射外科方法替代手术，二者长期局部控制疗效和生存率相似[36]。放疗是手术切除不完全时的首要或者辅助治疗方法。总之，如果病变较小，可以包含在放射野内则适用于放射外科手术，然而当肿瘤较大且不规则

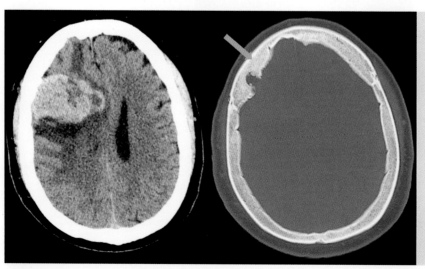

图 2.20 脑膜瘤，CT 显示相对于脑组织呈高密度，另一特征为邻近骨质肥厚（箭头）

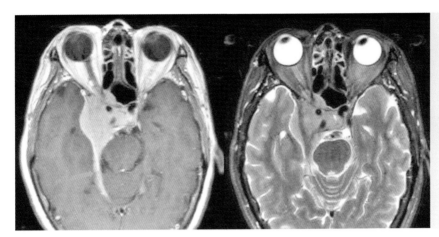

图 2.21 　以右侧鞍旁为中心的脑膜瘤，向右侧眶尖生长，包绕右侧颈内动脉。注意"脑膜尾"征（箭头）和 T2WI 为相对低信号

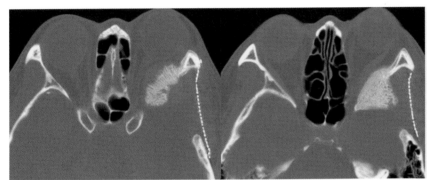

图 2.22 　沿着眶外侧壁生长的脑膜瘤，伴骨质膨胀、肥厚

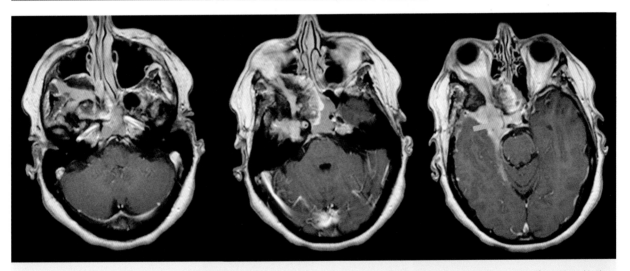

图 2.23 　广泛的颅底脑膜瘤，侵犯右侧中颅窝和鞍旁，沿着多发的颅底孔生长（眶上裂、眶下裂、圆孔）伴右侧眶尖和鼻窦后间隙肿瘤。肿瘤包绕右侧颈内动脉海绵窦段并狭窄（箭头）

时适用分级放疗的方法。

脑膜瘤
影像学特征：
· 硬脑膜为基础的强化肿块，不伴钙化。
· 当血管包绕时血管趋于变窄。
· 颅底非典型和恶性脑膜瘤罕见，其与邻近皮质边界模糊，瘤周水肿常见。

针对治疗方案的重要影像表现：
· 与视通路的关系，向视神经管和眶尖的延伸。
· 与邻近动脉的关系（替代、包绕和管腔狭窄）。
· 与脑神经和颅底孔道的关系。
· 与垂体腺和垂体柄的关系。
· 与海绵窦的关系。
· 邻近脑组织的影响。

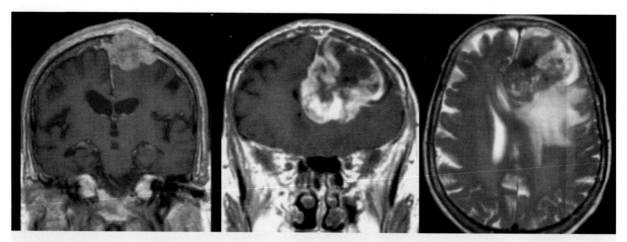

图 2.24 非典型 / 恶性脑膜瘤的骨质更有可能受侵，平扫和强化信号不均匀更常见，更容易见灶周水肿，虽然这些表现没有特异性，但是这些影像改变可以鉴别不同的患者

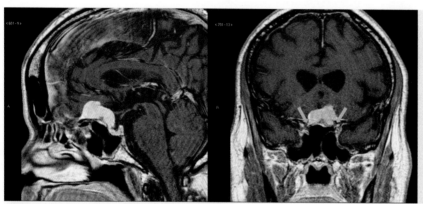

图 2.25 以蝶骨平面为中心的脑膜瘤，病灶向双侧视神经管生长（箭头）

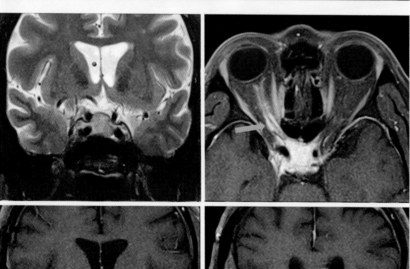

图 2.26 沿着右侧视神经鞘膜生长的脑膜瘤（箭头），视神经鞘的延长，肿瘤无法切除

2.3.5　生殖细胞肿瘤

颅内生殖细胞肿瘤（germ cell tumor, GCT）罕见，主要见于儿童及青少年。亚洲患病率较北美洲及欧洲高。WHO 分类系统将生殖细胞肿瘤分为两类：生殖细胞瘤和非生殖细胞性生殖细胞瘤。生殖细胞瘤常见（占颅内生殖细胞肿瘤的 60%~65%），病理上类似于卵巢无性细胞瘤和睾丸精原细胞瘤。非生殖细胞性生殖细胞瘤少见，包括胚胎细胞癌、内胚窦癌、绒毛膜癌、畸胎瘤及包含多种成分的混合性生殖细胞瘤。很多颅内生殖细胞肿瘤分泌肿瘤标记物，如 α-甲胎蛋白、β-人绒毛膜促性腺激素，免疫组化中用来检测肿瘤细胞的胎盘碱性磷酸酶和 c-Kit。因此脑脊液分析和影像评估用于确诊。

颅内生殖细胞肿瘤几乎全部起源于中线位置。松果体区是最常见的位置，大约 30%~40% 发生在鞍上区[37,38]。松果体生殖细胞瘤男女比例 10∶1，而鞍上区生殖细胞瘤无性别差异。鞍上生殖细胞肿瘤通常表现为下丘脑和垂体功能障碍，最常见的是尿崩症（多尿症，烦渴），也可以由于压迫视交叉或者视神经而引起视力低下或者视野缺损。

一些生殖细胞瘤可以多发，合并松果体区和鞍上区肿块最常见，但是转移是否同时发生，目前仍存在争议。

影像学表现

鞍上区生殖细胞瘤典型部位是以漏斗为中心或位于漏斗后面的中线部位，漏斗增厚，大多数正常垂体后叶的高信号消失[39]。主要以实性肿块为主，相对于灰质信号，肿块 T1WI 通常为等低信号，T2WI 为等高信号，增强扫描显著均匀强化（图 2.27）。瘤内常见不同大小的囊性改变，特别是在大病灶内。钙化和出血在生殖细胞瘤罕见，但在非生殖细胞瘤性生殖细胞瘤常见。

一些鞍上区生殖细胞瘤 MRI 上可见肿块，临床表现为糖尿病尿崩症。在出现明显肿块之前，漏斗轻度肿胀，伴垂体后叶高信号消失。

脑脊液播散常见，因此，怀疑生殖细胞瘤的患者，应该观察其全部的神经元情况。

治　疗

手术活检是用于确定组织学诊断的。诊断性肿块切除术表明组织学和正常的肿瘤标记物只能证实成熟的生殖细胞瘤。生殖细胞瘤对放疗十分敏感。放疗后，超过 90% 的生殖细胞瘤局限，长期无进展。肿瘤内囊性部分对放疗敏感性降低[40]。

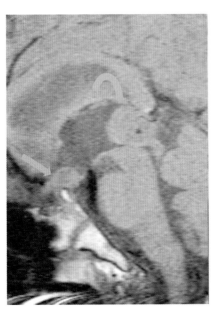
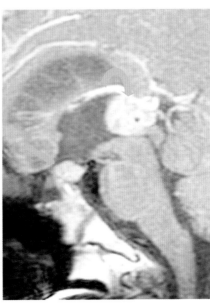

图 2.27　10 岁男孩，松果体区（箭头）和鞍上区（弯箭头）同时存在生殖细胞瘤。鞍上生殖细胞瘤沿着第三脑室底生长，增强扫描均匀强化

生殖细胞瘤

影像学特征：

- 以垂体漏斗为中心或仅位于漏斗后方的鞍上实质强化的肿块。
- 垂体后叶高信号灶消失。

针对治疗方案的重要影像表现：

- 肿块范围。
- 通过神经轴索脑脊液播散的表现。

2.3.6 神经鞘瘤

在中央颅底区有诸多孔道结构，其内有主要的脑神经和一些较小的神经穿行。神经鞘瘤可起源于其中的任何一条脑神经。中央颅底区是三叉神经鞘瘤最为好发的部位，发生率仅次于听神经瘤。肿瘤可发生在三叉神经复合体的各个节段，但最常见于三叉神经半月节（Meckel腔内）。最为典型的临床症状是三叉神经分布区的感觉障碍，而面部疼痛或咀嚼无力的症状则较少见。

神经鞘瘤也可起源于海绵窦内的其他脑神经，尤其是动眼神经。

影像学表现

神经鞘瘤最为典型的特点是肿瘤的形态及分布沿三叉神经走行，导致颅底神经管道呈膨胀性改变，边缘光滑，通常在CT图像上显示得更为清楚。肿瘤可局限于Meckel腔内，或向后延伸至桥前池（呈典型的"哑铃状"），有时甚至可延伸到颅外（图2.28，图2.29）。

肿瘤边界清楚，呈实性，或可伴有不同程度的出血、囊变。较小病灶一般信号均匀，而较大的病灶信号常不均匀。肿瘤在T1WI上通常表现为等信号（与脑实质相比较），T2WI呈高信号，增强扫描显著强化。

治 疗

治疗方案不尽相同。随着颅底外科手术技术的进展，大大提高了肿瘤的全切除率，同时病死率也显著降低[41]。手术路径的选择取

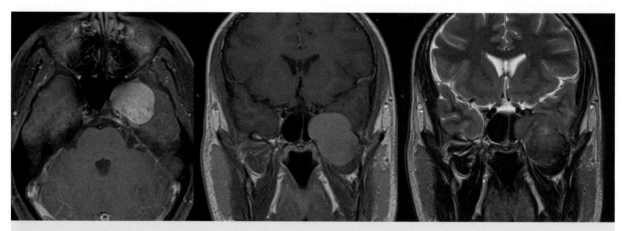

图2.28 三叉神经鞘瘤。较大的颅外肿瘤，从左侧海绵窦区域沿卵圆孔进入颞下窝内

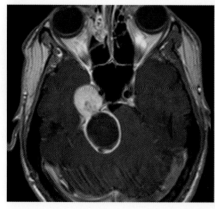
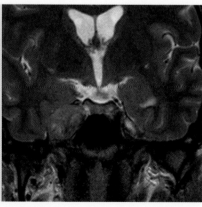

图2.29 鞍旁三叉神经鞘瘤，肿瘤呈实性，部分囊变，外观"哑铃状"，累及Meckel腔和桥前池，脑干受压

决于肿瘤的侵犯范围。手术方式包括经颅和经鼻内镜技术两种。立体定向放射外科治疗是对于较小或中等程度大小肿瘤的一种有效治疗方法，可作为主要的治疗手段，或用于外科手术后肿瘤残留及复发病灶的治疗。分割放射治疗是一种可替代的选择方法，可导致肿瘤生长停滞。肿瘤较大压迫脑干时一般不主张首先采用放射治疗，因放疗有造成肿瘤膨胀的潜在风险。与实性神经鞘瘤相比，囊性病灶采用立体定向放射外科治疗的效果较差。

神经鞘瘤

影像学特征：

• 肿瘤沿其起源的神经走行，边界清楚，明显强化。
• 通常呈实性，可伴有囊变或出血。
• 可伴有相应骨性孔道的扩大。

主要的影像学表现对治疗方案的指导：

• 肿瘤的发生部位（硬膜内、外扩展）。
• 出血、囊变的出现。
• 脑干受压。

2.3.7　脊索瘤

　　脊索瘤是一种罕见的、具有局部侵袭性的恶性肿瘤，被认为起源于胚胎残存脊索组织，好发于中轴骨，最常见的发病部位是骶骨、颅底和脊柱。男性多见，发病高峰年龄为 50~60 岁。脊索瘤生长缓慢，因此通常直到晚期仍无明显临床症状。斜坡脊索瘤的典型症状为头痛和复视，通常是由继发第Ⅵ对脑神经麻痹所引起的。较大的病灶可引起多发的脑神经病变、内分泌疾病（病灶累及蝶鞍）、视力障碍、脑干受压及脑积水等。

　　脊索瘤有 3 种组织学类型：经典型（普通型）、软骨样和去分化型。经典脊索瘤表现为分叶状软组织肿块，细胞质内含有丰富的空泡（也称空泡细胞或囊泡细胞）[42]。软骨样脊索瘤的组织学特征是含有脊索瘤和软骨肉瘤。去分化型脊索瘤通常好发于骶尾部。

影像学表现

　　脊索瘤通常表现为斜坡膨胀性生长的、分叶状、边界清楚的软组织肿块（图 2.30~ 图 2.32）。在 T2WI 上常表现为高信号，说明在空泡细胞内含有较多的液体成分。CT 显示为稍高密度的肿块，有时可见瘤内钙化（一般认为是残存的骨质）。增强扫描肿瘤呈中等程度或显著不均匀强化。

　　MRI 是显示肿瘤轮廓、肿瘤与邻近血管神经结构之间关系的最佳影像学选择。血管包绕及移位常见（图 2.32），但引起动脉管腔的狭窄并不多见。大多数脊索瘤局限于硬膜外，但有时也可侵犯、延伸至硬膜内，这是外科中行手术切除、制订重建计划需要考虑的重要因素。

　　斜坡脊索瘤与软骨肉瘤在 MRI 上具有相似的信号特征，因此很难将二者进行区分。然

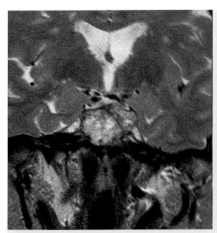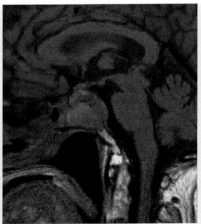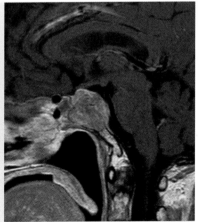

图 2.30　脊索瘤，显示为斜坡膨胀性肿块，T2WI 高信号。注意 T1WI 病灶内高信号区域，提示肿瘤内出血、钙化或黏液基质

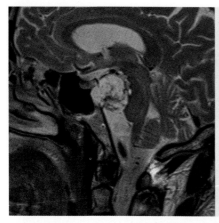
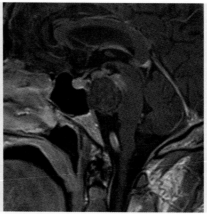

图 2.31 脊索瘤，T2WI 表现为高信号分叶状肿块，沿斜坡向桥前池延伸，压迫脑干。尽管脊索瘤多呈显著性强化，但对于肿瘤细胞相对密集的病例，有时也可表现为轻度强化，而边缘部强化更为明显

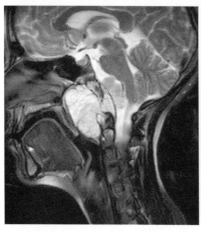
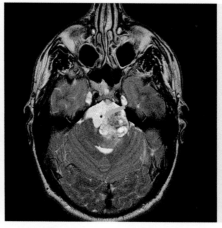

图 2.32 巨大的脊索瘤，呈分叶状，中心位于斜坡，延伸至脑桥前池和鼻咽腔，注意基底动脉包埋于肿块内（箭头）

而，发生在颅底的软骨肉瘤位置通常更靠近外侧，沿岩枕裂走行，在 CT 图像上可见到细小的软骨钙化（呈环状或弧形）。

斜坡脊索瘤的另一个重要的鉴别诊断是侵袭性垂体大腺瘤。脊索瘤时能分辨出垂体结构，而在垂体腺瘤，通常不能将病灶与正常垂体组织区别开来。

治 疗

斜坡脊索瘤一般的治疗模式是在尽可能保留神经功能的同时，最大限度地切除肿瘤组织，再行放射治疗[43]。由于关键的解剖学结构限制了手术入路，完整地切除肿瘤通常不可行。肿瘤复发常提示预后不良，因此提倡通过辅助放疗来治疗脊索瘤。常规的二野或三野照射技术很难达到足够的照射剂量，而新型的高剂量粒子聚焦辐射传输技术（主要是质子）或光子（立体定向放射外科治疗、立体定向放射治疗和影像引导下的调强放射治疗）允许对肿瘤使用高剂量，同时可以保护周围的结构[43-45]。

脊索瘤

影像学特征：

- 斜坡膨胀性、分叶状、边界清楚的肿块。
- T2WI 呈明显高信号。
- 可伴有钙化。
- 中度或显著不均匀强化。
- 脑桥前部"指样"压迹。

主要的影像学表现对治疗方案的指导：

- 与邻近血管神经结构（基底动脉、颈内动脉及脑神经）的关系。
- 脑干受压。

2.3.8 表皮样囊肿与皮样囊肿

颅内表皮样囊肿和皮样囊肿是神经管闭合过程中外胚层细胞移行异常所致。表皮样囊肿内衬层状鳞状上皮，并含有角质层碎片、胆固醇结晶和细胞脱屑。皮样囊肿除被覆复层鳞状上皮外，还含有毛发、汗液和皮脂腺等成分。随着时间的推移，这两种病变均呈缓慢膨胀性生长。有病灶恶变转化为鳞状细胞癌的病例报道，但这种情况极为罕见。

颅内表皮样囊肿通常偏离中线，好发于基底池。桥小脑角池是最常见的发病部位，其次是鞍旁和中颅窝（侧裂）。通常发生于成人，表现为缓慢生长所引起的神经或血管结构的压迫性改变。

颅内皮样囊肿的发病比表皮样囊肿至少要少 4 倍，而且最常见于脑中线部位。最常见的部位是鞍上池，其次是后颅窝和额鼻区域。与表皮样囊肿相比，皮样囊肿的发病年龄要小得多（发病高峰在 20~30 岁）。典型的症状是肿瘤所引起的占位效应。皮样囊肿发生自发性破裂非常罕见，但也可能是致命性的。

影像学表现

表皮样囊肿的特征是不规则分叶状的形态和"塑形性"生长方式，包绕脑池内的血管和脑神经。在 CT 平扫、MRI T1WI 和 T2WI 图像上病灶密度 / 信号接近于脑脊液。约 20% 的病灶伴有钙化（通常位于边缘部）。在 FLAIR 成像上，肿瘤不受抑制或不完全抑制。DWI（diffusion weighted imaging）呈特征性高信号（原因是扩散受限和 T2 穿透效应；图 2.33，图 2.34）。增强扫描通常无明显强化，有时可有周边轻微强化。

"白色的"表皮样囊肿是表皮样囊肿罕见的一种类型，由于蛋白含量高，因此肿瘤在 T1WI 上呈高信号，T2WI 呈现出低信号。

皮样囊肿表现为边界清楚的含有脂肪的肿块（图 2.35，图 2.36）。约 20% 的病例可有包膜钙化（图 2.35）。肿瘤内脂肪成分在 CT 图像上呈现出特征性的低密度，MRI T1WI 呈高信号。脂肪抑制序列可显示有化学位移伪影的存在。病灶中心部分常不强化，仅边缘轻微强化。皮样囊肿如果发生破裂，脂肪滴在脑池和脑室内的脑脊液中播散，可引起化学性脑膜炎，造成血管痉挛和软脑膜的强化（图 2.37）。

治 疗

有症状的表皮样囊肿和皮样囊肿的治疗方法是手术切除。表皮样囊肿的"塑形性"生长方式使其常无法完全切除，不能完全切除的表皮样囊肿和皮样囊肿可逐渐出现复发。

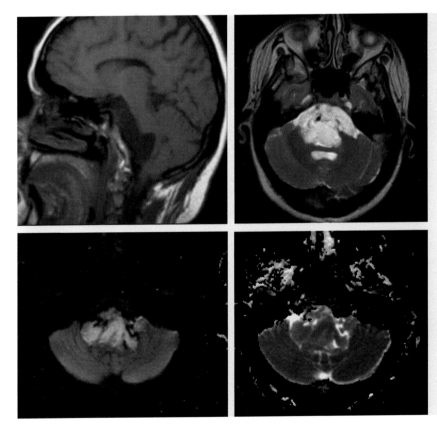

图 2.33 桥前池巨大表皮样囊肿。肿瘤呈"塑形性"生长，包绕基底动脉，DWI 高信号，但 ADC 值与脑实质相似

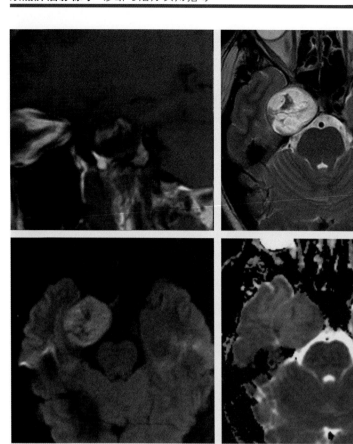

图2.34 海绵窦区表皮样囊肿，DWI表现为特征性高信号，ADC值与脑实质相似，也可观察到病灶内小片状的T1WI高信号区，可能是由于表皮样囊肿内含有较多的三酰甘油和不饱和脂肪酸

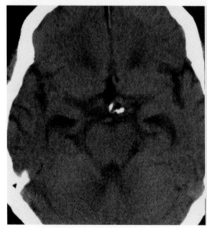
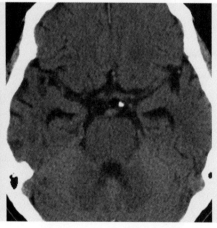

图2.35 鞍上池皮样囊肿，含有脂肪成分，可显示包膜的钙化

表皮样囊肿和皮样囊肿

影像学特征：

- 表皮样囊肿："塑形性"生长的肿块，DWI呈高信号。
- 皮样囊肿：含有脂肪的肿块；如肿瘤发生破裂可出现脂肪滴在脑脊液中播散。

2.3.9 蛛网膜囊肿

蛛网膜囊肿常常是在行头颅MRI检查时偶然发现的，最常见于前颅底，约1/3位于颞窝。

脑脊液样液体聚集在蛛网膜内，与蛛网膜下腔相通或不相通。大约15%的蛛网膜囊肿发生于鞍旁区域[46]。绝大多数病灶无明显症状，多是偶然发现，发生在鞍上区域的病灶通常较大，造成梗阻性脑积水。病灶相对稳定，但可能会逐渐增大（尤其是幼儿）。蛛网膜囊肿很少出血，一旦发生可能会导致病灶体积突然增大。

影像学表现

普通的蛛网膜囊肿表现为边界清楚的椭圆形脑外肿块，在CT和MRI上具有相同的表现，

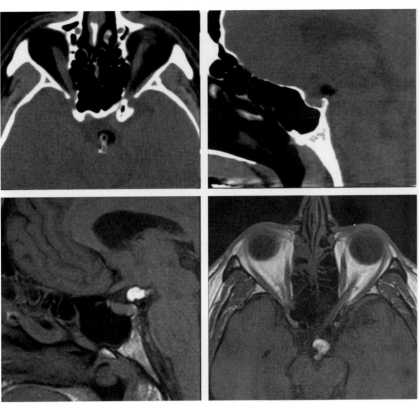

图 2.36　鞍上池皮样囊肿，含有脂肪和钙化成分。MRI 表现为 T1WI 高信号，与 CT 图像上低密度的脂肪成分相对应

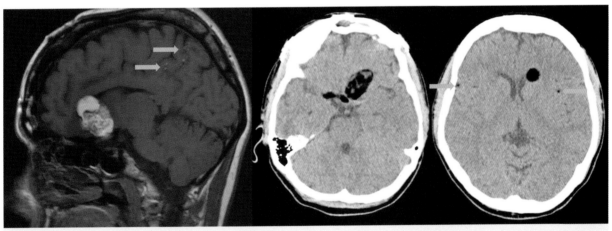

图 2.37　左侧鞍上区皮样囊肿破裂，可见脂肪滴散布于蛛网膜下腔内（箭头）

密度 / 信号近似于脑脊液（图 2.38，图 2.39）。较大的病灶压迫邻近骨质引起颅骨重塑。MR 脑池造影序列（CISS、FIESTA）可以用来观察囊壁结构，有助于区分蛛网膜囊肿和扩大的蛛网膜下腔。脑脊液流动成像如二维电影相位对比法，可用于寻找病变与邻近蛛网膜下腔之间的联系（图 2.40）[47]。

治　疗

　　无症状的蛛网膜囊肿不需要进行任何治疗。对于有症状的蛛网膜囊肿，治疗方案包括

内镜摘除囊肿、开颅手术切除或囊壁切开，或行囊肿 – 腹腔分流术。

蛛网膜囊肿

影像学特征：

• 在所有序列均与脑脊液信号相同。

• 可引起邻近颅骨重塑。

2.3.10　颅内脊索瘤

　　颅内脊索瘤（ecchordosis physaliphora，EP）是一种罕见的良性病变，起源于异位的脊

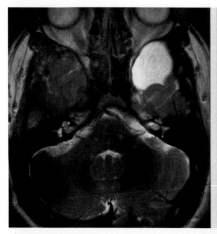
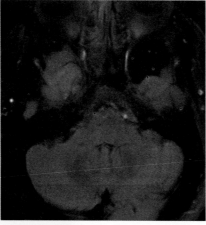

图2.38 左侧颅中窝蛛网膜囊肿。病灶与脑脊液信号相同（T2WI呈高信号，在液体衰减反转恢复序列呈低信号）

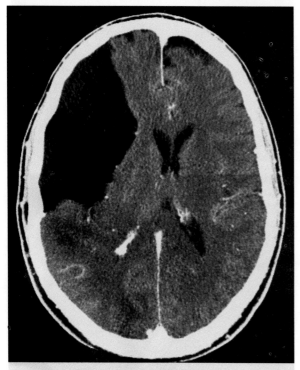

图2.39 蛛网膜囊肿伴有占位效应，引起中线向左移位，并推移其周围的皮层血管，病灶与脑脊液具有相同的密度

索残留组织，通常位于斜坡及桥前池，也可发生于颅脊轴，反映出胚胎脊索的退化过程。尸检显示颅内脊索瘤发生在2%的个体中，一般无症状，通常是在影像学检查时偶然发现的。肿瘤在组织学上与脊索瘤相似，但较脊索瘤细胞数量少，缺乏有丝分裂。

影像学表现

颅内脊索瘤表现为凝胶状的小结节，以柄状或骨性突起附着于斜坡（图2.41）。CT显示斜坡内具有硬化边的小病灶，可观察到较小的骨性突起。在MRI上，病变的信号一般与脑脊液相似。增强扫描病灶无明显强化，有助于与脊索瘤相鉴别。

治　疗

这种良性病变一般不需要治疗，除非出现了明显的脑干压迫症状。有症状的病灶可通过手术切除来治疗。

颅内脊索瘤

影像学特征：

- 桥前池较小的T2WI高信号肿块，以骨性突起与斜坡相连。
- 在CT图像上，病灶部分位于斜坡内，可显示清晰的硬化边。

2.3.11　鼻咽癌

鼻咽癌起源于鼻咽黏膜上皮组织，好发于咽隐窝。在流行病学、组织学、自然史和对治疗的反应等方面与头颈部其他部位的鳞状细胞癌均有所不同。东南亚地区鼻咽癌的发病率至少是北美和西欧的10倍。男性发病率是女性的2~3倍，发病高峰年龄在40~60岁。

临床表现包括头痛、中耳阻塞引起的传导性聋、鼻衄、脑神经病变、颈部肿块等。然而，许多患者在很长一段时间内无明显症状，在发现时已表现为局部和（或）区域性进展性病变。

WHO将鼻咽癌分为角化型、非角化型和

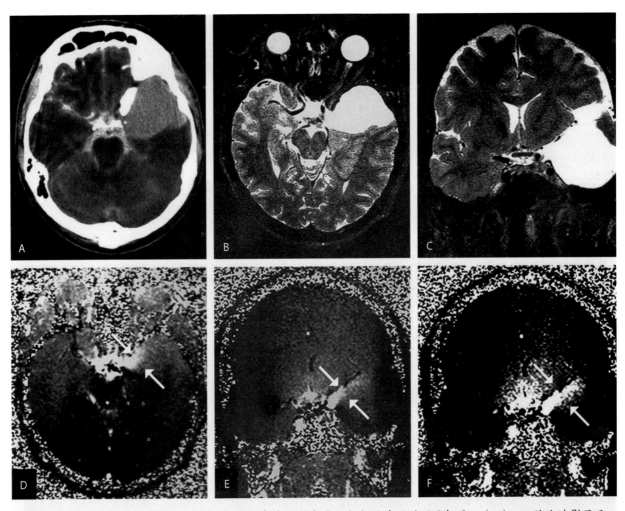

图 2.40　MR 相位对比电影法显示左侧中颅窝蛛网膜囊肿，与邻近蛛网膜下腔相通。（A）CT 脑池造影显示囊肿呈均匀强化。轴位（B）和冠状位（C）T2WI 图像有助于正确的定位。轴位（D）和冠状位（E）相位对比法 MRI 显示起源于左侧交叉池的高信号病灶（箭头），提示其与蛛网膜下腔相交通。（F）调整窗宽使得射流（箭头）的显示更为清晰 [Yildiz H，Erdogan C，Yalcin R，et al. Evaluation of communication between intracranial arachnoid cysts and cisterns with phase-contrast cine MR imaging. Am J Neuroradiol，2005，26(1)：145–151. 以上图片的使用征得了作者的同意]

基底细胞样鳞状细胞癌等类型。非角化型最为常见（尤其是在流行区域，发病率约在 95%以上），与 EB 病毒（Epstein-Barr virus，EBV）关系最密切，预后比其他类型好。对于与 EB 病毒相关的鼻咽癌，肿瘤免疫染色检测 EBV 编码的 RNA（EBV-encoded RNA，EBER）是一种典型的诊断标准，血浆中 EB 病毒的复制数量可用于监测其病程，包括治疗完成后的随访。

影像学表现

影像学对肿瘤的准确分期至关重要。根据 2016 年最新的 UICC/AJCC（国际抗癌症联合会 / 美国癌症联合委员会）分类（表 2.3），在即将出版的第 8 版教材中对 TNM 分期做出适当改变[48]。MR 在评价肿瘤扩展方面可作为值得推荐的方法，因为其是评价肿瘤向颅底及颅内方向扩散较为敏感的方法。鼻咽癌通常表现为鼻咽外上壁（咽隐窝中心）边界不清的黏膜肿块。肿瘤通常在 T1WI 上呈低 – 等信号，在 T2WI 上，病变与邻近肌肉组织相比呈稍高信号，增强扫描轻度均匀强化。肿瘤的边界通常在 T2WI 和 T1 对比增强脂肪抑制图像上显示最佳。

肿瘤向前可延伸至鼻腔、翼状窝和上颌窦；向外侧沿咽颅底筋膜进入咽旁及咀嚼肌间隙；

向上、向后可进入颅底、斜坡和颅内。当肿瘤较小时，其外侧的范围常局限于咽颅底筋膜和咽鼓管软骨部。然而，一旦肿瘤突破了这些屏障，可扩展到咽旁和咀嚼肌间隙，后者常导致肿瘤通过卵圆孔沿下颌神经向颅内扩散（图2.42），也可通过岩斜裂、破裂孔、咽鼓管、蝶窦或斜坡向上侵犯（图2.43，图2.44）。

与头颈部其他原发恶性肿瘤相比，鼻咽癌通常较早出现颈部淋巴结转移，通常是双侧受累，最先累及咽后淋巴结和第2组淋巴结。下颈部淋巴结转移不常见[49]。

相对于其他的检查方法，PET/CT对淋巴结转移和远处转移的检测更为敏感和准确。因此，对于进展性病变来说通常是可取的。

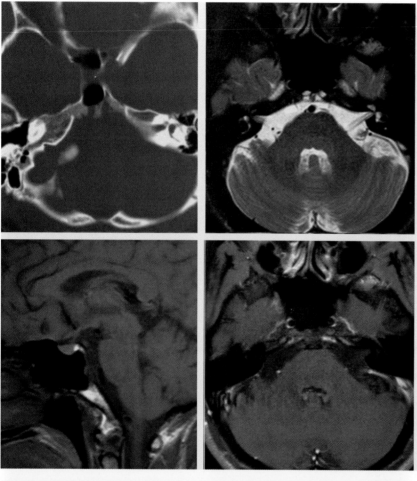

图2.41 颅内脊索瘤。CT斜坡较小的溶骨性破坏病变，边界清晰，与MRI上分叶状及T2WI高信号、无明显强化的病灶相对应

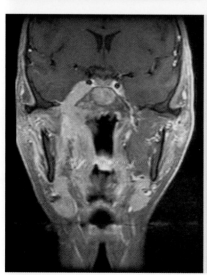
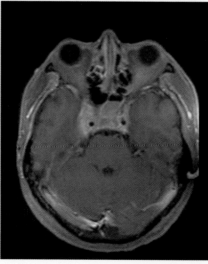

图2.42 鼻咽癌通过右侧卵圆孔延伸至海绵窦

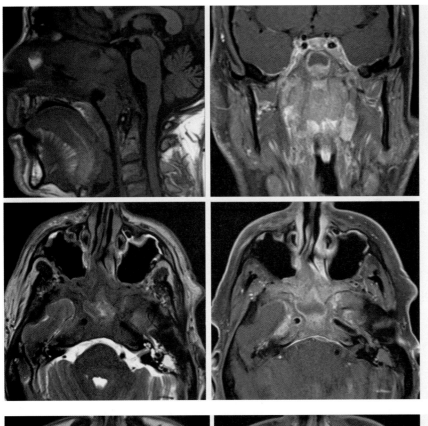

图 2.43 鼻咽癌伴颅底广泛侵犯。肿块通过头长肌向后、向上侵犯斜坡全部、枕骨前部和枕骨髁。肿瘤沿中颅窝底和内侧壁向颅内侵犯双侧海绵窦，引起硬脑膜增厚、强化。软组织肿块向斜坡后部扩展，伴有硬脑膜强化

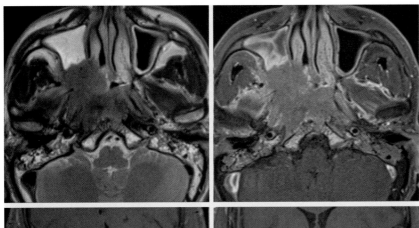

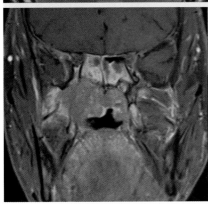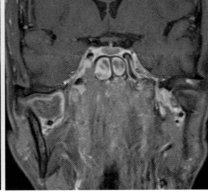

图 2.44 以鼻咽右侧部为中心的鼻咽癌。肿瘤向前延伸至右侧鼻腔后部，鼻中隔受累，并且通过右侧翼腭窝侵入同侧的上颌窦内；向外侧扩展到右咽旁间隙，尚不能确定咀嚼肌间隙有无受累；向内侧超越中线延伸到鼻咽左侧壁；向后侵犯造成椎前肌、斜坡、颈静脉结节和枕骨髁的广泛受累；向上侵犯蝶窦底部。双侧的翼突和翼板均有受累，肿瘤向右扩展至海绵窦区域，伴右侧颈动脉岩部"袖状"改变。同样，肿瘤也向右侧眶下裂和圆孔延伸

治 疗

　　放射治疗是鼻咽癌的主要治疗手段，调强 放 射 治 疗（intensity-modulated radiation therapy，IMRT）常作为首选。由于鼻咽的解剖学位置较深、靠近重要的神经和血管结构，以及鼻咽癌对放疗的敏感性等特点，外科手术对原发灶的治疗不被作为一线治疗方法。放－

化疗同步疗法几乎可用于所有的肿瘤，但最多是用于治疗局部伴有微小淋巴结的病灶，因为存在远处转移的风险。现代治疗几乎完全消除了区域性治疗失败的情况，但远处转移仍是治疗失败的主要形式，大约见于 30% 的患者，最典型的是在原发病灶晚期和伴有广泛颈部淋巴结转移的患者中。

鼻咽癌

影像学特征：

- 以鼻咽外侧隐窝为中心的浸润性肿块。
- 可侵犯邻近软组织和颅底结构，通过直接侵犯或颅底孔道向颅内延伸。
- 可有神经周围肿瘤的扩散（上颌神经和下颌神经最常见）。

主要影像学表现对治疗方案的指导：

- 肿瘤的范围（参见 UICC/AJCC 分期标准）。
- 淋巴结状况。
- 神经周围肿瘤扩散。

2.3.12　肿瘤沿神经周围扩散

　　神经周围肿瘤扩散是指肿瘤沿神经持续性浸润，这使肿瘤的局部复发率明显增加，同时 5 年生存率下降。大约 30%~45% 伴有神经周围转移的患者可能无明显临床症状，因此，影像学评价具有非常重要的作用[50,51]。众所周知，腺样囊性癌和促纤维增生性恶性黑色素瘤具有沿着神经周围扩散的倾向。然而，其他恶性肿瘤如鳞状细胞癌、淋巴瘤、黑色素瘤、基底细

表 2.3　根据美国癌症联合委员会（AJCC）/ 国际抗癌症联合会（UICC）分期系统（第 8 版）的分类标准和阶段

T 分期

T1. 鼻咽、口咽、鼻腔
T2. 向咽旁扩展，累及邻近软组织（翼内板、翼外板、椎前肌群）
T3. 累及骨结构（颅底、颈椎）、鼻旁窦
T4. 颅内扩展、脑神经、下咽、眼眶及广泛的软组织侵犯（超越翼外肌、腮腺的外侧面）

N 分期

N0. 无区域淋巴结转移
N1. 咽后淋巴结转移（无论侧别）；颈部：单侧性，≤ 6cm，环状软骨尾侧以上
N2. 颈部：双侧，≤ 6cm，环状软骨尾侧以上
N3. >6cm，和（或）环状软骨尾侧以下（不论侧别）

注意：淋巴结大小是基于任意方位的最大尺寸
来源：摘自 Pan 等[48]

胞癌和肉瘤也可沿着神经扩散。在实践中，大多数的神经周围侵犯见于鳞状细胞癌，因为其在头颈部恶性肿瘤中的发病率最高。

　　任何神经都可以作为肿瘤沿神经周围扩散的通道，但这种现象在面神经、三叉神经的上颌支和下颌支最为常见。上颌神经支配面部的许多区域，如口咽和鼻旁窦，因此可以作为这些区域肿瘤的扩散通道。神经也可以由侵犯翼腭窝的任何一种肿瘤所累及，下颌神经受累常见于咀嚼肌间隙的恶性肿瘤和鼻咽癌。肿瘤沿上颌神经和下颌神经扩散可通过圆孔和卵圆孔进入颅内（图 2.45~ 图 2.47），累及 Meckel 腔、海绵窦，甚至延伸到脑干。腮腺间隙的恶性肿瘤可通过侵犯下颌神经的分支耳颞神经累及中

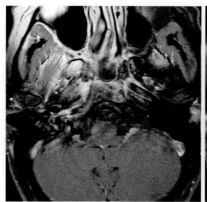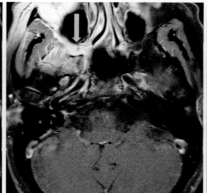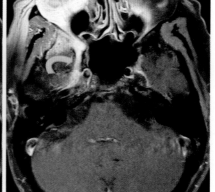

图 2.45　腺样囊性癌，肿瘤通过翼腭窝（箭头）沿穿行于圆孔内的上颌神经（弯箭头）周围扩散

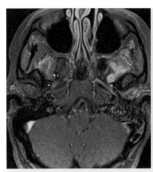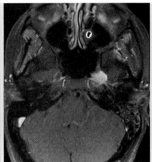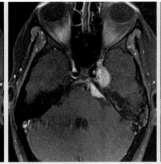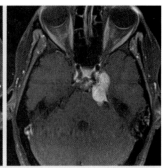

图 2.46 血管肉瘤，肿瘤沿左侧下颌神经周围扩散，经卵圆孔进入海绵窦和桥前池

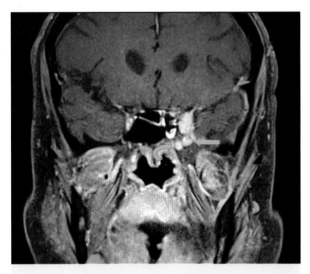

图 2.47 上颌窦鳞状细胞癌，肿瘤沿左侧上颌神经（箭头）和翼管神经（弯箭头）周围扩散

于评估卵圆孔口或翼腭窝内神经周围脂肪组织的消失。受累神经的强化和增粗可用 T1 增强图像来评价，在脂肪抑制图像时病理性增强显示更为明显。然而，在气化的蝶窦邻近区域所产生的磁敏感性伪影可能是频率选择脂肪抑制技术的一个问题，由此可导致邻近的圆孔、卵圆孔和翼管等结构显示不清[54]。

肌肉的去神经支配被认为是神经周围肿瘤扩散导致的神经功能障碍的结果（图 2.49），常见于咬肌和半侧舌肌，是由下颌神经和舌下神经受累所引起。急性期与亚急性期，由于细胞外液的增加，病灶在 MRI T2WI 上表现为高信号；在慢性期，可显示肌肉萎缩与脂肪替代[55]。

央颅底区（图 2.48）[52]，或沿着岩浅大神经进入翼管神经[53]。

影像学表现

多平面 MRI 增强扫描是评价神经周围肿瘤扩散的最好方式，可沿受累神经的顺行和逆行方向追踪观察。无脂肪饱和的 T1 图像可用

治 疗

治疗策略取决于肿瘤的组织学亚型和分期。对于鳞状细胞癌，出现神经周围扩散可能需要一种更为积极的治疗手段，包括颈部淋巴结清扫、辅助化疗或较大靶体积的放射治疗[56]。

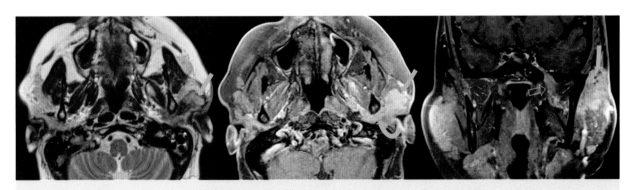

图 2.48 腮腺肿块（箭头），肿瘤沿耳颞神经（弯箭头）向下颌神经（空箭头）扩散

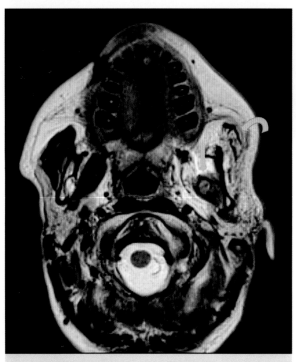

图 2.49 肿瘤沿左侧下颌神经（箭头）周围扩散，导致左侧咬肌的去神经支配和萎缩（弯箭头）

2.4 肿瘤样病变

2.4.1 脑膨出

脑膨出是指颅内容物通过颅骨缺损向外膨出。当膨出物仅包含脑膜和脑脊液时，称为脑膜膨出。如果膨出物还包含有脑组织时称为脑膨出。这些可以是先天性病变，也可以是后天获得性。

先天性颅底脑膨出与中胚层缺陷有关，且通常发生在颅缝处（图 2.50）。涉及中央颅底区的病变称为基底脑膨出，根据发生位置的不同可以细分为经蝶窦、蝶筛骨，经筛窦和蝶骨眶部等多种类型[57]。许多先天性脑膨出常与其他畸形相伴发，可早期发现。但有些颅底脑膨出直到出现复发性脑膜炎、脑脊液漏、鼻腔肿块、膨出物或邻近组织（如脑垂体或视交叉）的功能障碍或出现癫痫症状时才被发现。

大多数成人的颅底缺损和脑膨出是继发于创伤（图 2.51）和医源性缺损，由肿瘤和感染所引起的罕见。颅底手术可能会并发脑脊液漏或脑膨出（图 2.52）。手术部位的假性脑膜膨出如果范围小常不需要临床处理，如果较大则需要行手术切除。

脑膨出和脑脊液漏也可为自发性，这在具有颅内压增高的临床症状和影像学表现的患者中多见，可发生于颅底的任何部位，但更常见于筛板、中耳鼓室顶（图 2.53）和蝶窦（鞍周及外侧隐窝区），自发性脑脊液漏引起的脑膨

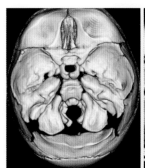
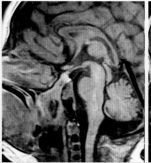
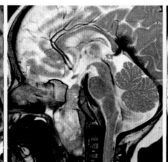
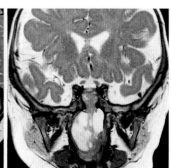

图 2.50 先天性颅底脑膨出

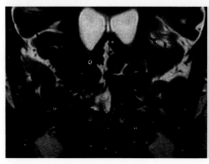
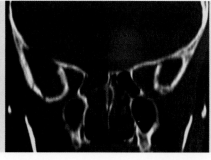

图 2.51 创伤性脑膨出，病灶通过蝶骨平台和筛板的巨大缺损累及右侧蝶窦和后组筛窦气房

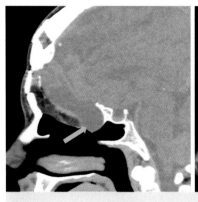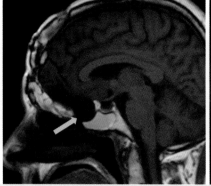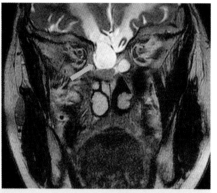

图 2.52　嗅沟脑膜瘤切除术后出现创伤性脑膨出（箭头），沿重建的前颅底缺损区膨出

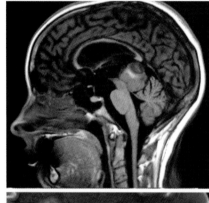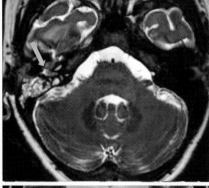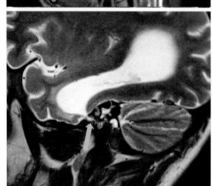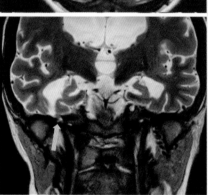

图 2.53　中脑顶盖部肿瘤患者，中脑导水管阻塞引起的脑积水，伴随脑脊液耳漏和细菌性脑膜炎，发现患者有通过中耳鼓室顶的脑膨出（箭头），可能是继发于颅内压的增高

出通常较小，在 MRI 上表现为囊袋样的脑脊液中夹杂少许条带样软组织结构[58]。

　　CT 和 MR 在评估脑膨出中可以互补，薄层 CT 对骨性缺陷的显示具有很高的灵敏度，而 MR（包括 MR 脑池造影术）是评估囊袋样突出内容物的最好方法。CT 脑池造影术和核素脑池造影有时也用于脑脊液漏的检查。

2.4.2　海绵窦段颈内动脉瘤和颈动脉海绵窦瘘

　　在诊断颅底肿块时一定要考虑血管异常，如动脉瘤或颈动脉海绵窦瘘（cavernous carotid fistula，CCF）。

海绵窦段颈内动脉瘤

　　海绵窦段颈内动脉瘤好发于女性，常为偶然发现，或因为海绵窦内神经受压迫引起眼肌麻痹或面部疼痛而发现，如果发生破裂，会发展为颈动脉海绵窦瘘，偶尔会出现蛛网膜下腔出血。与位于蛛网膜下腔的动脉瘤相比，很少发生破裂，而且死亡率也很低，所以无症状且未破裂者通常不必治疗。伴有渐进性神经症状的海绵窦段颈内动脉瘤患者，可以选择多种血管内治疗策略，如弹簧圈栓塞术、支架辅助弹簧圈栓塞术、载瘤动脉栓塞和放置血流导向支架[59]。

　　动脉瘤的影像学表现取决于瘤腔的开

放度和瘤内是否有血栓形成。无血栓形成的动脉瘤可以用计算机体层血管成像（CT angiography，CTA）、磁共振血管成像（MR angiography，MRA）和脑血管造影术诊断（图 2.54），动脉瘤的血栓部分在断层成像中显示得更好，在 MR 中的信号是变化的（图 2.55），动脉瘤壁有可能会钙化。

颈动脉海绵窦瘘（CCF）

颈动脉海绵窦瘘（CCF）是血流的异常分流，即颈动脉血流直接或间接分流入海绵窦内。直接型 / 高流量 CCF 是由于颈内动脉海绵窦段与其周围的海绵窦有直接连接，并可继发于创伤或颈动脉海绵段动脉瘤破裂。间接型 / 低流量 CCF 是硬膜动静脉瘘的亚型，是由于海绵窦与邻近硬膜外动脉或硬膜内动脉的分支的交通造成的。治疗取决于 CCF 的类型和其血管构造，包括经动脉、静脉栓塞术，颈内动脉闭塞术和覆膜支架植入术。

CCF 的影像学表现包括眼上静脉及海绵窦扩张、眼球突出、眼外肌增粗（图 2.56，图 2.57）。但是静脉引流方式可能是多样的，有些 CCF 主要流入岩上窦、岩下窦和（或）皮层静脉。显示皮层静脉逆流或直接引流至皮层静脉的病灶会增加出血的风险。CTA 和 MRA 可能显示海绵窦及眼上静脉的早期强化（图 2.56）。时间分辨法 MRA 可能对动静脉分流的显示更有用，虽然其没有传统 CTA 或 MRA 的空间分辨率好。数字减影脑血管造影（digital subtraction cerebral angiography，DSA）是诊断的金标准。

2.4.3 垂体炎

垂体炎在组织学上分为淋巴细胞性、肉芽肿性、浆细胞性和黄色瘤样[60]，临床表现通常包括头痛和多种内分泌功能紊乱。淋巴细胞性垂体炎是最常见的类型，常常发生在妊娠晚期或产后，病因尚不明确，可能是自身免疫性（图 2.58）。肉芽肿性垂体炎在组织学上的特征是组织细胞和巨细胞浸润，有时伴有一个已

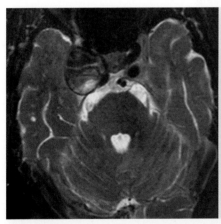
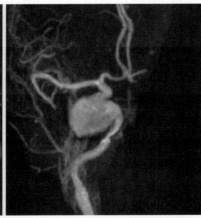

图 2.54 右侧颈内动脉海绵窦段巨大动脉瘤

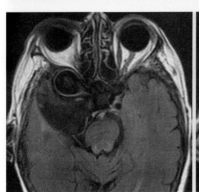
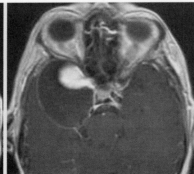
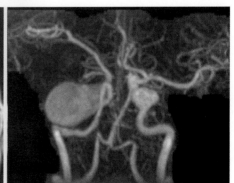

图 2.55 双侧海绵窦段颈内动脉瘤，右侧病灶内部分血栓形成。图片由 Karel terBrugge 博士提供

知的肉芽肿性疾病，如肉芽肿性多血管炎（韦格纳肉芽肿病）和结核病。浆细胞性垂体炎的特征是浆细胞的浸润，该浆细胞可产生 IgG4，伴随有其他器官 IgG4 相关性疾病（图 2.59）。

黄色瘤样垂体炎比较罕见，其组织学的特征是泡沫状组织细胞浸润[60]。

Ipilimumab（易普利姆玛）诱导的垂体炎是最近在人体观察到的，与免疫治疗药物

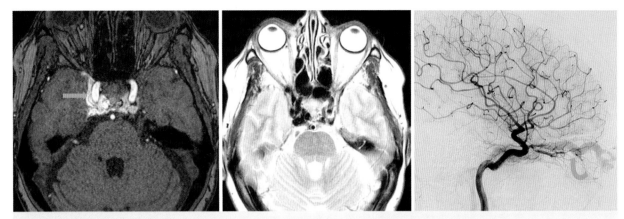

图 2.56　右侧颈动脉海绵窦瘘（间接型）。时间飞跃法 MRA 图像显示右侧海绵窦异常高信号（箭头），T2WI 显示右侧海绵窦不对称的明显的流空信号。选择性右侧位的颈内动脉数字减影血管造影（digital subtraction angiography，DSA）显示右侧海绵窦及眼上静脉（弯箭头）的早期致密影

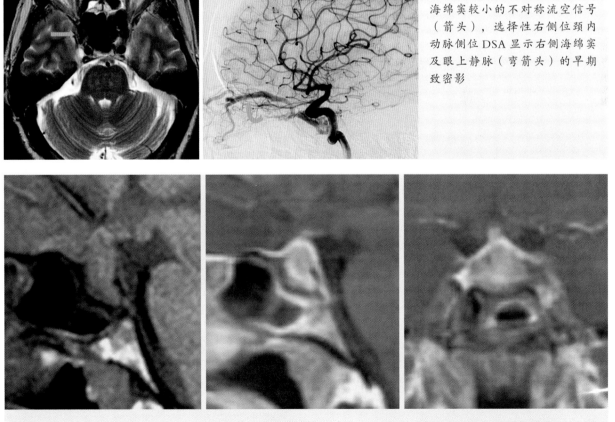

图 2.57　另一例右侧间接型颈动脉海绵窦瘘。T2WI 显示右侧海绵窦较小的不对称流空信号（箭头），选择性右侧位颈内动脉侧位 DSA 显示右侧海绵窦及眼上静脉（弯箭头）的早期致密影

图 2.58　45 岁女性患者，活检证实是淋巴细胞性垂体炎，有多尿和头痛，腺垂体增大、垂体柄增粗，T1WI 示垂体后叶正常的高信号消失

Ipilimumab 相关，Ipilimumab 通常用于治疗不可切除的或转移性黑色素瘤，在临床试验中其发病率高达 13%[61]，其临床表现、内分泌及影像特征与其他类型垂体炎相似（图2.60）[62,63]。

各种类型垂体炎的影像学表现基本相似，表现为垂体弥漫性肿大，垂体柄增粗、饱满，T1WI 垂体后叶高信号消失，通常为特征性均匀性强化，也可不均匀强化，伴有邻近脑膜的增厚。

2.4.4 Tolosa-Hunt 综合征

Tolosa-Hunt 综合征是一种罕见的伴有痛性眼肌麻痹的综合征，是由海绵窦的特发性肉芽肿性炎造成。该病类似于眼眶炎性假瘤的疾病过程，两者仅能根据解剖位置区分。Tolosa-Hunt 综合征的诊断基于其临床症状、神经影像学表现和对糖皮质激素的临床反应等，并需要排除其他诊断。

MRI 表现为海绵窦和眶上裂饱满、强化（图2.61，图 2.62）。异常软组织在 T2WI 上显示为相对稍低信号，反映了细胞浸润和纤维化，颈内动脉海绵窦段可能出现狭窄，这些 MRI 表现并不是 Tolosa-Hunt 综合征所特有的，也可以出现在淋巴瘤和结节病中。

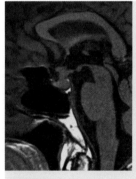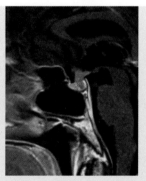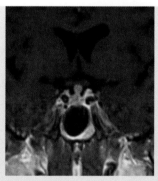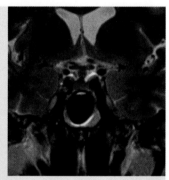

图 2.59 IgG4 相关性垂体炎。44 岁男性，有颌下腺炎及胰腺炎史，伴有多尿和烦渴

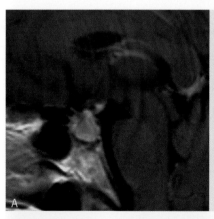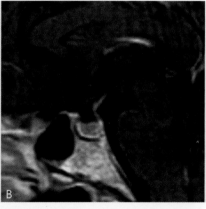

图 2.60 51 岁患者，有 Ipilimumab 治疗转移性黑色素瘤史，最近出现前额部头痛，推测为 Ipilimumab 诱导的垂体炎，腺垂体及垂体柄增粗，均匀强化（A）。2 年后随访 MRI（B）显示腺垂体及垂体柄恢复正常

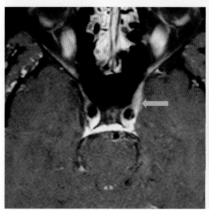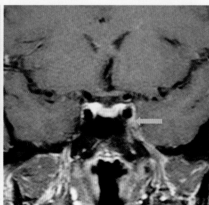

图 2.61 Tolosa-Hunt 综合征患者，左侧海绵窦轻度不对称性扩大，伴有强化（箭头）

2.4.5 中枢神经系统结节病

结节病是一种病因不明的慢性多系统炎症性疾病，特点是非干酪性肉芽肿。肺门淋巴结和肺是最常受累的器官，中枢神经系统受累大约占 5%，常与其他部位病变同时存在，偶可单独发病。神经系统结节病可累及神经系统任何部位或脑膜，最常见于脑底的软脑膜（图2.63，图 2.64），下丘脑 – 垂体轴是另一好发部位。最常见的 MRI 表现是结节性或弥漫性软脑膜增厚。然而，结节病可与许多其他疾病十分相似，影像学表现多样，包括以硬脑膜为基底的肿块、血管周围组织浸润、多灶性轻度强化的实性病灶或较大瘤块样的实质性肿块。

2.4.6 中央颅底区感染

蝶窦炎是最常见的中央颅底区炎症，普通的蝶窦炎影像学表现与其他鼻窦感染相似，然

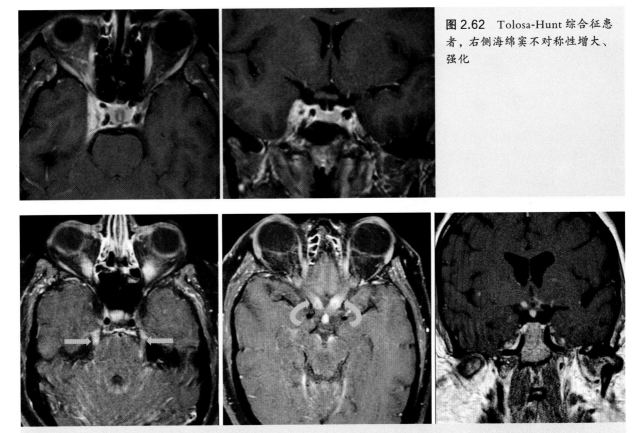

图 2.62 Tolosa-Hunt 综合征患者，右侧海绵窦不对称性增大、强化

图 2.63 中枢神经系统结节病患者，显示增粗、强化的双侧三叉神经（箭头）、视神经（弯箭头）和垂体柄，基底池和小脑叶周围强化的软脑膜和斑片状实质性强化

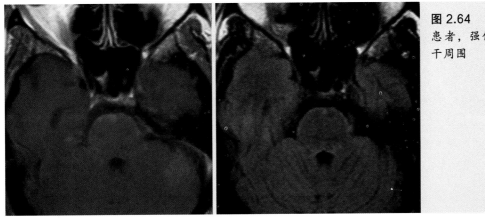

图 2.64 中枢神经系统结节病患者，强化的软脑膜环绕在脑干周围

而，因为其位置的原因，侵袭性蝶窦炎可以扩散至海绵窦，导致海绵窦血栓形成。面部和眼眶的其他部位感染也可以通过面静脉和翼丛（由眼上静脉和眼下静脉汇入）扩散至海绵窦。与脓毒性海绵窦血栓相关的病原体可以反映感染的原发部位，大多数为细菌感染（最常见的是金黄色葡萄球菌），少数为真菌感染[64,65]。对比增强CT和MR成像可以通过显示正常强化的海绵窦内的充盈缺损、侧壁膨隆、沿侧壁的渐进性强化或与静脉阻塞相关的间接征象（如眼上静脉的扩张）

来诊断本病（图2.65）[66-68]。海绵窦血栓形成也可能并发颈动脉狭窄和血栓，都可通过CTA和MRA诊断。

颅底骨髓炎是一种罕见的疾病，是糖尿病患者合并外耳道炎的并发症，通常由假单胞菌感染引起（图2.66）。非耳源性中央颅底区骨髓炎也有报道，也常见于糖尿病患者[69]。影像学表现包括软组织浸润和骨结构侵蚀，MR可较好地评估骨髓信号变化和硬脑膜的轻度强化，而CT则可很好地评估骨质侵蚀[70]。中

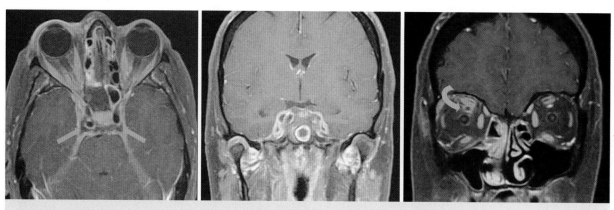

图2.65 蝶窦炎患者并发双侧海绵窦血栓（箭头）和右侧眼上静脉血栓（弯箭头）

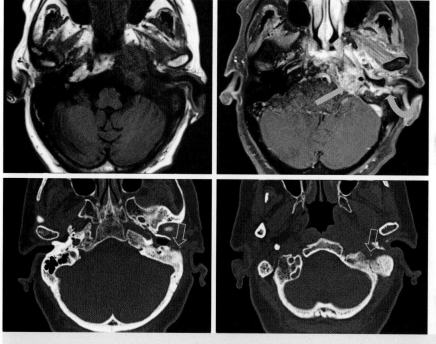

铟-111标记的白细胞

锝-99m标记的MDP骨扫描

图2.66 继发于坏死性外耳道炎的颅底骨髓炎，显示累及左侧岩尖和斜坡左侧部的异常强化影（箭头），和左侧椎前软组织影。还需注意左侧外耳道周围的强化影（弯箭头）和骨质侵蚀改变（空箭头），在CT上显示得更清楚。铟-111标记的白细胞扫描显示颅底左侧白细胞聚集，骨扫描示相应区域的核素代谢活跃。
MDP：亚甲基二磷酸盐

央颅底区骨髓炎的临床和影像学特征与恶性肿瘤十分相似。一项研究表明，骨髓炎时，MR显示的骨质受累范围较 CT 大，而恶性肿瘤时两者的受累范围基本相似[71]。在 T1WI 增强图像上，骨髓炎时组织界面相对保留，而恶性肿瘤时组织界面则被破坏（图 2.67）[72]。各种核医学成像技术，如铟 -111 标记的白细胞扫描（图 2.66，图 2.68）和锝 -99 亚甲基二磷酸盐骨扫描，可用于疑似颅底骨髓炎的评估，尤其是术后改变在 CT 或 MRI 上难以解释时，以及对正在接受骨髓炎治疗患者的随访中[72]。

结核性脑膜炎好发于基底池周围的脑膜（图 2.69），MR 比 CT 敏感，显示脑池内的异常信号影，脑膜光滑或结节状明显强化，也可见到结核瘤，通常位于脑实质内。基底池内的动脉可通过渗出物直接受累，也可通过反应性动脉炎间接受累，并可能导致梗死，通常累及穿支区域。

2.5　结　论

多种疾病在发展过程中都可累及中央颅底区，本章深入讨论了发生在这个区域最常见的肿

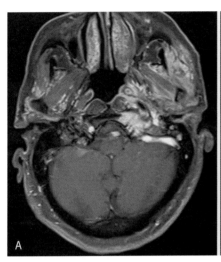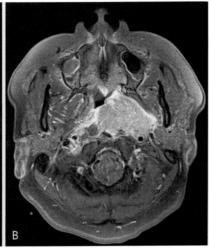

图 2.67　颅底骨髓炎患者（A）和鼻咽癌患者（B）的 T1WI 增强图像。注意骨髓炎患者的软组织界面相对保留，而鼻咽癌（nasopharyngeal carcinoma，NPC）患者的软组织界面则彻底被破坏

瘤，讨论了每个疾病影像学及临床特征的关键鉴别点。此外，突出强调了需要密切关注与断层影像高度相关的解剖特征，这些影像学特征在决定肿瘤的可切除性方面极为重要，因而可影响到患者的分期、治疗方案和预后。同时，也讨论了发生在中央颅底区最常见和相关的非肿瘤性病变，这些病变的诊断和处理非常具有挑战性，本文对其临床表现和影像学鉴别点做了总结和回顾。

2.6　要点概括

• 对于位于鞍区和鞍上的病变，识别正常的脑垂体可以帮助鉴别非垂体性病变与垂体的微腺瘤或巨腺瘤。

• 中央颅底区病变能否手术切除，取决于其对关键结构的侵犯程度，包括侵犯视神经、海绵窦、颈动脉，以及骨质侵犯的范围和颅内

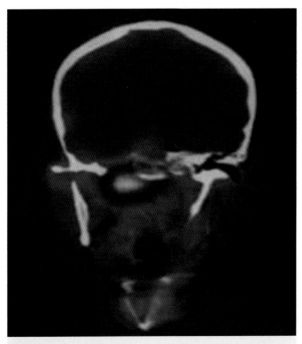

图 2.68　铟 -111 标记的白细胞扫描显示骨髓炎患者颅底右侧核素异常聚集

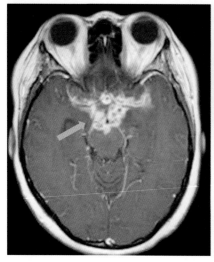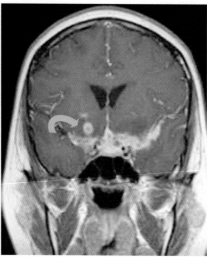

图 2.69 结核性脑膜炎患者，基底池内的脑膜明显增厚、强化（箭头），还要注意小的活动性的结核性脓肿（弯箭头）

侵犯等。

• 肿瘤沿神经周围的扩散也可导致某些肿瘤不能被切除。

• 颅底软组织感染和（或）骨髓炎的表现与肿瘤非常相似，在临床和影像学上都表现为浸润性强化和侵袭性生长的肿块。

• 发生在中央颅底区的动脉瘤，如果临床医生或放射科医生没有意识到其存在的可能，可造成诊断困难，不详细的活检或者不当的手术操作可能会造成灾难性的后果。

• 在中央颅底区影像学研究的阐述中，一些报道的解剖变异的存在也非常重要，因为其可导致围手术期高发病率和高死亡率，对手术难度造成潜在的影响。需要注意的解剖变异包括 Onodi 气房的存在、蝶窦气化的程度、颈动脉海绵窦裂缺等。

参考文献

[1] Laine FJ, Nadel L, Braun IFCT. CT and MR imaging of the central skull base. Part 2. Pathologic spectrum. Radiographics, 1990, 10(5):797–821

[2] Curtin HD, Hagiwara M. Embryology, anatomy, and imaging of the central skull base//Som PM, Curtin HD. Head and Neck Imaging. 5th ed. St. Louis, MO: Mosby Elsevier, 2011

[3] Abele TA, Salzman KL, Harnsberger HR, et al. Craniopharyngeal canal and its spectrum of pathology. AJNR Am J Neuroradiol, 2014, 35(4): 772–777

[4] Hamberger CA, Hammer G, Norlen G, et al. Transantrosphenoidal hypophysectomy. Arch Otolaryngol, 1961, 74: 28

[5] Hammer G, Radberg C. The sphenoidal sinus: an anatomical and roentgenologic study with reference to transsphenoid hypophysectomy. Acta Radiol, 1961, 56(6): 401422

[6] Singh A, Roth J, Anand VK, et al. Anatomy of the pituitary gland and parasellar areas//Schwartz TH, Anand VK. Endoscopic Pituitary Surgery—A Comprehensive Guide. 1st ed. New York, NY: Thieme, 2011:384

[7] Di Ieva A, Rotondo F, Syro LV, et al. Aggressive pituitary adenomas—diagnosis and emerging treatments. Nat Rev Endocrinol, 2014, 10 (7):423–435

[8] Katznelson L, Alexander JM, Klibanski A. Clinical review 45: Clinically nonfunctioning pituitary adenomas. J Clin Endocrinol Metab, 1993, 76(5):1089–1094

[9] Symons SP, Montanera WJ, Aviv RI, et al. Magnetic resonance imaging of the brain and spine//Atlas SW. Magnetic Resonance Imaging of the Brain and Spine. 3rd ed. Philadelphia, PA: Lippincott Williams & Wilkins, 2008

[10] Davis PC, Hoffman JC, Jr, Malko JA, et al. Gadolinium-DTPA and MR imaging of pituitary adenoma: a preliminary report. AJNR Am J Neuroradiol, 1987, 8(5): 817–823

[11] Doppman JL, Frank JA, Dwyer AJ, et al. Gadolinium DTPA enhanced MR imaging of ACTH-secreting microadenomas of the pituitary gland. J Comput Assist Tomogr, 1988, 12(5):728–735

[12] Dwyer AJ, Frank JA, Doppman JL, et al. Pituitary adenomas in patients with Cushing disease: initial experience with Gd-DTPA-enhanced MR imaging. Radiology, 1987, 163(2):421–426

[13] Nakamura T, Schörner W, Bittner RC, et al. The value of paramagnetic contrast agent gadolinium-DTPA in the diagnosis of pituitary adenomas. Neuroradiology,

1988, 30(6):481–486

[14] Newton DR, Dillon WP, Norman D, et al. Gd-DTPA-enhanced MR imaging of pituitary adenomas. AJNR Am J Neuroradiol, 1989, 10(5):949–954

[15] Steiner E, Imhof H, Knosp E. Gd-DTPA enhanced high resolution MR imaging of pituitary adenomas. Radiographics, 1989, 9(4):587–598

[16] Bartynski WS, Lin L. Dynamic and conventional spin-echo MR of pituitary microlesions. AJNR Am J Neuroradiol, 1997, 18(5):965–972

[17] Miki Y, Matsuo M, Nishizawa S, et al. Pituitary adenomas and normal pituitary tissue: enhancement patterns on gadopentetate-enhanced MR imaging. Radiology, 1990, 177(1):35–38

[18] Sakamoto Y, Takahashi M, Korogi Y, et al. Normal and abnormal pituitary glands: gadopentetate dimeglumine-enhanced MR imaging. Radiology, 1991, 178(2):441–445

[19] Gao R, Isoda H, Tanaka T, et al. Dynamic gadolinium-enhanced MR imaging of pituitary adenomas: usefulness of sequential sagittal and coronal plane images. Eur J Radiol, 2001, 39(3):139–146

[20] Suzuki M, Matsui O, Ueda F, et al. Dynamic MR imaging for diagnosis of lesions adjacent to pituitary gland. Eur J Radiol, 2005, 53(2):159–167

[21] Hagiwara A, Inoue Y, Wakasa K, et al. Comparison of growth hormone-producing and non-growth hormone-producing pituitary adenomas: imaging characteristics and pathologic correlation. Radiology, 2003, 228(2):533–538

[22] Knosp E, Steiner E, Kitz K, et al. Pituitary adenomas with invasion of the cavernous sinus space: a magnetic resonance imaging classification compared with surgical findings. Neurosurgery, 1993, 33(4):610–617, discussion 617–618

[23] Loeffler JS, Shih HA. Radiation therapy of pituitary adenomas//Post TW. UpToDate. MA: Waltham, 2015

[24] Bunin GR, Surawicz TS, Witman PA, et al. The descriptive epidemiology of craniopharyngioma. J Neurosurg, 1998, 89(4): 547–551

[25] Hirunpat S, Tanomkiat W, Sriprung H, et al. Optic tract edema: a highly specific magnetic resonance imaging finding for the diagnosis of craniopharyngiomas. Acta Radiol, 2005, 46(4):419–423

[26] Saeki N, Uchino Y, Murai H, et al. MR imaging study of edema-like change along the optic tract in patients with pituitary region tumors. AJNR Am J Neuroradiol, 2003, 24(3):336–342

[27] Asaeda M, Kurosaki M, Kambe A, et al. MR imaging study of edema along the optic tract in patient with Rathke's cleft cyst [in Japanese]. No To Shinkei, 2004,

56(3):243–246

[28] Kawamata T, Kubo O, Hori T. Histological findings at the boundary of craniopharyngiomas. Brain Tumor Pathol, 2005, 22(2):75–78

[29] Fernandez-Miranda JC, Gardner PA, Snyderman CH, et al. Craniopharyngioma: a pathologic, clinical, and surgical review. Head Neck, 2012, 34(7): 1036–1044

[30] Teramoto A, Hirakawa K, Sanno N, et al. Incidental pituitary lesions in 1 000 unselected autopsy specimens. Radiology, 1994, 193(1):161–164

[31] Byun WM, Kim OL, Kim D. MR imaging findings of Rathke's cleft cysts: significance of intracystic nodules. AJNR Am J Neuroradiol, 2000, 21(3):485–488

[32] Binning MJ, Gottfried ON, Osborn AG, et al. Rathke cleft cyst intracystic nodule: a characteristic magnetic resonance imaging finding. J Neurosurg, 2005, 103(5):837–840

[33] Han SJ, Rolston JD, Jahangiri A, et al. Rathke's cleft cysts: review of natural history and surgical outcomes. J Neurooncol, 2014, 117(2):197–203

[34] Russell DS, Rubinstein LJ. Pathology of Tumors of the Nervous System. 5th ed. Baltimore, MD: Lippincott Williams & Wilkins, 1989

[35] Osborn AG. Osborn's Brain: Imaging, Pathology, and Anatomy. 1st ed. Salt Lake City, UT: Amirsys Pub, 2013

[36] Mendenhall WM, Friedman WA, Amdur RJ, et al. Management of benign skull base meningiomas: a review. Skull Base, 2004, 14(1):53–60, discussion 61

[37] Jennings MT, Gelman R, Hochberg F. Intracranial germ-cell tumors: natural history and pathogenesis. J Neurosurg, 1985, 63(2):155–167

[38] Hoffman HJ, Otsubo H, Hendrick EB, et al. Intracranial germ-cell tumors in children. J Neurosurg, 1991, 74(4):545–551

[39] Kanagaki M, Miki Y, Takahashi JA, et al. MRI and CT findings of neurohypophyseal germinoma. Eur J Radiol, 2004, 49(3):204–211

[40] Moon WK, Chang KH, Han MH, et al. Intracranial germinomas: correlation of imaging findings with tumor response to radiation therapy. AJR Am J Roentgenol, 1999, 172(3):713–716

[41] MacNally SP, Rutherford SA, Ramsden RT, et al. Trigeminal schwannomas. Br J Neurosurg, 2008, 22(6):729–738

[42] Chugh R, Tawbi H, Lucas DR, et al. Chordoma: the nonsarcoma primary bone tumor. Oncologist, 2007, 12(11): 1344–1350

[43] Walcott BP, Nahed BV, Mohyeldin A, et al. Chordoma: current concepts, management, and future directions. Lancet Oncol, 2012, 13(2):e69–e76

[44] Snyderman C, Lin D. Chordoma and chondrosarcoma

of the skull base//Post TW. UpToDate.Waltham, MA, 2015

[45] Sahgal A, Chan MW, Atenafu EG, et al. Image-guided, intensity-modulated radiation therapy (IG-IMRT) for skull base chordoma and chondrosarcoma: preliminary outcomes. Neuro-oncol, 2015, 17(6):889–894

[46] Wiener SN, Pearlstein AE, Eiber A. MR imaging of intracranial arachnoid cysts. J Comput Assist Tomogr, 1987, 11(2):236–241

[47] Yildiz H, Erdogan C, Yalcin R, et al. Evaluation of communication between intracranial arachnoid cysts and cisterns with phase-contrast cine MR imaging. AJNR Am J Neuroradiol, 2005, 26(1):145–151

[48] Pan JJ, Ng WT, Zong JF, et al. Proposal for the 8th edition of the AJCC/UICC staging system for nasopharyngeal cancer in the era of intensity-modulated radiotherapy. Cancer, 2016, 122(4):546–558

[49] Tang L, Mao Y, Liu L, et al. The volume to be irradiated during selective neck irradiation in nasopharyngeal carcinoma: analysis of the spread patterns in lymph nodes by magnetic resonance imaging. Cancer, 2009, 115(3):680–688

[50] Warden KF, Parmar H, Trobe JD. Perineural spread of cancer along the three trigeminal divisions. J Neuroophthalmol, 2009, 29(4):300–307

[51] Mendenhall WM, Parsons JT, Mendenhall NP, et al. Carcinoma of the skin of the head and neck with perineural invasion. Head Neck, 1989, 11(4):301–308

[52] Schmalfuss IM, Tart RP, Mukherji S, et al. Perineural tumor spread along the auriculotemporal nerve. AJNR Am J Neuroradiol, 2002, 23(2):303–311

[53] Ginsberg LE, De Monte F, Gillenwater AM. Greater superficial petrosal nerve: anatomy and MR findings in perineural tumor spread. AJNR Am J Neuroradiol, 1996, 17(2):389–393

[54] Curtin HD. Detection of perineural spread: fat suppression versus no fat suppression. AJNR Am J Neuroradiol, 2004, 25(1):1–3

[55] Ong CK, Chong VF. Imaging of perineural spread in head and neck tumours. Cancer Imaging, 2010, 10(1A):S92–S98

[56] Paes FM, Singer AD, Checkver AN, et al. Perineural spread in head and neck malignancies: clinical significance and evaluation with 18F-FDG PET/CT. Radiographics, 2013, 33(6):1717–1736

[57] Tomita T, Ogiwara H. Primary (congenital) encephalocele//Post TW. UpToDate.Waltham, MA, 2015

[58] Connor SE. Imaging of skull-base cephalocoeles and cerebrospinal fluid leaks. Clin Radiol, 2010, 65(10):832–841

[59] ter Brugge KG. Cavernous sinus segment internal carotid artery aneurysms: whether and how to treat. AJNR Am J Neuroradiol, 2012, 33(2):327–328

[60] Synder PJ. Causes of hypopituitarism//Post TW. UpToDate. Waltham, MA, 2015

[61] Bertrand A, Kostine M, Barnetche T, et al. Immune related adverse events associated with anti-CTLA-4 antibodies: systematic review and meta-analysis. BMC Med, 2015, 13:211

[62] Carpenter KJ, Murtagh RD, Lilienfeld H, et al. Ipilimumabinduced hypophysitis: MR imaging findings. AJNR Am J Neuroradiol, 2009, 30(9):1751–1753

[63] Faje AT, Sullivan R, Lawrence D, et al. Ipilimumab-induced hypophysitis: a detailed longitudinal analysis in a large cohort of patients with metastatic melanoma. J Clin Endocrinol Metab, 2014, 99(11):4078–4085

[64] Ebright JR, Pace MT, Niazi AF. Septic thrombosis of the cavernous sinuses. Arch Intern Med, 2001, 161(22):2671–2676

[65] Southwick FS. Septic dural sinus thrombosis//Post TW. UpToDate. Waltham, MA, 2015

[66] Schuknecht B, Simmen D, Yüksel C, et al. Tributary venosinus occlusion and septic cavernous sinus thrombosis: CT and MR findings. AJNR Am J Neuroradiol, 1998, 19(4):617–626

[67] Ellie E, Houang B, Louail C, et al. CT and high-field MRI in septic thrombosis of the cavernous sinuses. Neuroradiology, 1992, 34(1):22–24

[68] Lee JH, Lee HK, Park JK, et al. Cavernous sinus syndrome: clinical features and differential diagnosis with MR imaging. AJR Am J Roentgenol, 2003, 181(2):583–590

[69] Johnson AK, Batra PS. Central skull base osteomyelitis: an emerging clinical entity. Laryngoscope, 2014, 124(5):1083–1087

[70] Adams A, Offiah C. Central skull base osteomyelitis as a complication of necrotizing otitis externa: Imaging findings, complications, and challenges of diagnosis. Clin Radiol, 2012, 67(10):e7–e16

[71] Lesser FD, Derbyshire SG, Lewis-Jones H. Can computed tomography and magnetic resonance imaging differentiate between malignant pathology and osteomyelitis in the central skull base? J Laryngol Otol, 2015, 129(9):852–859

[72] Seabold JE, Simonson TM, Weber PC, et al. Cranial osteomyelitis: diagnosis and follow-up with In-111 white blood cell and Tc-99m methylene diphosphonate bone SPECT, CT, and MR imaging. Radiology, 1995, 196(3): 779–788

第 3 章　桥小脑角和颈静脉窝

Laila S. Alshafai，*Chris Heyn*，*John A. Rutka*，*Arjun Sahgal*，*Vincent Lin*，*Michael D. Cusimano*，*Sean Symons*，*Nabeel S. Alshafai*，*Peter Som*

3.1　基本解剖学概述

3.1.1　桥小脑角池

桥小脑角池（cerebellopontine angle，CPA）是成对的两侧幕下脑脊液填充区域，由脑桥、小脑与颞骨岩部围成。在轴位图像上，呈三角形的区域，尽管与其他脑池相通，但其间仍有多孔小梁将其分隔（图 3.1），这些多孔小梁可能是正常变异或病理过程所形成。正常情况下，连续的脑脊液交换通过这些孔进行，但这些孔在特定条件下被限制（如蛛网膜下腔出血、脓液和蛋白质）[1-3]。

内　容

文献中桥小脑角池可能被混淆，因为其已被一些研究人员细分为上室（通常被认为是"桥小脑角池"）和下室（称为"小脑延髓旁池"）。其内容如图 3.2 所示。为了避免混淆，笔者只讨论桥小脑角池的上室。

边　界

桥小脑角池的边界如下：

• 后部：前小脑半球的后四边形和上半月小叶。

• 后内侧：脑桥延髓沟，小脑绒球。

• 内侧：脑桥外侧部，其上部由桥前池延续，下部与延髓前池相延续。

• 上部：环池正好位于小脑幕下；桥小脑角顶部受到小脑幕及其岩骨附着的限制。

• 下部：外侧小脑延髓池；第四脑室、Luschka 孔的侧孔与外侧小脑髓核池分界。

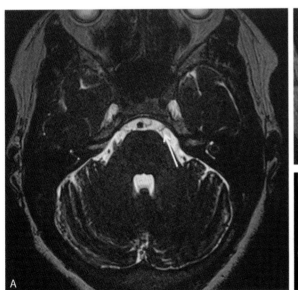
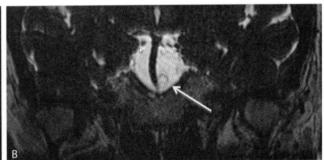
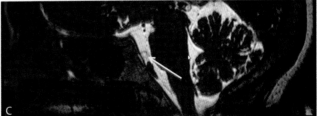

图 3.1　后颅窝高分辨率 T2WI 序列轴位（A）、冠状位（B）和矢状位（C）。桥前池内可见正常的膜或多孔小梁（箭头），在小脑脑桥角池也可见到这些结构

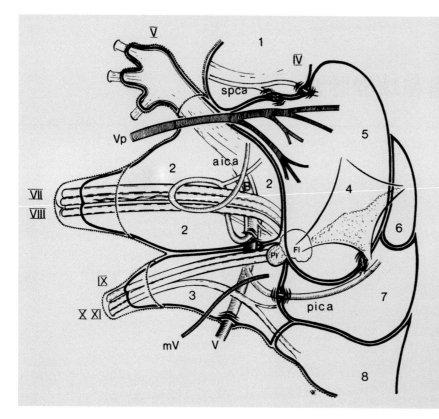

图 3.2　显示上、下桥小脑池的位置和内容的示意图，下小脑桥脑角池又称为外侧小脑延髓（摘自 Yasargil MG. Microneurosurgery Vol.1.New York，NY：Thieme，1984：49.）

・外侧：颞骨岩部、内听道和 Meckel 腔的后部。桥小脑角池延伸到内听道（internal auditory canal，IAC）及其周围的面神经和听神经。

内听道神经的正常走向为：面神经位于前上，耳蜗神经位于前下，前庭上神经位于后上，前庭下神经位于前下。"Seven up，Coke down"是记住其位置的简单方法（图 3.3）[1-3]。

3.1.2　颈静脉窝

颈静脉球是下乙状窦和颈内静脉（internal jugular vein，IJV）之间的连接处，其位于枕骨和颞骨的乳突部之间。骨内颈静脉球外侧骨壁与下鼓室相邻，当颈静脉球的外侧骨壁开裂时会引起搏动性耳鸣。颈静脉球的别名是颈静脉窝。当颈静脉球的顶部高于外侧半规管平面时，又称为颈静脉球高位。约 80% 的人，右侧颈静脉球比左侧大，因为大脑血液引流主要在右侧。颈静脉窝向前、向外侧及向下走行，并被纤维或骨性间隔分隔成后外侧较大的血管部和前内侧较小的神经部（图 3.4）。

血管部包括颈静脉球、乙状窦的一部分、副神经和迷走神经耳廓支（Arnold 神经）。后者可以在薄层计算机断层成像（computed tomography，CT）上看到，迷走神经耳廓支穿过颈静脉窝侧壁上的乳突小管与面神经乳突段毗邻（图 3.5）。神经部包括岩下窦和舌咽神经鼓室支（Jacobson 神经）。后者偶尔在 CT 上被发现，位于颈静脉水平下鼓室小管内（包含鼓室下动脉；图 3.6）[4]。

3.2　桥小脑角常见病变病灶

桥小脑角池 4 个最常见的病变是前庭神经鞘瘤、脑膜瘤、表皮样囊肿和非前庭后颅窝神经鞘瘤，其共同占桥小脑角池病变的 75%~98%[5]。

3.2.1　前庭神经鞘瘤

前庭神经鞘瘤是一种良性、生长缓慢的原发性神经鞘瘤，起源于内听道听神经的施万细胞，这种肿瘤没有恶变潜能。前庭神经鞘瘤侵犯听神经的前庭上神经分支比耳蜗支更常见，因此，1991 年由美国国立卫生研究院共识发展小组推荐使用前庭神经鞘瘤[6,7]。听神经鞘

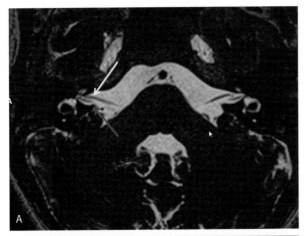

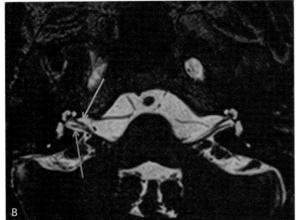

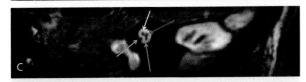

图 3.3　通过桥小脑角的高分辨 T2WI 序列。轴位（A）显示位于前上方的面神经（黄色箭头）及毗邻的前庭上神经（红色箭头）。下内听道水平的轴位（B）显示耳蜗神经（绿色箭头）位于前方，前庭下神经（蓝色箭头）位于后方。在内听道层面上的矢状位（C）显示 4 个神经的关系

瘤或神经鞘瘤是不常用的术语。

　　前庭神经鞘瘤占颅内肿瘤的 8%~10%，是最常见的桥小脑角池肿瘤，占 85%~90%。前庭神经鞘瘤在成年人最常见颅外肿瘤中居第 2 位。散发性前庭神经鞘瘤是单侧感音神经性耳聋患者最常见（>90%）的病因。在所有无症状患者的影像检查中，散发性前庭神经鞘瘤的发生率为 0.2%。60% 的散发性前庭神经鞘瘤存在神经纤维瘤 2 型肿瘤抑制基因突变。

　　女性和男性比例达 2∶1，特别是年龄较大、富血管的肿瘤及妊娠可能会加速其临床进程。

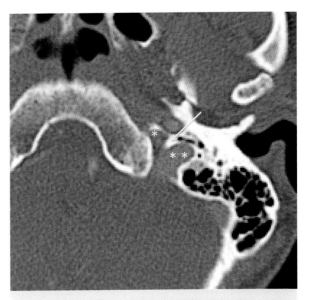

图 3.4　颈静脉孔水平高分辨率非增强轴位 CT 图像。颈静脉窝由骨性间隔（箭头）分成两部分，较大的后外侧血管部（**）和较小的前内侧神经部（*）

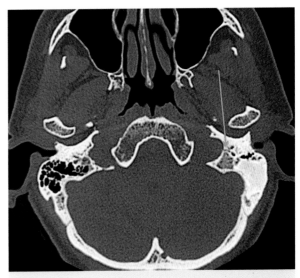

图 3.5　CT 轴位图像显示乳突小管（箭头）将颈静脉窝连接到面神经管

据报道，纯粹的脉管内肿瘤在男性更常见。

　　好发年龄在 40~50 岁，前庭神经鞘瘤更常见于高加索人。当青壮年或儿童存在前庭神经鞘瘤或合并其他病变时，应该对神经纤维瘤病的其他特征进行仔细评估。

　　前庭神经有一个从少突胶质细胞到施万细胞的过渡区。因此，大多数前庭神经鞘瘤都出现在内听道的内部或其开口附近，然后继续向桥小脑角池生长。小的前庭神经鞘瘤通常完全

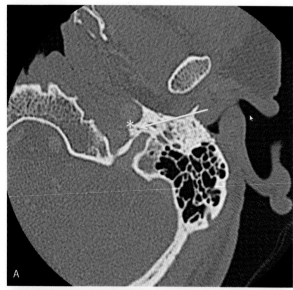

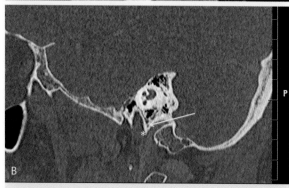

图3.6 （A，B）颈静脉窝水平的左侧颞骨高分辨率轴位CT图像。舌咽神经的鼓室支（Jacobson神经）在下鼓室小管（箭头）内穿行。下鼓室动脉也穿行其内，颈静脉棘由"*"标记

在内听道中。

最常见的症状是慢性进行性单侧感音神经性聋，主要影响高频声音的感知。眩晕、耳鸣和平衡问题并不常见（<10%）。其他症状可能继发于面神经、三叉神经、脑干、小脑或第四脑室（阻塞性脑积水）的占位效应。偶有大的病变伴有蛛网膜下腔出血。脑干诱发反应测听被认为是一种用于诊断灵敏性的预成像测试[3,5,8,9]。

影像学表现

对于前庭神经鞘瘤的大小分级尚未达成共识，但有些人采用以下分级[10]：

• 小的前庭神经鞘瘤：病变 <1cm，局限于内听道内，病灶延伸至桥小脑角池。

• 中等前庭神经鞘瘤: 1~2cm 大小的池成分。

• 大的前庭神经鞘瘤: 2~4cm 大小的池成分。

• 巨大前庭神经鞘瘤: >4cm 大小的池成分。

常规颅脑 CT 和磁共振成像（magnetic resonance imaging，MRI）对小前庭神经鞘瘤或完全管内的前庭神经鞘瘤很容易被漏诊。当怀疑前庭神经鞘瘤时，选择高分辨率颞骨 CT 或更优的检查，如内听道局部高分辨率 MRI，最好进行后颅窝对比增强检查。

前庭神经鞘瘤的影像学特征反映了神经鞘瘤的两种细胞类型区域。Antoni A 是高度细胞密集的区域，在组织上形成栅栏，在图像上表现为实性、均匀强化的肿块。Antoni B 是低细胞区域，细胞稀疏分布在网状黏液样基质中。在图像上，表现为囊性改变的区域。

前庭神经鞘瘤的 CT 表现多变。内听道内可能看不到，除非引起内听道骨质膨大或重塑。较大的病灶进入桥小脑角池，可见到肿块影响邻近的脑实质（图3.7）。Valvasori 发现在 CT 表现异常的内听道中，78% 经病理证实为前庭神经鞘瘤。CT 表现为患侧内听道的高度较正常 >2mm，患侧内听道后壁变薄较正常 >3mm 以及镰状嵴下移[11]。

听神经孔侵蚀和扩大或扩张可见于 70%~90% 的前庭神经鞘瘤伴或不伴桥小脑角池软组织肿块[12]。

MRI 通常是评价前庭神经鞘瘤的最佳影像学检查方法。高分辨率 T2WI 序列可以检测到小至 0.6mm 的病变[13]。小前庭神经鞘瘤显示为以内听道长轴为中心的圆形或漏斗状肿块。较大的前庭神经鞘瘤表现为边界清楚的球形、卵圆形或分叶状的桥小脑角池肿块，其凸起的内缘达到或延伸至增宽的孔隙（图3.8）。巨大的前庭神经鞘瘤可能不具有管内肿瘤成分。85% 较大的前庭神经鞘瘤的脑池通常与颞骨岩部形成锐角（图3.9）。

在 T1WI 像上，前庭神经鞘瘤与灰质等信号。在 T2WI 像上，前庭神经鞘瘤通常呈高信号。0.5% 的病例可能会有蛛网膜囊肿或脑脊液陷入。对此可能的解释是桥小脑角池中的小梁增

厚和脑脊液潴留或肿瘤表面分泌的富含蛋白质的高渗液积聚[2,14]。

使用 MRI 对比增强可以帮助检测前庭神经鞘瘤，灵敏度接近 100%[15]。最好使用 T1WI 脂肪抑制序列，小病灶将均匀增强，而较大的前庭神经鞘瘤表现为不均匀性退行性改

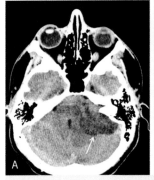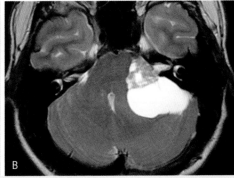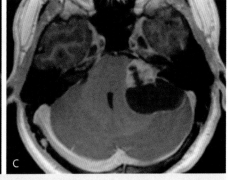

图 3.7　增强 CT 图像（A）显示左侧桥小脑角（箭头）混杂密度肿块，对其邻近脑实质造成占位效应。MRI 轴位 T2WI（B）显示左侧桥小脑角混杂囊实性肿块，向内听道生长。钆对比增强轴位 T1WI（C）显示增强的实性成分，延伸到左侧内听道

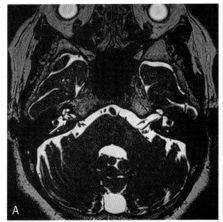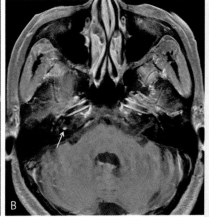

图 3.8　（A）高分辨率 T2WI 图像显示右侧内听道 1 个 1~2mm 的圆形病灶（箭头）伴较小的前庭神经鞘瘤。（B）脂肪饱和钆对比增强 T1WI 轴位图像显示呈结节状强化的病灶（箭头）。（C）高分辨率 T2WI 图像显示一个 >8mm 长的病变填充左侧内听道，与前庭神经鞘瘤（箭头）保持一致。（D）同一患者（C）的轴向高分辨率 T2WI 图像。6 年后扫描显示间隔增宽，病变向桥小脑角池生长，继发左侧脑桥 / 小脑中脚的占位效应

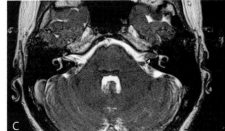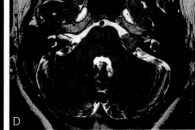

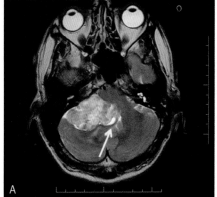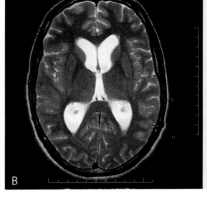

图 3.9　（A）轴位 T2WI 显示一个非常大的前庭神经鞘瘤（箭头）对相邻小脑产生占位效应，第四脑室明显受压，肿块与岩骨后池面形成锐角。（B）较高层面轴位图像清晰地显示继发性阻塞性脑积水是第四脑室受压所致

变，如囊性变（15%）和偶发出血（0.5%），血栓形成和罕见的脂肪变性。

对于较大的前庭神经鞘瘤，重要的任务是评估脑干和小脑脚受影响的程度、周围水肿的存在以及继发于第四脑室受压的梗阻性脑积水的程度（图3.9）。这些发现有助于识别需要采取手术减压治疗的患者。当使用 MRI 增强扫描时，应常规获得非增强脂肪抑制序列，以评估反映肿瘤内脂肪或出血的高信号区。这种固有的 T1 高信号可能会被误认为是增强后改变。

有一些 MRI 特征对于后续研究很重要，因为其可以预测更高的听力损失风险：

• 每年 2.5mm 的增长与听力损失的风险增加 1 倍密切相关[16]。

• 初始大小与听力损失的发展无关，大小与症状无关，不预测增长率。

• 肿瘤内部的出血或纤维化，可能导致前庭蜗神经损伤和听力丧失。最好在 T2* 梯度序列上进行评估，表现为信号强度的明显降低或"模糊"[16]。

• 肿瘤对耳蜗孔的影响[8]。肿瘤充满内听道对采取听力保留手术或立体定向放射外科/放疗患者的预后较差。

放疗后的影像学表现

放疗是前庭神经鞘瘤治疗的一种选择。Nakamura[17] 对 86 例患者进行观察研究，发现 3 种增强模式：

• 快速流出型，84%。
• 持续增强型，5%。
• 无增强模型，11%。

肿瘤体积的变化与增强程度之间没有显著相关性。注意到邻近脑干和小脑的 T2 信号强度增加，反映了水肿的存在。未发现放射剂量与肿瘤大小和 T2 信号变化之间存在相关性。

Norén 等[18] 对另一组 89 例接受放射外科治疗的患者进行了 12 个月的随访，发现其尺寸变化如下：73% 保持稳定，22% 收缩，3% 增长。79% 的患者放射治疗 5~15 个月后失去

了中心增强，一段时间后部分患者又恢复了中心增强，同时伴有邻近组织的增强。9% 的患者邻近组织实质 T2 信号增高，这与局灶性神经缺陷不相符，同时伴有三叉神经延迟增强。

还应该注意的是一些部分切除或放疗的前庭神经鞘瘤，这些治疗可能导致肿瘤中的蛋白质脱落，引起脑脊液吸收障碍可能导致大约 4% 的病例出现交通性脑积水。

为了进行随访，通常每年进行 CT 或 MRI 检查以监测肿瘤生长。初始前庭神经鞘瘤大小和随后的增长率之间没有关系。如果有神经纤维瘤病 2 型家族史，建议家族成员行 MRI 检查进行筛查[2,3,5,8,9]。

评估成像的一些重要发现包括以下几点：

• 大小：尤其是肿瘤的体积。

• 位置：内听道管内，桥小脑角池，延伸至小脑幕裂孔，颈静脉孔内外。

• 局部肿块：小脑，脑干，水肿，脑脊液，动脉和静脉。

• 颈静脉球的位置。

• 横向乙状窦的优势。

• 存在或不存在脑积水。

• 肿瘤累及内听道的程度。

• 沿面神经管或膝状神经节增强，这提示面神经神经鞘瘤而非前庭神经鞘瘤。

前庭神经鞘瘤的桥小脑角肿块大小尤其重要，因为其会影响治疗的方法，即手术还是放疗。如果桥小脑角（CPA）肿瘤大于 2.5~3cm，或者存在脑干受压、脑干水肿或阻塞性脑积水，通常首选手术。如果病灶没有生长到内听道远端，听力保留手术预后更好。这主要是因为在手术过程中保存终端器官动脉（迷路和耳蜗动脉）的血液供应更有可能被保留。而且，不侵犯内听道最远端的肿瘤，将有助于减小暴露和切除肿瘤所需切开的手术范围。

在决定采用迷路术与乙状窦（枕骨下的）后径路之前，了解乙状窦和颈静脉球的状态很重要。外科医生需要一个无障碍，更容易进入该区域的手术径路。优选手术方式的决定通常与外科医生相关，而不是与患者或肿瘤因素相

关。然而，如果颈静脉球高位同侧的 S 形结构占主导地位，这可能会限制颞下径路，有利于乙状窦后径路。另一方面，较大的病变也可能需要更多的骨暴露才能通过其上、下缘进入病变，这时通过乙状窦后径路限制较少。

预后和治疗

75% 的前庭神经鞘瘤缓慢增长，10% 迅速增长（每年 ≥ 1cm），15% 增长非常缓慢。如果不及时治疗，听力损失和局部占位效应相关的症状会随着时间的推移而缓慢进展。如果出现脑积水或脑出血，临床恶化可能很快。即使是肿瘤较小的患者，也会出现突发性不可逆的听力损失。合并神经纤维瘤 2 型的患者预后通常较差。

治疗选择包括随访观察、手术、立体定向放射外科（SRS）和分次立体定向放射（SRT）治疗。笔者认为病变的大小、患者的年龄、合并症以及听力是影响患者治疗选择的主要相关因素。

在 Hajioff 等[19]的一项研究中，随访了72 例患者至少 10 年，发现当肿瘤到达桥小脑角时，观察到肿瘤的截面直径生长速度约为每年 1~2mm。在内听道中，增长率一般低于每年 0.5mm。19 例内听道内肿瘤患者每年的肿瘤生长率为 0。桥小脑角侵犯组小于 2cm，生长速度为每年 1~2mm。大约 15% 的患者在这个时间段肿瘤大小有一定的缩小。大多数专家认为，在桥小脑角内观察肿瘤直径达到 2cm 左右是合理的。一旦 >2cm，可以考虑一些积极的治疗（显微外科切除或立体定向放射外科）。然而，其他人认为连续两次扫描时观察到肿瘤生长时，建议干预治疗。鉴于手术中面神经麻痹的发生率从 5%（肿块 ≤ 2cm）增加到 10%~15%（肿块大小在 2~3cm），如果进行全肿瘤切除，肿瘤的最大尺寸是手术需要考虑的一个重要因素。

肿瘤大小在放疗决策制订中也很重要。选择立体定向放射外科还是分次立体定向放射治疗很大程度上取决于肿瘤的最大直径。通常

对于直径小于 2~3cm 的肿瘤，可以根据肿瘤的组织学和主要受累器官的毗邻解剖结构，给予立体定向放射外科治疗，最常用的总剂量为12~13Gy。对于较大的肿瘤，采用分次立体定向放射治疗给予 45~54Gy 的总剂量，在 5~6周内 1.8~2Gy/d 的分次放疗。这种方法最大限度地提高了安全性，同时在肿瘤的长期局部控制方面非常敏感。无论哪种治疗方式，长期的局部控制率无显著不同，10 年内长期局部控制率在 80%~90%。对较大的肿瘤，分次立体定向放射治疗更安全。最近，通常以 25Gy 分 5次小剂量立体定向放射外科作为治疗较大肿瘤（3~4cm）的一种手段。这种治疗需要一周，而不是 5~6 周，这对患者来说更方便。对于 >4cm 的肿瘤，建议采用 5~6 周的分次立体定向放射治疗。

对于需要手术治疗的较大肿瘤，越来越多地采用综合治疗。手术目的是切除肿瘤并减轻面神经附近脑干和脑实质的压迫，对于肿瘤残留物可以观察和（或）术后放疗；目的是尽量减少面神经损伤的机会。对于那些正在考虑手术的患者，听力损失程度和前庭神经鞘瘤全部范围是重要因素。如果采取听力保留，中颅窝（仅用于内听道内肿瘤）或乙状窦后或枕骨下径路是首选；中颅窝径路对于内听道更外侧的小管内前庭神经鞘瘤而言更适合。当有明显的脑池或内听道内侧成分时，考虑乙状窦后径路。当迷路听力差或肿块巨大以致听力损害不可避免时，可采用迷路径路。

具体到术前、术中，立体定向放射外科治疗后听力和面神经保留的积极预测因子包括肿瘤大小（<5cm³）、年龄 <60 岁、辐射剂量 <13Gy，尤其是耳蜗的剂量（使耳蜗暴露的平均剂量低于 4~8Gy，具有更好的听力保存率）。

对于尚存基线听力的患者进行放疗存在争议，决策的关键在于分次立体定向放射治疗可以最大限度地保留听力，而不是立体定向放射外科，而这恰恰是分次立体定向放射治疗的优势。辐射的长期迟发效应，如听力损伤，受到

每次分次放疗的剂量影响。目前，在这个问题上还没有确切的数据，需要将来的临床试验来解决。

3.2.2 面神经神经鞘瘤

面神经神经鞘瘤可以累及面神经的任何或多个部分。这是一种罕见肿瘤，可与神经纤维瘤病 2 型并存。发病没有性别差异，好发年龄是 40~50 岁。

膝状神经节是最常受累的部位，其次是迷路段，然后是 CPA-IAC（桥小脑角 – 内听道）部分的脑神经；累及腮腺段较罕见，多节段受累较常见。

50% 的面神经神经鞘瘤患者无症状。另外一半患者最常见的表现为面神经麻痹，这通常需要数年才能形成，这可能与神经鞘瘤压迫，而不侵犯神经有关。症状也取决于所累及部位。当肿瘤位于桥小脑角或内听道时，单侧感音神经性聋可能是继发于肿瘤压迫听神经较薄的有髓感觉纤维的占位效应，与面神经较厚的有髓运动纤维相比，听神经更容易受到压迫。

肿瘤侵犯膝状神经节通常无临床症状。然而，随着肿块的不断生长，肿块可能会向颅中窝凸出，并引起大脑局部占位效应；肿瘤也可以侵犯更大的岩浅神经，导致流泪功能的丧失。

这些肿瘤也可导致镫神经和镫骨肌瘫痪，引起听觉减退。侵犯鼓膜段的肿瘤可由于听骨链受影响而引起传导性听力减退。乳突部的面神经鞘瘤可能会导致面瘫，因为面神经管较小、空间有限和体积固定。其他症状包括眩晕和面部肌肉痉挛，有时较大的肿瘤侵犯茎突乳孔可出现无痛颈部肿块[2,5]。

面神经神经鞘瘤可以引起面瘫，将其与特发性面神经麻痹（贝尔麻痹）区分开来是非常重要的。患有贝尔麻痹症的患者通常急性发作，并在约 2 个月内症状消失。那些 3 周以上的进行性面神经麻痹的患者，6 个月后没有恢复，或者是同侧复发，作为考虑面部神经鞘瘤的一个因素。与其他影响面神经病变（如自身免疫性疾病或病毒性疾病）进行鉴别也是必要的，这通常需要影像学检查辅助。

影像学表现

CT 上的典型表现是内听道肿块伴内听道小管的扩大，因此可能会被误认为是前庭神经鞘瘤，然而，仔细评估显示面神经迷路段扩大，因为神经鞘瘤沿着面神经管生长，也可以看到膝状神经节的扩大（图 3.10）。MRI 特点与 CT 相似，如面神经和膝状神经节的扩大和增强（图 3.11）。

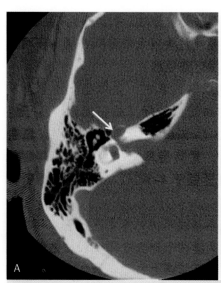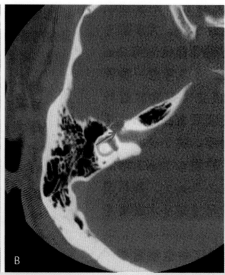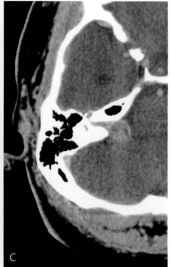

图 3.10 右侧颞骨轴位高分辨率 CT 增强（A）、骨窗（B）和软组织窗（C）显示右侧膝状神经节（A；黄色箭头）和面神经迷路段（B；红色箭头）增宽。（C）增强的肿块使内听道扩大并突入桥小脑角池

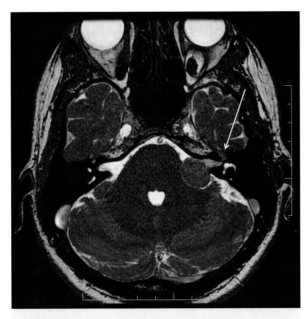

图 3.11　轴位 T2 高分辨率 FIESTA 序列显示一延伸到内听道的桥小脑角肿块。膝状神经节（箭头）扩大，以及与该肿块伴发的面神经鞘瘤

面神经鞘瘤也可以表现为中后颅窝肿块，提示病变向膝状神经节或面神经的其他部分延伸（图 3.12）。

评估面神经增强时必须注意，高达 76% 的检查中正常面神经在 MRI 检查中表现出一定程度增强，69% 的病例可能不对称，这被认为是由于神经周围正常面动静脉丛的存在。除脑池段、面神经管段以及茎突孔外的颅外段通常不增强，其余节段均可增强[4,20]。

一些病理改变可被误认为是面神经神经鞘瘤，包括永存镫骨动脉可导致面神经鼓室段增大或蛛网膜憩室形成，从而导致膝状神经节增大。

评估和报告的关键影像学特征包括面神经哪一段受侵、肿瘤是否向内听道生长以及是否有内耳受侵。

预后和治疗

由于一些面神经神经鞘瘤生长缓慢，观察等待是一种方法。一旦出现面部神经麻痹或其他症状，就需考虑进行干预。放射外科或分次放射治疗能够很好地保留面神经功能。

由于手术需要面神经移植，House-Brackmann 评分 3 级（中度功能障碍、静息时明显不对称以及完全闭合眼）可获得最佳的结果。面神经功能恢复程度往往是患者重要的关注点。手术目的是通过保留端侧吻合或移植桥接的完全肿瘤切除术，来保留听力和面神经功能的恢复。由于外科手术可能使症状恶化[2,5,8]。必须考虑到所有潜在的治疗方式，特别是放射治疗。

如果患者出现急性面瘫，且 6 个月内没有进展，肿瘤位于中耳或乳突段面神经的水平或垂直部分，可能需要紧急手术治疗。如果在临床随访中，面部功能恶化到超过 House Brackmann 3/6 级，那么很有可能建议手术治疗。这是基于面部舌下神经吻合术最多可以提供 3/6 级的面神经（或面瘫）功能。外科医生需要考虑的问题是手术减压治疗是否合理，因为缓解面神经受压可使肿瘤扩大。

避免手术切除的主要原因是存在显著的医学并发症，或者手术切除肯定会导致永久性的

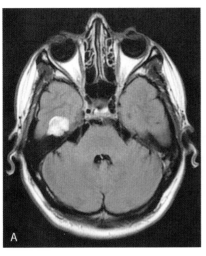
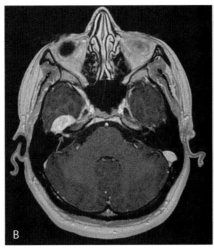

图 3.12　（A）轴位 FLAIR 序列显示一高信号的肿块位于右侧中后颅窝。（B）轴位增强 T1WI 显示了肿块和面神经的迷路段（箭头）连续增强。巨大的分叶状肿块位于膝状神经节内的面部神经鞘瘤的中心

面神经麻痹（HB 级 6/6），后一种结局促使许多患者选择非手术治疗。立体定向放射外科和更常见的分次立体定向放射治疗（45~54Gy 共 5~6 周）是这些患者的选择。虽然文献有限，但没有永久性面神经麻痹不良事件的发生，且这种治疗可达到长期的局部肿瘤控制。

3.2.3 颈动脉鞘神经鞘瘤

神经鞘瘤可能发生在从颅底水平到主动脉弓以上颈动脉鞘的任何部位，可能涉及的中枢神经包括第Ⅸ、Ⅹ和Ⅺ对脑神经。颈动脉鞘的内侧和颈椎屈肌前群是交感神经链和交感神经节分布区。与颈动脉鞘毗邻的结构将纳入讨论。

神经鞘瘤通常出现在健康的个体中。文献存在混淆，因为一些人认为男性好发[9]，而另一些文献则没有任何关于这种性别差异的描述[21]。神经鞘瘤的好发年龄在 18~63 岁。颈动脉鞘神经鞘瘤也可与神经纤维瘤病 2 型相关。

舌骨上颈动脉鞘神经鞘瘤比舌骨下更常见。17%~25% 的病变发生于茎突后咽旁间隙，最常见的神经起源依次为迷走神经 > 舌咽神经 > 上交感神经链。

较小的舌骨上颈动脉鞘神经鞘瘤病变极少有症状。较大病变通常表现为无痛性、容易被察觉的颈部、鼻咽或口咽侧后壁肿块。舌骨下病变可表现为颈前外侧肿块，较大病变可引起占位效应，导致吞咽困难、颈内静脉闭塞、霍纳综合征、睡眠呼吸暂停或喉咙痛。

特定的神经麻痹或缺陷可能发生，并成为神经来源的线索。

• 迷走神经鞘瘤：声带瘫痪，放射到耳朵和眼睛、下颌骨和扁桃体区域的疼痛。

• 舌咽神经鞘瘤：同侧茎突咽肌的麻痹（这种肌肉在吞咽过程中有助于抬高喉部并扩张咽），这可能导致吞咽和言语障碍，丧失舌后 1/3 的味觉，失去温度觉、触觉，以及舌根、咽鼓管、咽部和扁桃体的深感觉和异常的呕吐反射。

• 副神经神经鞘瘤：慢性病例中，肩胛骨向下、向外旋转以及肩胛下垂起自斜方肌、胸锁乳突肌的萎缩以及同侧肩胛提肌代偿性肥大，这类似于肩胛下垂综合征，可行根治性颈部淋巴结清扫术。

影像学表现

颈动脉鞘神经鞘瘤表现为椭圆形、边缘清晰的肿块伴有均匀的增强或囊性区域。影像学特征与其他神经鞘瘤相似。当病变起自颈静脉窝时，颈静脉孔增宽，边缘骨质光滑。

颈内动脉和颈内静脉可被神经鞘瘤推压移位，颈动脉移位的方向也有助于预测可能起源的神经。迷走神经在颈动脉鞘颈内动脉的后部，迷走神经神经鞘瘤会使颈内动脉向前、内侧移位，而使颈内静脉向后、外侧移位（使颈总动脉或颈内动脉与颈内静脉分开）（图 3.13，图 3.14）。

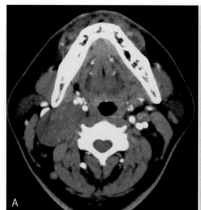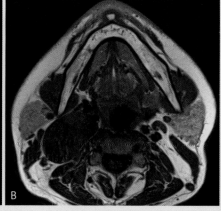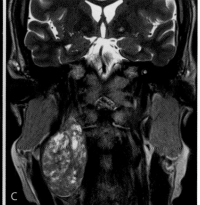

图 3.13 轴位增强 CT（A）、轴位 T1WI（B）和冠状位 T2WI（C），显示位于右颈动脉间隙（后纵隔咽旁间隙）梭形轻度增强的迷走神经鞘瘤。颈内动脉前移，颈内静脉向外侧移位

另外，由于上交感神经链位于颈动脉鞘的内侧，交感神经链神经鞘瘤通常会将所有的血管向前外侧移位。这种交感神经鞘瘤也可在颈动脉鞘和咽壁之间移动，导致颈内动脉后移（图3.15）。后一种位移形式，外观上会被误以为唾液腺肿瘤，无论是来自腮腺深叶或腮腺外茎突前咽旁间隙的小唾液腺细胞[2,5,9]。

需要与临床医生沟通的重要影像学表现包括神经鞘瘤是否与颈动脉密切接触，以及系列的影像学检查评估肿瘤的生长率。肿瘤与颈总动脉或颈内动脉密切程度很重要，因为手术可能导致动脉损伤和潜在的夹层以及继发性缺血或血栓栓塞的风险。如果计划手术，肿块通过颈静脉孔向颅内延伸程度也很重要。通常情况下，超过1.5cm向颅内生长的病灶可能需要从上方进行神经外科手术以获得更好的路径并控制病变。

预后和治疗

颈动脉鞘神经鞘瘤可随访观察。

原则上，如果迷走神经神经鞘瘤3~4年内增长30%~40%，或者伴有进行性神经系统症状或有恶变的证据，富有经验的头颈外科医生将建议切除病变。切除神经鞘肿瘤通常会导致相应的神经麻痹，而术前肿瘤并未导致神经麻痹。最严重的手术并发症是颈动脉损伤所致的卒中以及与之相关的低位中枢神经麻痹，可能导致严重的并发症，如慢性抽吸和声音嘶哑。

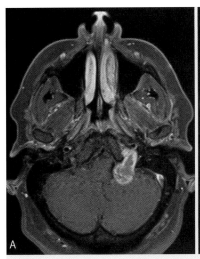
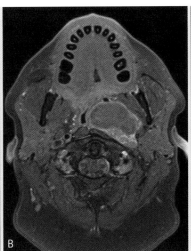
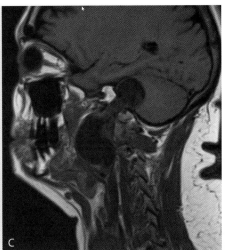

图3.14　对比增强T1WI（A，B）图像显示左侧颈动脉间隙迷走神经鞘瘤，左侧颈内动脉被向前、内侧推移，显示肿块通过颈静脉孔向颅内扩张。矢状位T1WI（C）显示肿块呈囊实性，并通过颈静脉孔突入后颅窝

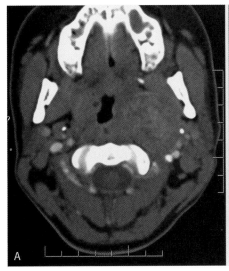
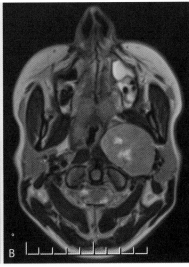

图3.15　交感神经链神经鞘瘤的对比增强轴位CT（A）和轴位T2WI（B）图像。这种边缘清晰的轻微增强病灶将颈动脉和颈静脉血管向后推移

105

分次立体定向放射治疗是对这类患者的一种治疗方案，尽管文献较为有限，但没有手术的不良事件发生，并且可达到长期的局部肿瘤控制。

3.2.4 副神经节瘤（血管球）

颈静脉球和迷走神经副神经节瘤是良性、缓慢生长、富血管的病变，起源于肾上腺外非嗜铬性趋化细胞的副神经节组织，其分布在面神经的鼓室段、颈静脉孔、迷走神经的咽旁部分和颈动脉体。这些晚期肿瘤与迷走神经密切相关。它们的其他名称包括化学感受器瘤和血管球瘤。然而，Glenner 和 Grimeley [22] 认为副神经节瘤是这些病变最合适的名称。副神经节瘤有潜在的局部侵犯，并经常侵犯颅底，导致颅内硬膜扩大，这些肿瘤很少转移。

颈部副神经节瘤是根据其起源部位命名的：

• 颈静脉球瘤：位于颈静脉球和颅底的水平位置，起源于舌咽神经（Jacobson 神经）鼓室支或迷走神经耳支（Arnold 神经）。

• 鼓室球瘤：位于鼓室和乳突，沿 Jacobson 神经分布。

• 颈鼓室血管球瘤：病变跨越中耳和颈静脉孔。

• 迷走神经肿瘤：来自迷走神经内的副神经节，位于颅底水平或以下，主要位于咽旁。

• 颈动脉体瘤：起源于颈动脉分叉处的颈动脉体。

在本节中，我们将讨论颈静脉球瘤、颈静脉鼓室球瘤以及迷走神经肿瘤。

副神经节瘤每年的发病率为 1/130 万，更好发于女性，男女比例为 1:3~1:4。2/3 患者发病年龄在 40~60 岁。这些病变可以是双侧（2%）或多灶性（10%），最常见累及颈静脉或颈静脉鼓室球副神经节瘤，以及同侧颈动脉体瘤。副神经节瘤也有家族遗传性，多发病灶的发生率接近 30%。颈静脉球或颈静脉鼓室球瘤是第二常见的颞骨肿瘤，仅次于前庭神经鞘瘤。10% 的病例伴有其他肿瘤如甲状腺髓样癌，胰岛细胞或中胚层来源的非内分泌肿瘤，如肺软骨瘤和胃平滑肌肉瘤 [23]。

从症状出现到确诊的平均时间为 3~6 年。颈静脉球和鼓室或颈静脉鼓室球瘤通常是无症状的。当有症状时，取决于肿瘤的位置和范围以及周围神经结构受压情况。非常罕见的、大的副神经节瘤可以分泌去甲肾上腺素，或者少见的促肾上腺皮质激素、血清素、降钙素或多巴胺。然而，这些分泌性副神经节瘤中仅有 1%~3% 存在临床症状，因为大多数分泌低水平的激素 [2,23]。

颈鼓室球可以横向生长引起耳科症状（传导性听力减低、搏动性耳鸣或鼓室后肿块）或者缓慢生长，并进一步延伸到颈静脉孔，引起颈静脉孔综合征（Vernet 综合征），由第 IX ~ XI 对脑神经缺陷引起。中枢神经麻痹的发生率为 35%，其中迷走神经麻痹最常见（61%），其次为面神经（45%）、副神经（52%）、舌咽神经（48%），舌下神经最不常见。舌下神经受压将引起 Collet-Sicard 综合征，包括单侧舌咽神经、迷走神经、脊髓副神经和舌下神经麻痹，缺乏交感神经参与，是其与 Villaret 综合征的区别 [24,25]。

面神经颞骨乳突部受侵可引起面瘫。颈动脉管交感神经链受累可导致霍纳综合征。海绵窦扩张会导致海绵窦综合征，包括眼肌麻痹、复视（急性或缓慢渐进性发病，可能伴有疼痛），眼球突出 [26,27]。

副神经节瘤也可延伸到后颅窝，导致脑干、小脑内的占位效应，并引起梗阻性脑积水。

影像学表现

在 CT 上，颈静脉球通常被认为是颈静脉窝中心强化的肿块，可能导致不规则骨质破坏（虫蚀样改变）及颈静脉窝与颈动静脉棘间距扩大（图 3.16）。在肿瘤内偶尔可见真正的血管。这与神经鞘瘤相反，神经鞘瘤是边界清晰的病变，缺少血管，并且经常表现为囊性变性而无骨质破坏。血管球迷走神经肿瘤也会表现为血管性肿块，但主要位于茎突后咽旁间隙、颅底以下，但血管球迷走神经肿瘤也可以生长到颈静脉窝（图 3.17）。

鼓室球瘤通常表现为一个边界清楚、明显增强的软组织肿块，肿块位于耳蜗岬沿 Jacobson 神经分布（图 3.18）。根据定义，鼓室球瘤局限于中耳腔。

颈静脉鼓室球瘤是一种延展到中耳腔的颈静脉球（图 3.19，图 3.20）。这些病变倾向于沿着最小阻力面（裂缝、气房神经束、血管通道和孔）生长。软组织侵犯的地方沿着 Jacobson 和 Arnold 神经分布（颈静脉球外膜、下鼓室小管、耳蜗岬、乳突小管、乳突面神经管）。

随着病灶的增大，病变也可以通过颈静脉或颈鞘内向下生长。

副神经瘤的 MRI 表现为明显增强的病灶；T1WI（图 3.21）显示典型的"胡椒盐"征。"盐"的高信号病灶对应于亚急性出血的病灶，黑色的"胡椒"病灶代表血液流空信号。然而，这些肿瘤微血管的变化可能并不总是表现出血管流动空洞，因此可以有类似于迷走神经鞘瘤的肿瘤影像学改变。

在血管造影时，副神经节瘤的特征是富血管性肿瘤，肿瘤明显染色，染色比脑膜瘤更深，但比 AVM 略浅。最常见的滋养血管是咽升动脉的分支。肿瘤较大时，来自颈内、外动脉分

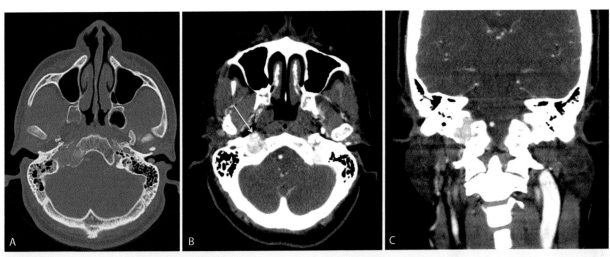

图 3.16　右侧血管球瘤的轴位 CT 骨窗（A）图像。颈静脉孔区膨胀性和穿凿样骨质破坏。另一例右侧球形颈静脉瘤患者的轴位（B）和冠状位（C）软组织窗图像显示病灶明显增强。轴位图像（B）显示病灶与右颈内动脉密切接触粘连（箭头）

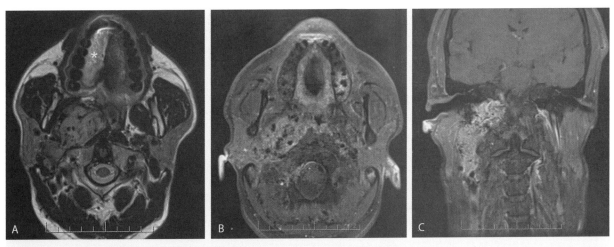

图 3.17　右侧迷走神经血管球肿瘤的轴位 T2WI（A）和钆增强 T1WI 的轴位（B）和冠状位（C）图像。整个病灶可见明显的流空信号。肿瘤向上延伸到颈静脉窝。（A）注意同侧舌肌脂肪萎缩（星号）继发于舌下神经的占位效应

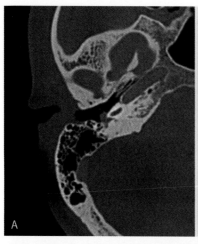
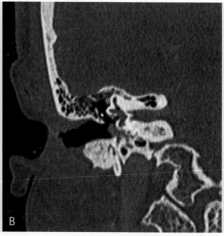

图3.18 右鼓室球的轴位（A）和冠状位CT图像（B）。病灶表现为以耳蜗岬为中心的分叶状肿块

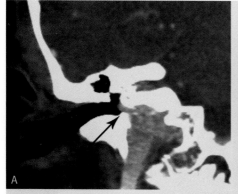
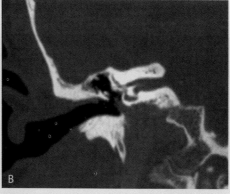
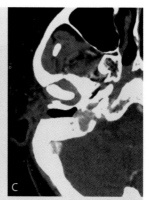

图3.19 右侧颈静脉鼓室肿瘤的对比增强冠状软组织（A）、骨窗（B）和轴位（C）CT图像。病灶主要位于颈静脉窝伴有轻微的骨侵蚀和膨胀性改变。增强的肿块（箭头）有一个连续增强的小病灶延伸到下鼓室

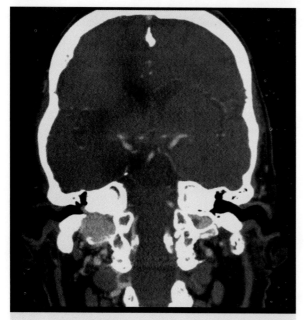

图3.20 另一个右鼓室球瘤。对比增强冠状位CT显示一巨大的肿块位于右侧颈静脉窝，伴一小病灶向上外侧延伸到中耳

支有可能参与供血。

铟-111奥曲肽扫描是一种有效的辅助检测方法，可帮助检测多中心、转移性或复发性肿瘤，且灵敏度高于碘-123-间碘苯甲胍。

需要与临床医生沟通的重要影像学表现包括多发病灶的存在，病变的颅内和颅外范围（图3.22），是否存在颈静脉球或乙状窦受累（图3.23）、侵蚀岩骨（图3.24），耳囊和面神经管有无受累以及颈动脉是否被肿瘤侵犯（图3.25）。系列扫描对了解肿瘤生长速度很重要。

对于接受放射治疗的患者，血管球不能完全治愈。在CT上，骨质破坏和侵蚀将持续存在。在MRI上，以下发现表明局部控制：

• 大小稳定或缩小。

• 强化程度下降。

• 流空信号减少。

• T2信号强度降低，表示存在纤维化[5,9]。

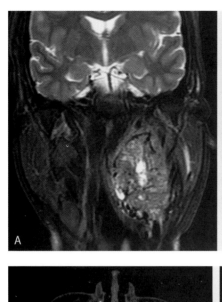
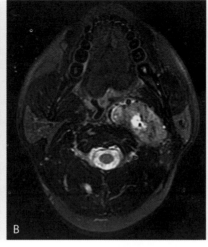

图 3.21　左侧巨大的迷走神经球瘤 T2WI 冠状位（A）和轴位（B）显示多个黑色流空信号（"胡椒"）和血栓内部明亮的病灶（"盐"）

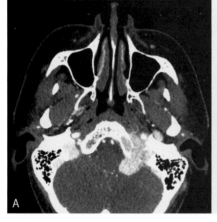
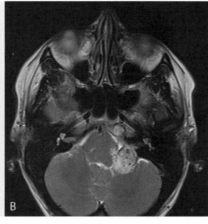

图 3.22　一个巨大的左侧颈静脉球瘤的增强轴位 CT（A）和 T2WI MRI（B）图像显示病灶向颅内延伸至后颅窝，对小脑和脑干产生占位效应

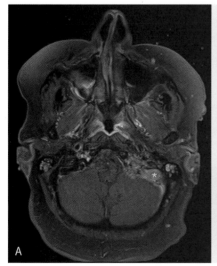
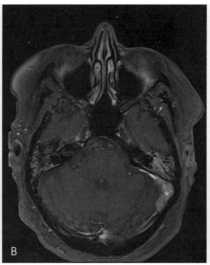

图 3.23　左侧颈静脉球轴位增强 T1WI（A，B）。混杂的肿瘤与相邻小脑毗邻。肿瘤延伸到左侧乙状窦硬脑膜（星号）

预后和治疗

经验丰富的颅底外科医生通常采用等待观察的方法处理包含颅底的、低位脑神经完好的血管球瘤。对于孤立的鼓室球瘤，手术通常取决于患者的年龄，通常是为了缓解搏动性耳鸣。在手术决策过程中，通过影像学确定鼓室球瘤的全部范围是非常重要。

对于快速增长的肿瘤或因肿瘤已致低位脑神经麻痹的患者，可考虑进行干预。在后一种情况下，肿瘤切除引起的吞咽或语言功能丧失发病率更低。然而，神经损伤是不可挽回的，面神经衰弱或瘫痪的发病率可能上升。如果内

109

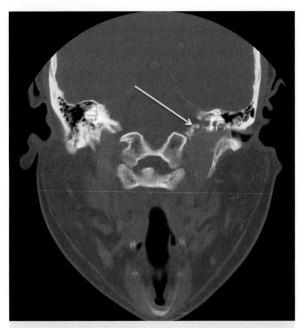

图 3.24 左侧颈静脉球鼓室肿瘤的冠状骨窗图像。扩张的肿块充盈颈静脉窝并延伸至左侧中耳。还要注意岩骨下缘的骨质侵蚀（箭头）

耳被破坏，手术风险上升，这也可能包括耳蜗前庭活动丧失。这就是为什么放射治疗是一个重要临床考虑的原因。

如果术中可能出现高血容量失血（1.5L），可考虑术前栓塞治疗。对于被确定为激素活性的肿瘤，需要手术前给予 α 和 β 肾上腺素能受体阻滞剂，因为手术过程中的操作可能导致神经肽的释放，并导致显著的血压变化[5,8]。

避免手术切除肿瘤的主要原因是手术存在显著的并发症或患者拒绝接受手术引起并发症

（前文已经提及）。可以进行部分切除，但未必长期受益。

由于颈静脉窝肿瘤的手术与低位脑神经麻痹显著相关，因此分次放疗被认为是所有患者的一个选择。较大的后颅窝肿块及其占位效应，将需要减瘤和减压手术治疗。然而，单纯型颞部肿瘤往往在许多年内不会有进展，放射治疗对这些患者来说是一个明确的选择。

分次立体定向放射治疗的长期效果非常好，总剂量为 45~54Gy（1.8~2.0Gy/d），局部肿瘤长期的控制率超过 80%，没有与手术相关的风险。

3.2.5 桥小脑角脑膜瘤

脑膜瘤是来源于蛛网膜颗粒（绒毛）的脑膜上皮型蛛网膜帽细胞的肿瘤，而不是来自硬脑膜。这些绒毛在大的硬脑膜窦中最多，但也发生在较小的静脉和沿脑神经和脊神经的根袖。脑膜瘤是生长缓慢的肿瘤，通常与邻近硬脑膜广基底相连。WHO 将脑膜瘤分为 3 种类型：典型（Ⅰ）90%、非典型（Ⅱ）7% 和间变性（Ⅲ）3%，也有许多组织学亚型，如脑膜上皮、纤维、过渡性、砂粒体型、海绵状、血管瘤和其他类型（微囊、脊索瘤、透明细胞、分泌型、淋巴浆细胞丰富和化生型）。

脑膜瘤占所有原发性颅内肿瘤的 20%，是最常见的原发性非胶质肿瘤。40% 的脑膜瘤发生在颅底。这是继前庭神经鞘瘤之后，桥小

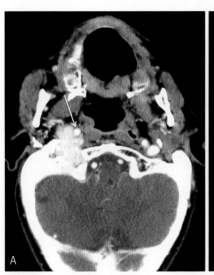

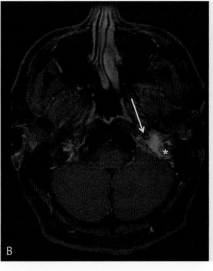

图 3.25 2 例颈静脉球瘤患者。A. 强化 CT 显示增强的肿瘤部分环绕右颈内动脉（箭头）。B. 另一位左侧血管球瘤患者的钆增强 T1WI，显示肿瘤包绕部分颈内静脉的流空信号（箭头），并且累及颞骨的乳突部（星号）

脑角第二大常见肿瘤[2,3,5,8]。它们也是常见的向下延伸至颅底的颅内肿瘤。

脑膜瘤明显在女性好发（发病率2:1~4:1），主要表现在中年时期（高峰在45~55岁）。神经纤维瘤病2型基因突变（22号染色体的长臂缺失）是一种常见诱因，在60%的散发病例中出现，这些肿瘤表达血管生成因子如成纤维细胞生长因子-2，血管内皮生长因子和整联蛋白。黄体酮、催乳素和生长激素受体也可以表达。多发性脑膜瘤继发于神经纤维瘤病2型。然而，10%的散发性脑膜瘤可为多发性的。

桥小脑角脑膜瘤一般比前庭神经鞘瘤要大得多，通常偶然被发现，但会引起小脑症状（平衡失调、眩晕）、梗阻性脑积水或潜在的第Ⅴ、Ⅶ、Ⅷ对脑神经麻痹[2,3,5,8]。

影像学表现

桥小脑角脑膜瘤表现为沿颞骨岩部的脑池面分布轴外肿瘤性病变。在CT平扫中，70%的肿瘤呈高密度，反映出高核质比，而30%的肿瘤呈类似灰质的等密度（图3.26）。钙化存在于25%的肿瘤中，可非常细小，或者致密且粗糙。沿岩嵴可出现邻近的骨质增生。骨质增生很少（15%~20%的病例），但非常有特点[28]。脑膜瘤在CT上通常会显示明显的强化（图3.26，图3.27）。

MRI表现：T1WI显示脑膜瘤呈等或稍低信号（与脑实质相比）（图3.28）。T2WI脑膜瘤表现多变，可能由于其组织病理学存在很多亚型。在T2WI上出现等或低信号（与脑实质相比）的主要是纤维型或过渡型。T2WI上

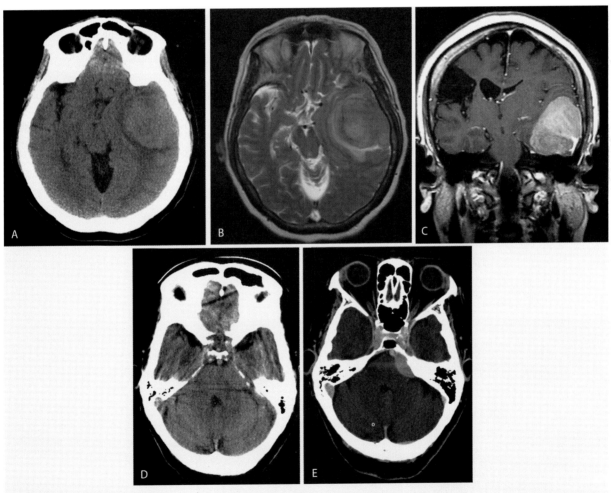

图3.26　颅内脑膜瘤的一系列图像显示典型的影像学特征。轴位增强CT（A）显示左侧颞部脑膜瘤比脑实质密度稍高。在T2WI MRI（B）上的同一病变呈中等信号，而冠状位对比增强T1WI（C）显示肿块明显增强。左小脑脑桥角脑膜瘤增强前（D）和增强后（E）的轴位CT图像显示病灶由等密度变为明显的强化

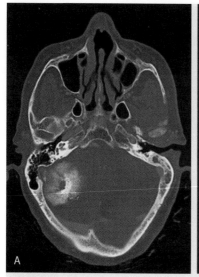
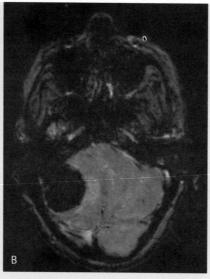
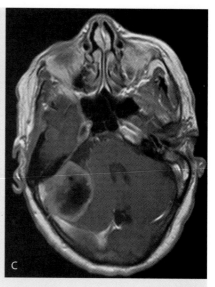

图 3.27 右侧桥小脑角和外侧小脑延髓池脑膜瘤的轴位图像。CT 骨窗（A）病灶显示密集钙化，而在 MRI 梯度回波图像（B）上表现为非常低信号的区域。钆对比增强后的轴位 T1WI 显示肿瘤压迫右侧横窦和乙状窦远端（C），相互密切接触

的高信号强度反映了合体细胞或成血管细胞成分的存在。血管母细胞脑膜瘤可表现为灶周水肿，更具侵袭性的行为。

T2* 梯度序列可以看到明显的内部低信号，反映了钙化的存在（图 3.27）。

钆对比增强 T1WI 通常会明显强化。脑膜瘤也可出现轻微的弥散受限，这反映了其高细胞性（图 3.29）。

桥小脑角脑膜瘤附着在岩上窦下方和颈静脉球上方的乙状窦内侧（图 3.27）的硬脑膜上。与前庭神经鞘瘤不同，脑膜瘤是偏心性的（图 3.29，图 3.30）。偶尔会出现向内听道生长，易被误认为是前庭神经鞘瘤（图 3.31）。前庭

神经鞘瘤往往会引起内听道的增宽、扩大，这一特点在脑膜瘤上罕见，有助于区分桥小脑角脑膜瘤与前庭神经鞘瘤的其他影像学特征是前者与岩嵴形成的钝角，而前庭神经鞘瘤形成锐角。桥小脑角脑膜瘤可有增强的硬脑膜尾征，而前庭神经鞘瘤不常见（图 3.30，图 3.32）。

在影像学上，描述脑膜瘤的全部范围是非常重要的。这些病变偶有疝入颅中窝，并延伸至海绵窦、蝶鞍，甚至浸润邻近骨质（图 3.33，图 3.34）。

由于脑膜瘤可沿硬脑膜静脉窦生长，可用 MR 或 CT 静脉造影评估硬脑膜静脉是否通畅或有无受侵。

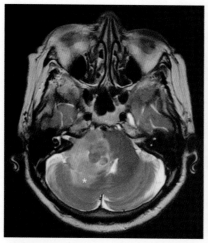
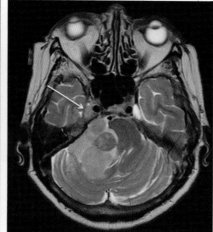

图 3.28 巨大的分叶状桥小脑角脑膜瘤的轴位 T2WI。肿块呈中等信号强度，对邻近脑实质有明显的占位效应，伴有血管源性水肿（星号）。病变已经扩展到内听道，并且侵入 Meckel 腔，表现为失去正常液体信号强度（箭头）

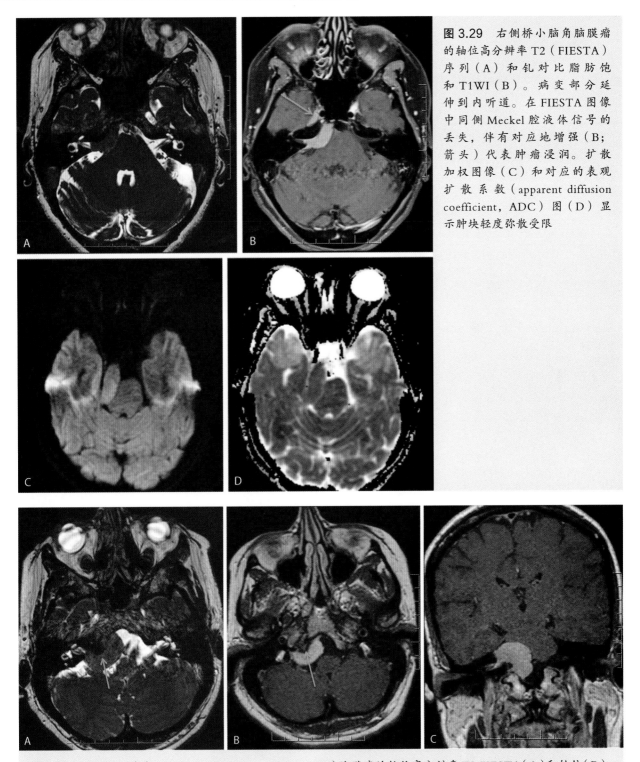

图 3.29　右侧桥小脑角脑膜瘤的轴位高分辨率 T2（FIESTA）序列（A）和钆对比脂肪饱和 T1WI（B）。病变部分延伸到内听道。在 FIESTA 图像中同侧 Meckel 腔液体信号的丢失，伴有对应地增强（B；箭头）代表肿瘤浸润。扩散加权图像（C）和对应的表观扩散系数（apparent diffusion coefficient，ADC）图（D）显示肿块轻度弥散受限

图 3.30　右桥小脑角（right cerebellopontine angle，CPA）脑膜瘤的轴位高分辨率 T2 FIESTA（A）和轴位（B）、冠状位（C）钆对比增强 T1WI。肿块位于内听道的正前方。有一小部分肿瘤沿听神经孔生长。在轴位序列（箭头）上有一个局灶性不规则隆起的骨质增生，并且还有一个沿着斜坡后部延伸的小硬脑膜尾（C）

导管血管造影很少用于诊断，如果检查，将显示肿瘤的硬膜供应血管和软膜血管外部的引流血管。动脉期通常显示粗大的日光放射状硬脑膜血管染色，血管染色持续至静脉期是脑膜瘤的一个典型特征。

需要与临床医生沟通的重要影像表现包括肿瘤的大小、位置和肿瘤的全部范围，因为这些将影响手术计划。灶周血管源性水肿很重要，

能反映脑实质有无受侵（图3.35）。了解硬膜窦、颈静脉窝（图3.36）、颈动脉和椎基底动

脉有无受侵很重要，因为这会使尝试手术切除复杂化。外科医生可通过 CT 或 MRI 增强的程

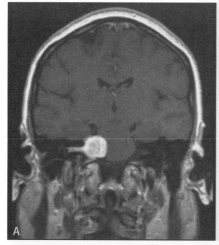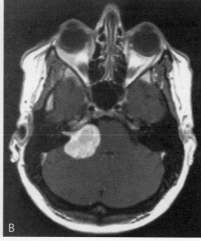

图3.31 右桥小脑角脑膜瘤的钆增强 T1WI 冠状位（A）和轴位（B）。肿瘤显示明显的强化和向内听道生长，内听道没有明显加宽

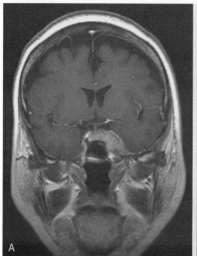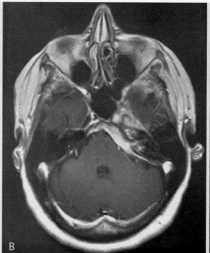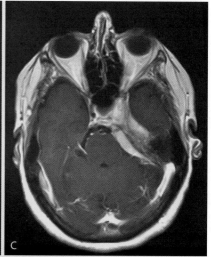

图3.32 左桥小脑角脑膜瘤的增强 T1WI 冠状（A）和轴位（B）。病变相当长，并有一个向后延伸的长硬脑膜尾。肿瘤的一小部分伸入内听道，还有延伸到左侧海绵窦的异常扩大。左侧正常的颈内动脉血管流空信号消失，表明该血管的血栓形成，以致血流非常缓慢。（C）左侧岩尖的异常强化，与肿瘤骨浸润一致

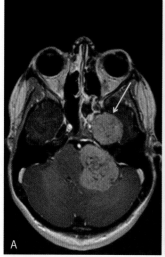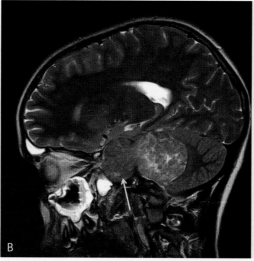

图3.33 钆对比轴位 T1WI（A）、矢状 T2WI（B）。左桥小脑角有一个双叶状球形脑外肿块，并疝入左侧颅中窝（黄箭头）。肿瘤主要是实性和均匀的中央囊性改变。在病理上，这是典型的 WHO Ⅱ级脑膜瘤细胞

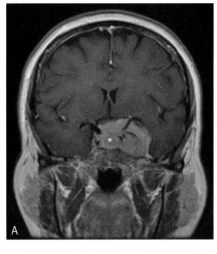
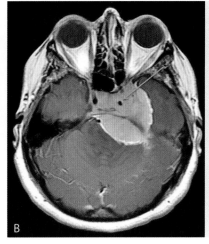

图 3.34　广泛的桥小脑角和中央颅底脑膜瘤的钆增强 T1WI 冠状位（A）和轴位（B）。桥小脑角肿块在桥脑的左侧造成明显的占位效应。该肿块有继续向左侧海绵窦和蝶鞍（星号）延伸的趋势。肿块横向生长至左侧中颅窝内侧。基底动脉的流空信号与肿块密切接触。左侧海绵窦颈内动脉完全被肿块包绕（箭头）

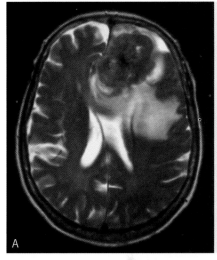
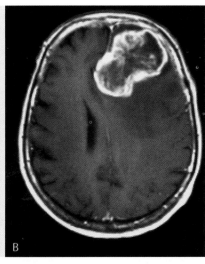

图 3.35　左侧额部巨大脑膜瘤的轴位 T2WI（A）和增强后 T1WI（B）。注意肿块非常不均匀的表现和很大的邻近脑水肿。这是一例病理证实的 WHO Ⅲ 型脑膜瘤伴脑实质浸润

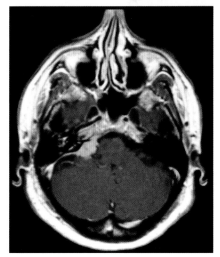
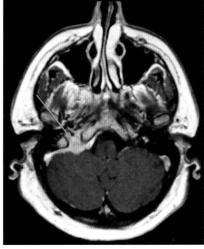

图 3.36　右桥小脑角脑膜瘤，轴位钆增强 T1WI。病变并不太大，但仔细观察发现病灶延伸到右颈静脉孔（箭头）

度评估肿瘤血管情况，增强可以预测手术中过度出血的可能性。横断面图像也可以显示病灶内大血管和流空效应的存在，这表示有明显的富血管分布（图 3.37）。在这种情况下，可以考虑进行术前栓塞。其他需要注意的病变特征包括有无脑干受压和继发性阻塞性脑积水，同时，通过一系列扫描观察病变生长率也很重要。

预后和治疗

管理偶发的脑膜瘤具有挑战性。脑膜瘤通常生长缓慢。干预被用在快速生长的肿瘤和（或）存在进行性脑神经功能障碍或严重的脑

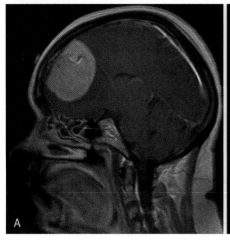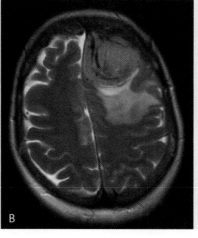

图 3.37 左侧额部脑膜瘤增强矢状位 T1WI（A）和轴位 T2WI（B）。肿块明显强化，并且这两幅图像也显示存在大的病灶血管，表明这是富血供的肿瘤

干受压和梗阻性脑积水。

在手术过程中，切除肿瘤、"硬脑膜尾"征和任何受侵的骨质都很重要，可以降低复发的风险。

乙状窦后旁小脑径路是桥小脑角脑膜瘤最常用的径路。

当有肿瘤累及主要动脉或引流静脉窦时，完全手术切除被认为具有高风险，因为很可能会导致卒中或中心静脉高血压。在这些情况下，可以考虑局部切除或放射治疗。

对桥小脑角脑膜瘤放疗主要取决于病变的大小和复杂程度，包括邻近视神经器官。对小于 3cm、边界清晰的病变，单次立体定向放射外科（12~15Gy）在 10 年内具有明确的长期局部控制，控制率约为 80%，严重不良事件发生率约为 5%。对于距视交叉和（或）视神经 2mm 以内的病变、直径 3cm 或更大的肿瘤、形状不规则的复杂病变或术后病灶无法确定切除干净的、标准分次立体定向放射治疗总共 45~50Gy，需要 5~6 周（1.8~2.0Gy/d）治疗。这种方法是肿瘤边缘关键结构允许的最大剂量，否则将因单次立体定向放射外科剂量不足而产生组织耐受。对于大肿瘤，选择分次放疗比较安全，因为单次立体定向放射外科可能导致无法接受的高放射坏死率。对于那些采用立体定向放射外科或治疗的病变，局部控制率是相同的；对于分次放疗来说，毒性率通常略高一些。最近，越来越多地采用五分法（25~30Gy）作为手段，为了在较短的时间获得分次的益处，为患者提供便利。这种方法被称为超分割立体定向放射外科。对于 II 级和 III 级肿瘤，该标准是分次立体定向放射治疗对于肿瘤和术后手术肿瘤床至少给予 60Gy 的剂量。需要照射到肿瘤组织边缘以减少复发机会。对于 II 级和 III 级脑膜瘤单独使用立体定向放射外科会产生较高的边缘和远端复发，应保留分次立体定向放射治疗以预防这种复发。

3.2.6 颈静脉窝脑膜瘤

颈静脉窝脑膜瘤起自于颈静脉孔区沿脑神经分布的蛛网膜帽细胞，也可以继发于桥小脑角脑膜瘤向下延伸。

5% 的后颅凹脑膜瘤位于颈静脉窝。在颈静脉窝肿瘤中，脑膜瘤是继副神经节瘤、神经鞘瘤之后的第 3 位常见肿瘤，该病既有散发病例，也有遗传性病例。

颈静脉窝脑膜瘤发病的危险因素包括前颅底病变放疗、神经纤维瘤病 2 型，以及女性患者。女性好发（男女比例约为 1∶2），好发年龄 50~70 岁。

颈静脉窝脑膜瘤常导致第 IX ~ XI 对脑神经症状，当病变较大时，也可累及第 VII 和第 VIII 对脑神经，可有搏动性耳鸣，可伴后鼓室肿块。

影像学表现

CT 平扫，能显示的颈静脉窝脑膜瘤通常在 3cm 以上，并且会沿颈静脉孔周围呈穿凿样皮质侵蚀和骨质硬化，但与颈静脉窝副神经节瘤相比，颈静脉窝脑膜瘤的颈静脉孔骨质更完整。颈静脉窝脑膜瘤在 CT 平扫呈软组织样低密度，钙化不常见（图 3.38）。增强 CT，病变呈较均匀显著强化，但与颈静脉窝副神经节瘤相比，脑膜瘤为含血管相对较少的病变。

颈静脉窝脑膜瘤可以自颈静脉孔呈辐射状向四周蔓延：

- 沿硬脑膜蔓延至基底池（最常见）。
- 蒂状向上蔓延至桥小脑角池（较少见）。
- 哑铃状向下延伸至鼻咽部颈动脉间隙。
- 向外上侧延伸至中耳乳突，病变可向下

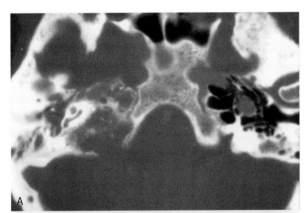

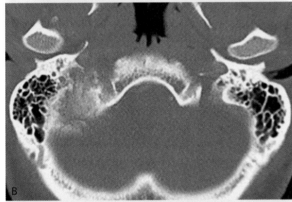

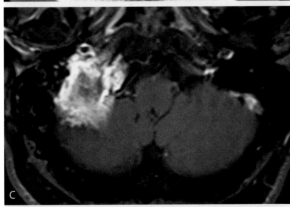

图 3.38　右侧颈静脉窝脑膜瘤轴位 CT 骨窗（A，B）及增强 T1WI（C）脂肪抑制序列。CT 图像上，右侧颈静脉窝呈穿凿样骨破坏和骨质硬化。MRI 上病灶呈边界不清、不均匀强化的肿块

鼓室生长，途经颈静脉到达后颅窝。

- 向外侧延伸至面神经乳突段。
- 向前延伸至岩骨内内听道水平段。
- 向前内侧延伸至达岩尖。

MRI 图像上，与脑实质相比，颈静脉窝脑膜瘤在 T1WI 及 T2WI 呈以颈静脉窝为中心等信号或稍低信号肿块（图 3.39）。在 FLAIR 相，灶周水肿反映软脑膜血管的增多和聚集。增强后，病变呈显著强化，可见"脑膜尾"征。颈静脉窝脑膜瘤不会出现颈静脉球瘤典型的"胡椒盐"征，一般也不会出现神经鞘瘤渐进性强化、囊变等典型表现。

较大的颈静脉窝脑膜瘤可沿颈静脉生长，磁共振静脉造影（MR venogram，MRV）可用来评估相邻硬脑膜静脉窦的扩张情况。

在 DSA，不同于颅内其他部位脑膜瘤，颈静脉窝脑膜瘤可显示微细血管影，但缺乏典型的云絮状持续增强。

SPECT/PET 成像，对 ^{68}Ga 标记的生长激素抑制剂衍生物的摄取增加，可作为脑膜瘤的辅助检测手段。生长激素抑制剂衍生物包括 68Ga-DOTA0-Tyr3 奥曲肽（68Ga-DOTATOC、68Ga-edotreotide）、68Ga-DOTA0–1NaI3 奥曲肽（68Ga-DOTANOC）以及 68Ga-DOTA0-Tyr3 奥曲肽（68Ga-DOTATATE）[29]。

影像学需要提供给临床的关键影像表现包括：病变向颅内外的延伸及其与内听道的毗邻关系；此外，评估病变同侧乙状窦与颈静脉球的开放情况也非常重要，观察其是否为占优势的引流静脉窦。同时，也要评估病变是否向面神经乳突段延伸。病变对脑干的明显压迫需要与临床及时沟通，这种情况可能需要进行紧急手术治疗。高分辨率 T2WI 成像是评估低位脑神经受累非常有用的检查方法。

预后及治疗

颈静脉窝脑膜瘤虽然是一种生长比较缓慢的病变，但因其具有局部侵袭性，并且因发病部位特殊，手术较难切除。尽管如此，对于需要术后切除的病例，完整切除仍然是治疗的目

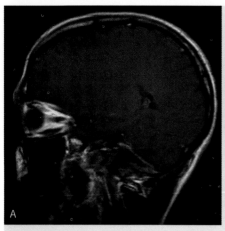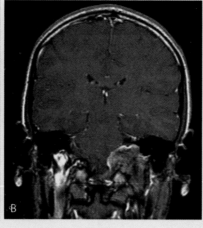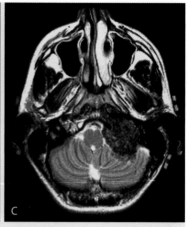

图 3.39　Gd 对比增强 T1WI 矢状位（A）及冠状位（B）显示一个较大的、不均匀增强的、以左侧颈静脉球窝为中心的肿块，轴位 T2WI（C）病灶呈较低信号，颈静脉窝脑膜瘤沿茎突后咽旁间隙向下延伸，并且向颅内突入后颅窝，导致小脑半球的占位效应。T2WI 同时显示斜坡左侧部的低信号改变，提示反应性骨膨大和（或）肿瘤侵袭。矢状位图像显示肿瘤沿硬脑膜向后颅窝延伸

标。对于无低位脑神经受累，且无压迫症状的颈静脉窝脑膜瘤，通常可以随访观察。切除肿瘤有可能会导致低位脑神经麻痹，尤其是采用颞下窝路径切除肿瘤时，极易导致面神经受累。

同时，切除颈静脉球窝脑膜瘤会损伤经过内听道的血管，导致卒中。术中损伤优势侧乙状窦或颈静脉，会导致脑血栓形成或者静脉性高血压的发生。对于手术患者，术前需要详细告知其手术潜在的并发症可能比不进行手术更加严重。

其他的治疗方法包括放疗，以及针对压迫症状有计划的肿瘤部分切除术。

放疗与未进行手术者的肿瘤长期局部控制的发病率密切相关，立体定向 SRS 常规剂量为 12~15Gy，但是对于脑膜瘤（Ⅰ级）的分级 SRT 剂量 45~54 Gy，总疗程为 5~6 周。不典型及恶性脑膜瘤需要更高的放疗剂量，一般分次立体定向放射治疗的剂量为 60~70 Gy，疗程 6~7 周。

3.2.7　舌下神经鞘瘤

舌下神经鞘瘤发病无性别倾向，好发于中年人。去神经支配慢性期会导致同侧舌肌萎缩，并伴舌偏向肿块侧。在去神经支配亚急性期，舌肌自发性收缩是主要症状。舌下神经鞘瘤也可见于神经纤维瘤病Ⅱ型。

较大的神经鞘瘤可能压迫相邻第Ⅶ~Ⅺ对脑神经并导致相应的症状[2]。

影像学表现

CT 图像显示舌下神经管扩张、增宽，壁光滑。增强 MRI 显示细条状、有增强的病灶沿舌下神经走行延伸。同时伴随的同侧舌肌脂肪化萎缩可反映去神经支配的存在（图 3.40）。

较大的舌下神经神经鞘瘤可同时有大的颅内外病灶，颅内部分可导致后颅窝结构的占位效应，颅外部分可沿茎突后咽旁间隙蔓延（图 3.41）。

诊断疑似的舌下神经鞘瘤时，需要观察因增粗的引流静脉和罕见的永存舌下动脉所致的舌下神经管的非对称性增强。同时需要与转移瘤、副神经节瘤以及脑膜瘤相鉴别[2,5]。

颅底手术的外科医生需要清楚的重要影像学表现，其包括病变向颅内外延伸的整体情况以及与颈部大血管的关系。对于未进行干预的患者，系列影像检查对评估肿瘤生长率相当重要。

预后及治疗

如果肿瘤较小、没有导致进一步的症状，可采用一系列 MRI 检测病变的生长。迅速生长的肿瘤需要进行治疗干预。如果存在广泛的颅底受累，并伴随肿瘤与脑神经、内听道、颈静脉球、乙状窦等结构关系密切时，应避免手术切除，因为手术可能会导致舌下神经功能的进一步衰退，导致低位脑神经麻痹或者血管损伤。当手术无法切除肿瘤时，可考虑放疗，一

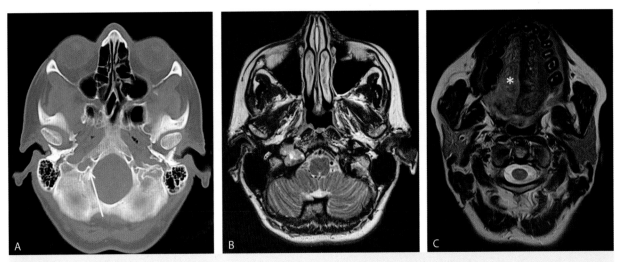

图 3.40　舌下神经鞘瘤（轴位），骨窗 CT（A）显示右侧舌下神经管骨性管道的轻度扩大以及分叶状改变（箭头）。MRI T2WI（B，C）显示相应部位的分叶状肿瘤，沿左侧舌下神经管延伸，导致同侧舌肌萎缩（C；星号）

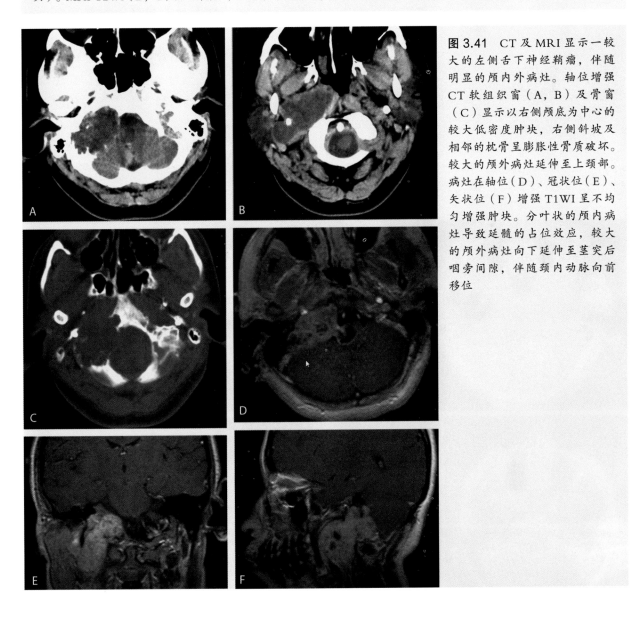

图 3.41　CT 及 MRI 显示一较大的左侧舌下神经鞘瘤，伴随明显的颅内外病灶。轴位增强 CT 软组织窗（A，B）及骨窗（C）显示以右侧颅底为中心的较大低密度肿块，右侧斜坡及相邻的枕骨呈膨胀性骨质破坏。较大的颅外病灶延伸至上颈部。病灶在轴位（D）、冠状位（E）、矢状位（F）增强 T1WI 呈不均匀增强肿块。分叶状的颅内病灶导致延髓的占位效应，较大的颅外病灶向下延伸至茎突后咽旁间隙，伴随颈内动脉向前移位

般进行 5~6 周，剂量为 50~54Gy（或 1.8~2.0 Gy/d）的分次立体定向放射治疗。分次立体定向放射治疗可增加颅内神经病变发病的低度风险（≤ 5%），在 10 年内可实现约 80%~90% 的长期肿瘤控制。

3.2.8 内淋巴囊肿瘤

内淋巴囊肿瘤（endolymphatic sac tumors，ELST）是一种起自内淋巴管或内淋巴囊，生长缓慢、具有局部侵袭性的低度恶性肿瘤。

绝大多数内淋巴囊肿瘤为散发、单侧病变，无性别倾向。von Hippel-Lindau（VHL）综合征患者有较高的内淋巴囊肿瘤发病率，散发患者及 VHL 相关性内淋巴囊肿瘤患者均存在 VHL 基因突变。对任何双侧内淋巴囊肿瘤患者的诊断均要考虑 VHL。内淋巴囊肿瘤发病的平均年龄在 22~36 岁。

内淋巴囊肿瘤被发现或检出时通常较大（>3~5cm），可延伸至内耳及中耳腔、桥小脑角池及颈静脉孔。大约 1% 的患者表现为感音神经性耳聋，其中 43% 的患者发病时较为严重。其他临床症状包括面神经麻痹（8%）、

搏动性耳鸣（50%~92%）及眩晕（20%~62%）[2,5,29,30]。极少数情况下，患者临床症状类似于梅尼埃综合征，表现为发作性眩晕、耳鸣、听觉过敏及间歇性耳聋。

影像学表现

CT 平扫可见乙状窦前方、迷路后方以内淋巴囊窝为中心穿凿样颞骨骨质破坏。内淋巴囊肿瘤均可见到（100%）瘤内钙化样骨针或环形钙化[31]。穿凿样骨质浸润可累及颈静脉孔后外侧壁、内听道后壁、内耳及中耳腔，也可侵及颞骨乳突部从而侵犯面神经。

内淋巴囊肿瘤（80%~88%）因含蛋白、胆固醇、亚急性出血及血流缓慢等影响，呈 T1WI 高信号[2,32]。

T2WI 因肿瘤含小骨碎片及出血而信号不均匀，可见灶状低信号，也可因蛋白碎片及亚急性出血而呈灶状高信号。大于 2cm 的内淋巴囊肿瘤可见到血管流空效应。

梯度回波或磁敏感成像，残余骨碎片及出血呈低信号。

增强 MRI 或 CT 显示沿颞骨脑池面的增强

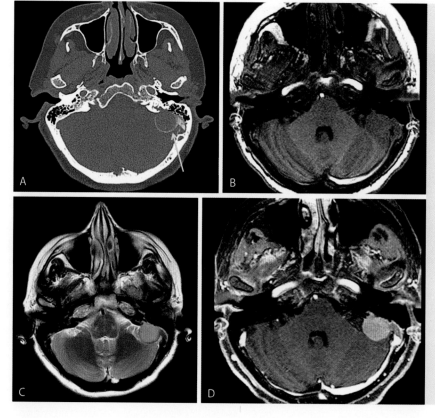

图 3.42　左侧内淋巴囊肿瘤，轴位增强 CT 骨窗（A）显示肿块侵蚀岩骨后缘，肿块外周呈壳样钙化（箭头）。轴位 T1WI（B）、T2WI（C）及增强 T1WI（D）显示增强性肿块导致相应的小脑半球占位效应，病变延伸至左侧乙状窦附近

肿块，通常以前庭水管为中心。肿瘤组织可能侵犯硬脑膜并侵入脑实质（图 3.42）。

内淋巴囊肿瘤由颈外动脉分支（咽升支、茎乳支及脑膜中动脉的岩支）供血，较大肿瘤也可以显示颈内动脉及后循环分支血管供血[2,5,32,33]。

MRV 及计算机体层静脉成像（CT venogram，CTV）可用于评估相邻硬脑膜静脉窦情况。

重要的影像学特征主要是肿瘤确切的侵犯范围，包括颈静脉孔、内听道、后颅凹的受累情况，并通过系列检查评肿瘤生长率。此外，也要观察 VHL 综合征相关的其他病灶（包括小脑、脊髓、视网膜的血管网状细胞瘤及脉络膜乳突状瘤）。

预后及治疗

如果肿瘤生长缓慢，可密切观察；如果肿瘤迅速增长，则需要进行干预以预防耳聋的发生。进行大范围手术彻底切除，预后较好。病变存在后期复发的可能性[2]。残余病灶可行放疗后伽马刀手术切除[33]。如果生物学行为或病理提示恶性转化，则需要进行放疗和（或）化疗。

3.2.9 转移瘤涉及骨、颈静脉孔及软脑膜肿瘤种植

转移到该区域的原发肿瘤主要包括乳腺癌（40%）、肺癌（14%）及前列腺癌（12%），骨髓瘤、淋巴瘤及白血病也比较常见。转移瘤可发生于骨、硬脑膜、软脑膜等，或者这些部位的组合。此外，中枢神经系统原发肿瘤包括多形性胶质母细胞瘤及髓母细胞瘤，也可途径脑脊液种植到软脑膜。

颅底骨转移约 4% 来自颅外肿瘤患者，也可由邻近间隙（如耳、腮腺间隙、鼻咽部及岩尖部）肿瘤直接蔓延而来。鉴别诊断主要包括局部原发肿瘤，例如鳞癌、软骨肉瘤或者内淋巴囊肿瘤。在儿童及青年，还必须考虑组织细胞增生症和胚胎性横纹肌肉瘤。需要注意的是，恶性外耳道炎症和原发颅骨骨髓炎具有侵袭性，类似恶性肿瘤特征。

软脑膜癌变是软脑膜或蛛网膜的恶性肿瘤浸润，或两者兼之。软脑膜（蛛网膜）沿脑池、面神经及前庭神经骨性管道延伸，因此，恶性肿瘤可转移到这些部位。

由于恶性肿瘤患者的生存率不断提高，颅内转移瘤也逐渐增多。颅内神经症状是软脑膜转移瘤患者最常见的临床表现（迅速进展的单侧或双侧听神经麻痹）[2,5,9]。

影像学表现

转移瘤影像表现多样，可呈单发病灶、多发病灶及弥漫性病变。

骨转移

在 CT 平扫，因原发肿瘤不同，骨转移瘤可呈溶骨性、浸润性及成骨性（图 3.43）。

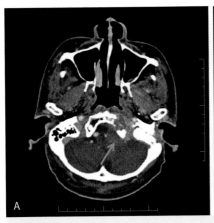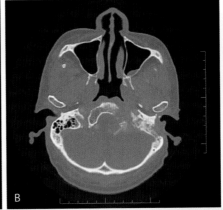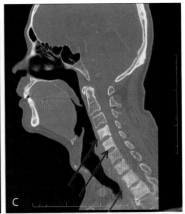

图 3.43　晚期肺癌，CT 增强轴位软组织窗（A）、骨窗（B）、矢状位骨窗（C）显示颈静脉窝及岩骨后部（A；长箭头）转移癌，左侧岩骨与斜坡交界区广泛浸润性骨质破坏，侵及左侧颈静脉结节及左侧舌下神经管（B；短箭头），多阶段颈椎、上段胸椎椎体见成骨性转移灶（C；红箭头）

MRI T1WI，成人骨髓腔正常脂肪高信号被低信号病灶所取代，T2WI病灶呈典型高信号。如果转移瘤导致骨质硬化，病灶在T1WI、T2WI均呈极低信号。

在扩散加权图像（diffusion-weighted images，DWI），骨转移呈弥散受限。脂肪抑制增强T1WI，病变呈骨髓内强化肿块，伴或不伴骨外软组织肿块。

硬脑膜转移瘤

如果硬脑膜转移瘤较大，CT平扫可显示硬脑膜病灶，增强扫描更容易显示。在MRI上，硬脑膜转移瘤通常呈T1WI低信号，T2WI高信号。在DWI上，病灶可呈类似于原发肿瘤的弥散受限。增强扫描，硬脑膜转移瘤可强化（图3.44）。

软脑膜转移瘤

CT平扫通常无法显示软脑膜转移瘤，除非病变脑膜足够厚。增强CT显示软脑膜转移瘤的敏感性极低。

MRI T1WI，病变呈等信号脑膜增厚。FLAIR相，病变可表现为脑沟异常高信号。增强T1WI可见大脑及小脑半球、桥小脑角池至内听道，以及基底池其他部位的软脑膜呈多灶性、线状、结节状或不连续性增强（图3.45~图3.47）。

预后及治疗

颅底、硬脑膜及软脑膜转移瘤发病往往处于病程晚期，预后较差。依据肿瘤类型不同，生存期差异较大，目前尚无有效的治疗方法。因此，治疗的目的主要是保留神经功能以及改善和维持生活质量，可根据组织学类型采取放化疗，手术仅用于切除组织取活检或针对肿瘤占位效应进行减压[2,9]。当有大血管受累时，手术是禁忌。

放疗是软脑膜转移瘤的主要治疗手段，脑

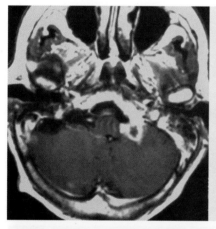
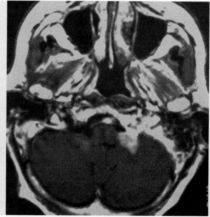

图 3.44 左侧小脑延髓池硬脑膜肺癌转移累及左侧颈静脉孔，轴位增强 T1WI，患者最初症状为不明原因的声带麻痹（图 C 由 Douglas Phillips 博士提供）

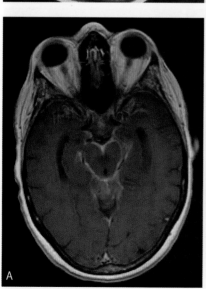
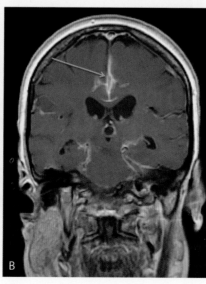

图 3.45 继发于乳腺癌的弥漫性软脑膜转移瘤，轴位（A）及冠状位（B）增强 T1WI，大脑纵裂池、环池及基底池软脑膜异常强化（B；箭头）

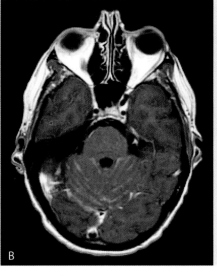

图 3.46　转移性乳腺癌（A）和肺癌（B）患者的轴位 T1 增强，分别显示软脑膜肿瘤播散入右侧内听道（箭头），沿小脑幕的软脑膜播散呈弥漫性强化（B）

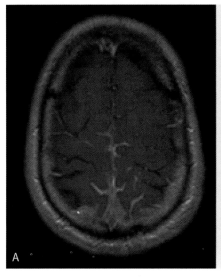
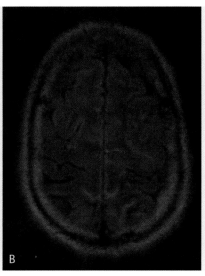

图 3.47　轴位 T1WI 增强（A）、FLAIR（B）显示白血病细胞浸润软脑膜，大脑半球凸面脑沟内见多发异常强化（同图 3.45A），在 FLAIR 相上呈高信号

内病变主要采取全脑放疗。脊柱病变则采用局部放疗，骨髓造血功能的减退将阻碍对患者进行系统性治疗。短期姑息疗法的常规放疗剂量从 20Gy 分 5 次照射到 30Gy 分 20 次照射。

3.3　良性肿瘤或类肿瘤病变

3.3.1　胆固醇肉芽肿

　　胆固醇肉芽肿是由机体对红细胞降解产生的胆固醇聚合物的异物反应所致。病理上，胆固醇肉芽肿是胆固醇晶体、巨噬细胞及多核巨细胞等炎性细胞被纤维包膜包裹所形成的假性囊肿。岩尖胆固醇肉芽肿具有一定侵袭性，是岩尖最常见的原发病变，占岩尖病变的 60%[34,35]。慢性中耳炎导致的鼓室乳突部胆

固醇肉芽肿最常见[36]。笔者主要讨论病变增大可延伸至桥小脑角的岩尖胆固醇肉芽肿。

　　胆固醇肉芽肿多发生于中青年，无性别倾向。关于胆固醇肉芽肿的病理生理学有两种假说，最经典的是阻塞 - 真空假说，认为病变导致岩尖气房真空，密闭的气房内出血[37,38]，出血产物因无氧代谢转换成胆固醇，从而导致肉芽肿性异物反应。近来，有一种新的假说是骨髓暴露假说[36]，认为黏膜成片取代岩尖区的造血骨髓组织，导致有出血倾向的血管内骨髓暴露，出血产物外流被阻塞，厌氧代谢产生胆固醇，最终导致胆固醇异物反应。随着假性囊肿的扩大，骨质被侵蚀导致新的出血，异物胆固醇反应循环往复。

　　胆固醇肉芽肿的临床表现主要依据于病灶

123

的大小和累及范围。在一个涉及 90 例岩尖胆固醇肉芽肿患者的队列研究中，头痛是最常见的症状（56.7%），其次是眩晕（35.6%）、面部疼痛及感觉异常（12.2%）[39]。极少数患者因病变向内耳延伸或神经压迫，导致感音神经性耳聋或面瘫。

影像学表现

诊断胆固醇肉芽肿主要依赖于 MRI，岩尖胆固醇肉芽肿是一种边界清楚、无强化的膨胀性病变，CT 是显示病变对骨小梁潜在侵蚀的最好手段。MRI 上特征性表现是非增强 T1WI 脂肪抑制序列上呈高信号病变，主要是由于病灶内的血液降解产物（高铁血红蛋白）所致，脂肪抑制技术可以区分岩尖区脂肪化骨髓组织的固有 T1 高信号及胆固醇肉芽肿内血液降解产物的 T1 高信号。在 T2WI（包括 FLAIR），病变呈典型的中央高信号伴随因含铁血黄素沉积而导致的外周低信号环（图 3.48）。DWI 病灶呈低信号，由于胆固醇肉芽肿通常无水分子弥散受限。增强扫描病变内部无强化，周边纤维包膜可有极其微弱的强化。有几种岩尖病变需要与胆固醇肉芽肿进行鉴别诊断，依据影像特征即可鉴别（表 3.1）。

高分辨率 T2 序列如稳态进动结构相干序列（constructive interference into steady state，CISS）或稳态进动快速成像序列（fast imaging employing steady-state acquisition，FIESTA），以及高分辨率 CT 对评估病变延伸

及压迫听囊、面神经、颈动脉管、前庭蜗神经等关键部位有很大帮助。此外，进行手术计划，高分辨率颞骨 CT 可以在术前评估及观测面神经走行异常、永存镫骨动脉、颈静脉球高位等容易给术中带来风险的解剖学变异。

预后及治疗

既往对无症状的患者采取随访观察，对有症状患者进行手术治疗。鉴于许多胆固醇肉芽肿的无痛性特征，多数情况下倾向于随访观察。手术治疗针对肿块因占位效应或对关键结构的侵犯，导致神经症状或存在这种潜在可能的患者[39]。

手术治疗主要依据残存的听力状况。过去，对于已无残存听力的患者采用改良耳蜗移植术及去除耳蜗、暴露听囊的开窗术[40]。对于尚有残存听力的患者，首选通过耳蜗下或迷路下路径嵌入听囊引流管的手术方法进行治疗。迷路下路径，采用乳突切开术，同时打开面神经后间隙[41]。耳蜗下路径，通过颈动脉、颈静脉球间隙，以及最靠近咽鼓管出口的圆窗[42]。术式的选择主要依赖于外科医生的偏好，以及分隔听囊与乳突气房的骨壁厚度。如果经岩尖路径不可行，可以采取经蝶窦或中颅窝路径，前者用于切除邻近或已经长入蝶窦内的病灶，手术可在内镜下进行[43]。对于较大的胆固醇肉芽肿已经延伸到中颅窝者，推荐的术式是经中颅窝完全切除病灶[40]。手术切除时，应谨慎以防破坏硬脑膜腔导致化学性脑膜炎。

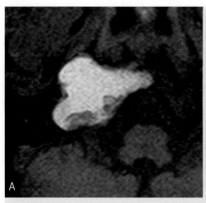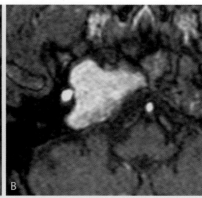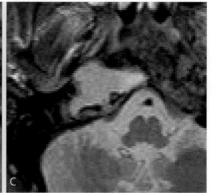

图 3.48 岩尖胆固醇肉芽肿轴位 MRI。平扫 T1WI（A）脂肪抑制像显示右侧岩尖分叶状固有高信号病灶，增强扫描（B）无明确强化，T2WI（C）显示病灶呈高信号为主，伴随局部出血产物导致的相应部位低信号

表 3.1　岩尖病变

	T1WI	T2WI	增强	诊断要点
胆固醇肉芽肿	高信号	中心高信号，周边低信号环	偶有周边轻微强化	T1WI 脂肪抑制序列呈高信号
胆脂瘤	低信号（极少高信号）	高信号	偶有周边轻微强化	DWI 弥散受限
岩尖炎	低信号	高信号	蜂窝织炎呈肿块样强化；脓肿周边强化	临床表现；脓肿 DWI 弥散受限
单纯积液	低信号	高信号	无	骨小梁结构完整
黏液囊肿	低信号或高信号	通常为高信号	无	CT 呈膨胀性改变，黏液在 T1WI 为高信号，与胆固醇肉芽肿较难鉴别，但 T2WI 无低信号环
动脉瘤	血栓成分可呈高信号，SE 序列中心流空	信号复杂，SE 序列中心流空	非血栓部分显著强化	血管造影呈显著持续性动脉增强，与颈内动脉（ICA）同步；MRI 上见搏动性伪影
脑膨出 / 脑膜膨出	脑膜膨出为低信号，脑膨出同脑组织信号	脑膜膨出为高信号，脑膨出同脑组织信号，胶质增生呈高信号	脑膨出可强化	CT 可显示骨性缺损，高分辨率 MRI 可显示病灶与蛛网膜下腔或脑组织连接处

3.3.2　岩尖胆脂瘤 / 表皮样囊肿

胆脂瘤又名表皮样囊肿，可分为后天性和先天性。后天性胆脂瘤通常起自中耳腔内，病因为先前的中耳炎、鼓膜穿孔或手术，典型特征为病灶小、不向岩尖及桥小脑角延伸。先天性胆脂瘤可以来自硬膜内，也有 20% 来自硬膜外[44]。硬膜内最常见的发病部位是桥小脑角或中颅窝，中颅窝胆脂瘤将在下一节的"桥小脑角表皮样囊肿"中进行讲述。最常见的硬膜外先天性胆脂瘤发病部位是颞骨，很多病变位于中耳腔、岩尖、乳突、颞骨鳞部、鼓膜及外耳道。先天性胆脂瘤起源于残存上皮组织，也称为表皮样成分，存在于胎儿及出生后颞骨内，这些组织正常应该在胚胎 33 周左右退化[45]。这些上皮组织残余形成生长缓慢、含有鳞状上皮的囊肿，包括上皮层脱屑、角蛋白同心层以及复层鳞状上皮细胞。

岩尖胆脂瘤占所有岩尖病变的 4%~9%[35]，常见于儿童及青年人。颞骨先天性胆脂瘤的临床表现主要依据病灶的大小和累及范围。岩尖胆脂瘤向中耳腔侵犯并累及听骨可导致传导性耳聋，这通常不是严重的问题，因为传导性听力耳聋可以手术治疗。岩尖胆脂瘤可以侵蚀骨迷路、侵犯耳道、进入桥小脑角导致面瘫、感音神经性耳聋、眩晕等一系列症状，听囊受累导致严重感音神经性耳聋，一旦确诊，除了传统的经迷路、下 / 上迷路路径，还可以通过采取更激进的经耳蜗或经耳路手术切除病灶；这些病变也可能侵入颈动脉管和乙状窦等重要结构。

影像学表现

在颞骨 CT，岩尖胆脂瘤呈边界清晰、膨胀性、低密度病灶，无法观察病灶内情况（图 3.49）。CT 对评估病灶局部延伸及骨侵蚀有较大帮助，MRI 弥散加权成像显示弥散受限或高信号是诊断胆脂瘤的关键，MRI 其他征象包括 T2 FLAIR 中等信号、T2WI 高信号、T1WI 低信号等均不具特征性。尽管病灶周边可有极轻微增强，但中央不强化。表 3.1 描述了岩尖胆脂瘤及胆固醇肉芽肿最基本的鉴别点。

预后及治疗

治疗岩尖胆脂瘤的主要手段是手术整体切除，因为病灶残留会导致病变复发。然而，完整切除病变却相当困难，其难度类似于切除中枢神经系统、硬膜、静脉窦及内听道等肿瘤。岩尖处颈动脉或静脉窦受累的患者，可采取残余组织外置的次全切除。治疗和手术方式主

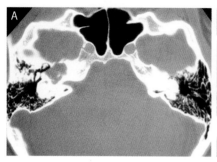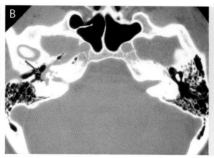

图3.49 右侧岩尖胆脂瘤轴位CT（A，B），患者右侧面瘫，CT显示右侧岩尖膨胀性软组织肿块，原发岩尖胆脂瘤病变累及面神经鼓室段（B；箭头）

要根据患侧及健侧残余听力、面神经功能、病灶范围以及手术切除导致脑脊液外漏的可能性。岩尖胆脂瘤影响唯一有听觉耳时，可以谨慎地随访观察；对于没有残余听力的患者，采取经颞叶外侧路径，切除听囊以达到更好的术区暴露，从而完整切除病灶。面神经功能对患者特别重要，对于术前面神经功能正常的患者，面神经功能预后较好[46]。对这类患者，推荐精细切除病灶并进行神经减压。但术前已经存在面神经功能异常者，术后恢复可能性较小，对此类患者，可尽可能考虑更积极的面神经与面神经端端吻合、面神经与舌下神经端侧缝合或其他神经修复技术。对于比较大的岩尖胆脂瘤，可采用中颅窝路径。内镜经蝶窦路径手术切除岩尖胆脂瘤具有恢复快、术后住院时间短等优势，正逐渐被接受。

3.3.3 桥小脑角表皮样囊肿

颅内表皮样囊肿在病理上与胆脂瘤相同，是含有脱落上皮组织及角蛋白的鳞状上皮囊肿。桥小脑角是颅内表皮样囊肿最好发的部位，大约40%~50%颅内表皮样囊肿发生在此部位[47]。在桥小脑角常见病变中，表皮样囊肿仅次于神经鞘瘤及脑膜瘤，居第3位，约占此区域病变的5%~10%[48]。桥小脑角表皮样囊肿是先天性病变，发自第一鳃裂细胞的外胚层组织[47]。在大体标本上，典型的表皮样囊肿为嵌入血管周围或中枢神经系统柔软、分叶状、有光泽的"珍珠母"样肿瘤。本病无性别倾向，好发于30~50岁[49]。临床表现多样，头疼是最常见症状，听力减退及三叉神经痛也较常见，面神经症状较少见。极少数病例可有锥体系及小脑症状。

影像学表现

在CT上，桥小脑角表皮样囊肿呈类似脑脊液的低密度病灶，病灶常嵌入周围脑池内结构但不致其移位，偶尔可嵌入脑干。少数可有钙化，极少数表皮样囊肿因内部出血、高蛋白含量或甘油三酯含量引起的脂肪衰减在CT上呈高密度。在CT上需要与桥小脑角蛛网膜囊肿相鉴别。当伴发岩尖胆脂瘤时，MRI可见典型的弥散受限（图3.50），T2 FLAIR上桥小脑角表皮样囊肿信号较脑脊液稍高，T2WI上病灶呈典型的脑脊液样信号，但偶尔可因含蛋白及出血而成低信号。多数病灶T1WI呈低信号，但少数也可因较高的甘油三酯及脂肪酸含量或出血[50]，而呈高信号（此即所谓的白色表皮样囊肿）。与典型的表皮样囊肿不同，这些所谓的白色表皮样囊肿无DWI弥散受限[51]。增强扫描，病灶通常不强化，但可见轻微边缘强化。病灶内若出现肿块样强化，则要怀疑其他病变，或考虑比较罕见的表皮样组织恶变为鳞状细胞癌[52]。

预后及治疗

与岩尖胆脂瘤相似，桥小脑角表皮样囊肿的主要治疗手段为手术全切或次全切除，通常采用乙状窦后路径可以更好地暴露病灶及桥小脑角结构[49]。对于肿瘤向幕上延伸至中颅窝者，可采取颞骨下路径及枕骨下路径。切除桥小脑角表皮样囊肿后，有时听力可得到改善，因此对患侧听囊受累和伴有严重感音神经性耳聋患者可采用经迷路路径。与岩尖胆脂瘤一样，听骨受累可利用重建术，当病变累及颈动脉管或硬脑膜静脉窦等重要血管结构时，行部分手术切除或部分留存的方式。

由于表皮样囊肿极易黏附桥小脑角其他结

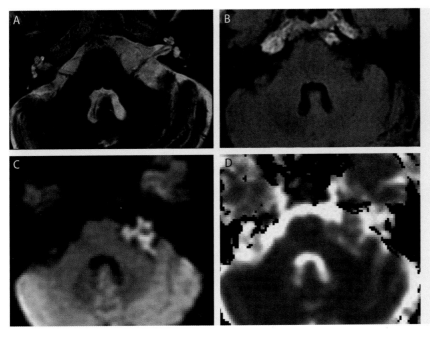

图 3.50　桥小脑角表皮样囊肿轴位 MRI。T2WI（A）左侧桥小脑角 T2 高信号病灶导致左侧脑桥、小脑中脚及小脑的占位效应，桥小脑角扩大。T2 FLAIR（B）显示病灶内微小高信号，提示病灶不是单纯含脑脊液的蛛网膜囊肿。DWI（C）及表观扩散系数图（D）显示病灶内水分子弥散受限，可确诊桥小脑角表皮样囊肿

构，完全手术切除较难，并且增加了术后并发症发生率。手术常常导致术前脑神经功能障碍的恶化，并且会出现新的脑神经功能障碍[49]。低位脑神经功能障碍会导致严重疾病，出现面神经轻瘫或瘫痪，无论从美观角度还是功能角度都很差。虽然手术切除能更好地控制疾病进展，但表皮样囊肿术后易复发，术后复查 MRI 评价病变是否复发很有必要。

3.3.4　岩尖炎

岩尖炎是岩尖的感染性病变，通常因感染经由慢性中耳炎播散至含有气腔的岩尖所致[35]，继发引流障碍导致脓肿形成。感染经气房播散进入岩尖部骨质导致骨髓炎，经骨质播散至颈动脉管、静脉窦、脑膜及脑组织等邻近结构导致动脉炎、假性动脉瘤、血栓性静脉炎、静脉血栓形成、脑膜炎、脑炎及脑脓肿等。岩尖炎的致病微生物包括肺炎链球菌、流感嗜血杆菌、金黄色葡萄球菌。临床症状是诊断的关键。患者局部特征性的身体不适，包括发热、耳痛及耳漏。随着病变向周围蔓延，也会出现脑神经麻痹等其他症状。当感染分别从岩尖扩散至 Meckel 腔和 Dorello 管时，患者有时可有耳廓乳突炎，继发于三叉神经受累的面部痛及继发于外展神经受累导致外直肌麻痹而引起的复视。儿童岩尖炎是中耳炎所致的急性继发症。

在成人，岩尖炎通常是慢性中耳炎或手术后并发症。

影像学表现

典型 CT 表现为中耳乳突炎伴随岩尖气房密度混杂，病程后期骨皮质或骨小梁被侵蚀；MRI 可更好地显示软组织灶及并发症，岩尖气房内液体呈典型的 T2 高信号 T1 低信号。增强后（钆剂对比增强），岩尖蜂窝织炎呈不均匀增强。当感染形成脓肿时，可见周边强化和弥散受限（图 3.51）。当病变扩散至骨外时，可见硬脑膜强化。MRI 可以显示颈动脉炎 / 血栓、海绵窦或静脉窦血栓，以及脑膜炎、脑炎和脑脓肿所致的软脑膜强化。67Ga SPECT 对发现颅底感染有帮助，被用于监测治疗反应[53]。

预后及治疗

尽管一些岩尖炎患者仅需要保守的抗生素治疗[54]，但大多数病例需要采取抗生素加手术切开引流、清创、岩尖气房持续引流的治疗方式。通常，如果标准的静脉内抗生素治疗失败，病变的临床症状及放射影像学均呈现继续恶化，则需要进行辅助手术治疗干预。传统治疗时，还需要进行损坏内耳的乳突切开术。近来，保留听力的手术方法被探索，并取得了满意效果[55]。

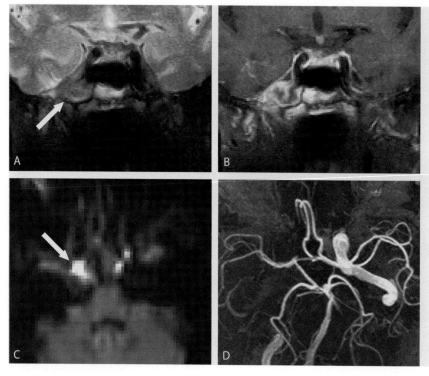

图 3.51 岩尖炎 MRI。（A）冠状（T2WI）示右侧岩尖不均匀高信号病灶（白色箭头）；（B）增强 T1WI 示右侧岩尖病灶呈显著周边强化；（C）轴位 DWI 示高信号代表脓肿（白色箭头）；（D）TOF-MRA（time-of-flight MRA）示右侧颈内动脉闭塞，是一种感染并发症

3.3.5 蛛网膜囊肿

蛛网膜囊肿是良性、含有脑脊液的内衬一层蛛网膜细胞的囊肿。大多数蛛网膜囊肿起自脑膜发育异常，胚胎膜未能融合遗留重复的蛛网膜层[47]。囊内充满由囊壁蛛网膜细胞层产生的脑脊液。大多数蛛网膜囊肿位于幕上，且绝大多数位于中颅窝。大约 10%~15% 蛛网膜囊肿位于后颅窝，这其中绝大多数位于桥小脑角。蛛网膜囊肿是仅次于表皮样囊肿，位列第二的桥小脑角囊性病变。最近一项流行病学研究发现桥小脑角蛛网膜囊肿发病有轻微的女性倾向[56]。桥小脑角蛛网膜囊肿可以无症状，也可以有脑神经功能障碍、头疼、眩晕等一系列症状，也可有感音神经性耳聋，面神经麻痹也有报道。

影像学表现

CT 呈脑脊液样囊性低密度病灶，导致脑神经及血管的移位。极少数蛛网膜囊肿可合并 CT 上可见的出血而变得复杂。采用鞘内注射碘对比剂的 CT 脑池造影能显示蛛网膜下腔与囊肿内部相通。桥小脑角蛛网膜囊肿主要需要与表皮样囊肿鉴别，MRI 具有特征性，T2 FLAIR 蛛网膜囊肿呈低信号（脑脊液信号），DWI 无弥散受限（图 3.52）。脑脊液搏动伪影有时可导致 T2 FLAIR 蛛网膜囊肿内部出现高信号。静脉注射钆剂，蛛网膜囊肿无强化。高分辨率 T2WI 序列，例如 FIESTA 或 CISS，对显示囊壁及病灶对微小结构如脑神经的占位效应有很大作用，相位对比 MRI 可显示囊肿与蛛网膜下腔之间的脑脊液流动，对于考虑实施囊肿开窗术很有帮助[57]。

预后及治疗

有症状病灶需要治疗，对蛛网膜囊肿的外科手术包括颅骨切开囊肿切除术、开窗术、囊肿 – 腹腔分流术；然而，内镜囊肿开窗术、内镜经脑池囊肿切除术后或内镜经脑室囊肿切除术等是更为安全、有效微创替代疗法。对于有症状患者，如感音神经性耳聋、面瘫等，症状可经手术缓解[58]。基于对桥小脑角蛛网膜囊肿影像学和临床稳定性的研究，普遍支持对症状性患者进行保守治疗[59]。

3.3.6 面神经血管瘤

面神经血管瘤极其罕见，占所有颞部肿瘤的 0.7%[60]。之前关于这类病变是来自面神经的新生物还是属于血管畸形存在争议。目前，

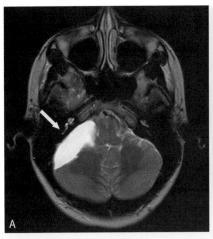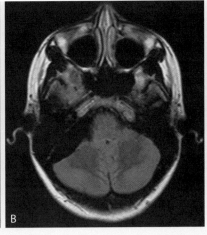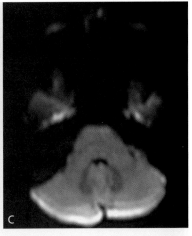

图 3.52　右侧桥小脑角蛛网膜囊肿轴位 MRI。(A)轴位 T2WI 显示右侧桥小脑角蛛网膜囊肿(白色箭头)。(B) T2 FLAIR 显示由脑脊构成的无信号病灶。(C) DWI 显示无弥散受限的脑脊液成分,可排除表皮样囊肿

一致认为这类病变更接近于血管畸形[61]。传统上,根据血管间隙形态将该病又分为 4 种组织学类型:毛细血管型、海绵状血管型、毛细血管 – 海绵状血管混合型和静脉型[62]。面神经血管瘤可起源于面神经任何部位,但最常见的部位是膝状神经节,其次是面神经内听道段及迷路段[60]。该病表现为与病灶大小不成比例的进行性或突发面神经症状(轻瘫、瘫痪、偏侧面肌痉挛)或感音神经性耳聋,一种对病灶大小与症状不一致的解释是病变导致血管盗血,使面神经及耳蜗神经局部缺血。病变对内听道段面神经及前庭蜗神经的直接压迫,也是导致脑神经功能障碍的可能机制。

影像学表现

推荐进行内听道、中耳及腮腺区 MRI 增强扫描,筛查面神经血管瘤及其他可能的面神经病理学改变。病灶在 T2WI 呈典型的高信号,T1WI 呈等或稍低信号(与脑实质比较),增强后病变显著强化。本病主要需与面神经鞘瘤鉴别诊断,二者依靠 MRI 较难鉴别。当病灶大小与临床症状不一致时,应该怀疑面神经血管瘤的可能。此外,膝状神经节面神经血管瘤典型表现并非为沿面神经走行,延伸至内听道或突破耳蜗者比较少见。CT 在鉴别这两种病变上也很有价值,可以发现 MRI 上没有显示的小病灶。不同于边缘清晰的神经鞘瘤,膝状

神经节血管瘤通常在颞骨的高分辨率 CT 上显示不规则或界限不清的边缘。面神经血管瘤可见内部钙化,CT 上病灶表现为典型的"蜂窝"征(骨化性血管瘤;图 3.53)。与神经鞘瘤相似,内听道面神经血管瘤的特征也包括导致内听道的形态改变。CT 对评估病灶局部扩展也很有用,包括耳蜗瘘管的形成。

预后及治疗

对有症状的面神经血管瘤的主要治疗手段是手术全切[63]。对于与面神经或膝状神经节紧密粘连的病例,应首先选择手术全切及神经修复,而不是部分病灶切除,因为少数不完全切除有复发的可能性。尽管目前对采取手术的时机尚存争议,但仍然推荐早期发现、早期切除,这样有利于神经功能更好地恢复。

3.3.7　动脉瘤

岩尖部颈内动脉动脉瘤,是一种罕见病变,但又是累及岩尖病变鉴别诊断需要着重考虑的疾病。典型的梭形动脉瘤,能做出诊断时体积已经相当大。关于动脉瘤病因,有先天性、外伤以及感染等多种机制[64]。大多数病变无症状,但患者也可能出现霍纳综合征、搏动性耳鸣、复视或者头痛等一系列症状。

影像学表现

CT 上病灶边界清楚,以岩尖区扩大的颈

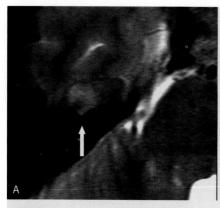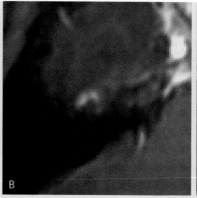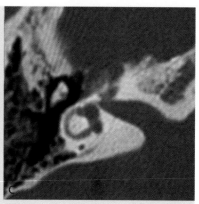

图 3.53 面神经血管瘤轴位 MRI 及 CT 图像。(A) 轴位 T2WI 显示以膝状神经节为中心的高信号病灶(白色箭头)。(B) 增强 MRI 呈显著强化。(C) CT 示病灶呈膨胀性伴钙化点("蜂窝"征)是面神经血管瘤的典型表现

动脉孔为中心;增强扫描,病灶在动脉期与颈动脉同步增强是诊断的关键。CTA 是显示病灶特征、评估动脉解剖并制订手术计划必不可少的影像学检查方法。根据病灶的血栓数量及血流特征,动脉瘤 MRI 表现多样。在 SE 序列 T1WI 及 T2WI,动脉瘤表现为复杂的混杂信号肿块,中心为低信号血液流空。附壁血栓在 T1WI 可呈高信号,可以类似于胆固醇肉芽肿(表 3.1)。少数情况,相位编码方向上的搏动伪影提示动脉血流,具有特征性。增强后,病灶呈动脉对比增强,与颈动脉信号类似。对比增强 MRA 优于 TOF MRA (time-of-flight MRA),由于后者易产生湍流相关伪影,导致残余动脉瘤囊腔的大小被低估(图 3.54)。

预后及治疗

小的无症状岩尖动脉瘤可以随访观察,暂不处理。较大、有症状的血管瘤可以进行血管内治疗或外科手术[64]。

3.4 结 论

本章讲述了桥小脑角及颈静脉孔区的常见肿瘤及非肿瘤病变。大多数病变引起耳鸣、耳聋等相似的症状,横断面图像对做出正确诊断有重要作用,也是评估手术可行性的重要依据。

3.5 要点概括

- 4 种桥小脑角最常见肿瘤分别是前庭神经鞘瘤、脑膜瘤、表皮样囊肿及非前庭神经鞘瘤。
- 增强 MRI 是发现前庭神经鞘瘤的最佳影像学手段。
- 仔细观察面神经增强及增粗段,尤其是迷路段及膝状神经节,可以诊断前庭神经鞘瘤并排除面神经鞘瘤的可能。
- 面神经周围静脉丛可正常强化,面神经脑池段、面神经管段及乳突段远侧不应有强化。
- 在部分患者,可见舌下神经管相当显著的正常强化。
- 副神经节瘤及神经鞘瘤是两种起源于颈鞘、可呈条形的肿瘤。

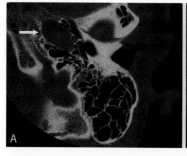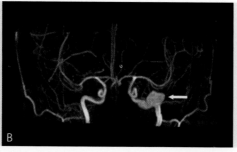

图 3.54 岩尖动脉瘤。(A) 颞骨轴位 CT 显示左侧岩尖边界清楚的卵圆形骨缺损病灶(白色箭头),与颈动脉相连。(B) MRA 证实病变为左侧岩尖颈内动脉动脉瘤(白色箭头)(图由 Aditya Bharatha 博士提供)

- 二者鉴别要点：神经鞘瘤边缘光整，骨破坏光整，内部囊变；副神经节瘤呈显著强化，可有血管流空，通过颈静脉孔时呈浸润性骨侵蚀。

- 所有桥小脑角及颈静脉孔区病变，图像特征包括颅内延伸的范围、对脑实质的占位效应、继发性脑积水、颈动静脉血管及静脉窦受累及包绕程度、与耳蜗前庭结构的毗邻及累及情况。

- 常见变异：颈内动脉变异、面神经走行异常、颈静脉球高位及裂缺，此类变异可影响手术的难易及方式。

- 低位脑神经麻痹及严重程度等临床症状对诊断桥小脑角及颈静脉窝病变有重要参考价值，尚存听力情况决定前庭神经鞘瘤的手术方式。

参考文献

[1] Yasargil MG. Microneurosurgery: Microsurgical Anatomy of the Basal Cisterns of the Brain, Diagnostic Studies, General Operative Techniques and Pathological Consideration of the Intracranial Aneurysms. Stuttgart, Germany: Thieme, 1984, 1:5–53

[2] Harnsberger HR, Wiggins RH Ⅲ, Hudgins PA, et al. Diagnostic Imaging: Head and Neck. 1st ed. Salt Lake City, UT: Amirsys, 2008:126–366, 816–832

[3] Smirniotopoulos JG, Yue NC, Rushing EJ. Cerebello-pontine angle masses: radiologic-pathologic correlation. Radiographics, 1993, 13(5):1131–1147

[4] Harnsberger HR, Swartz JD. Temporal bone vascular anatomy, anomalies, and diseases, emphasizing the clinical-radiological problem of pulsatile tinnitus// Swartz JD, Harnsberger HR. Imaging of the Temporal Bone. 3rd ed. New York, NY: Thieme, 1998:170–239

[5] Som PM, Curtin HD, et al. Head and Neck Imaging. 5th ed. St Louis: Mosby, 2011:1264–1402

[6] Clemis JD, Ballad WJ, Baggot PJ, et al. Relative frequency of inferior vestibular schwannoma. Arch Otolaryngol Head Neck Surg, 1986, 112(2):190–194

[7] Komatsuzaki A, Tsunoda A. Nerve origin of the acoustic neuroma. J Laryngol Otol, 2001, 115(5):376–379

[8] Bernstein M, Berger M. Neuro-Oncology: The Essentials. 3rd ed. New York, NY: Thieme, 2014:194–197, 391–384, 430–437

[9] https://my.statdx.com. Accessed January 31, 2015

[10] Kasantikul V, Netsky MG, Glasscock ME, et al. Acoustic neurilemmoma. Clinicoanatomical study of 103 patients. J Neurosurg, 1980, 52(1):28–35

[11] Valvassori GE. The abnormal internal auditory canal: the diagnosis of acoustic neuroma. Radiology, 1969, 92(3):449–459

[12] Wu EH, Tang YS, Zhang YT, et al. CT in diagnosis of acoustic neuromas. AJNR Am J Neuroradiol, 1986, 7(4):645–650

[13] Schmalbrock P, Chakeres DW, Monroe JW, et al. Assessment of internal auditory canal tumors: a comparison of contrast enhanced T1-weighted and steady-state T2-weighted gradient-echo MR imaging. AJNR Am J Neuroradiol, 1999, 20(7):1207–1213

[14] Krassanakis K, Sourtsis E, Karvounis P. Unusual appearance of an acoustic neuroma on computed tomography. Neuroradiology, 1981, 21(1):51–53

[15] Held P, Fellner C, Seitz J, et al. The value of T2(*)-weighted MR images for the diagnosis of acoustic neuromas. Eur J Radiol, 1999, 30(3): 237–244

[16] Sughrue ME, Kaur R, Kane AJ, et al. Intratumoral hemorrhage and fibrosis in vestibular schwannoma: a possible mechanism for hearing loss. J Neurosurg, 2011, 114(2):386–393

[17] Nakamura H, Jokura H, Takahashi K, et al. Serial follow-up MR imaging after gamma knife radiosurgery for vestibular schwannoma. AJNR Am J Neuroradiol, 2000, 21(8):1540–1546

[18] Norén G, Arndt J, Hindmarsh T. Stereotactic radio-surgery in cases of acoustic neurinoma: further experiences. Neurosurgery, 1983, 13(1):12–22

[19] Hajioff D, Raut VV, Walsh RM, et al. Conservative management of vestibular schwannomas: third review of a 10-year prospective study. Clin Otolaryngol, 2008, 33(3):255–259

[20] Brändle P, Satoretti-Schefer S, Böhmer A, et al. Correlation of MRI, clinical, and electroneuronographic findings in acute facial nerve palsy. Am J Otol, 1996, 17(1):154–161

[21] Chiofalo MG, Longo F, Marone U, et al. Cervical vagal schwannoma. A case report. Acta Otorhinolaryngol Ital, 2009, 29(1): 33–35

[22] Glenner G, Grimley P. Tumors of the extraadrenal paraganglion system (including chemoreceptors)// Firminger H, et al. Atlas of Tumor Pathology. Washington, DC: Armed Forces Institute of Pathology, 1974, 9:13–75

[23] Nelson MD, Kendall BE. Intracranial catecholamine secreting paragangliomas. Neuroradiology, 1987, 29(3):277–282

[24] Rao AB, Koeller KK, Adair CF. Armed Forces Institute of Pathology. From the archives of the AFIP. Paragangliomas of the head and neck:

radiologicpathologic correlation. Radiographics, 1999, 19(6):1605–1632

[25] Handley TP, Miah MS, Majumdar S, et al. Collet-Sicard syndrome from thrombosis of the sigmoid-jugular complex: a case report and review of the literature. Int J Otolaryngol, 2010, 2010:203487

[26] Hunt WE, Meagher JN, Lefever HE, et al. Painful opthalmoplegia. Its relation to indolent inflammation of the cavernous sinus. Neurology, 1961, 11: 56–62

[27] Keane JR. Cavernous sinus syndrome. Analysis of 151 cases. Arch Neurol, 1996, 53(10):967–971

[28] Stein SC, Hurst RW, Sonnad SS. Meta-analysis of cranial CT scans in children. A mathematical model to predict radiation-induced tumors. Pediatr Neurosurg, 2008, 44(6):448–457

[29] Choyke PL, Glenn GM, Walther MM, et al. von Hippel-Lindau disease: genetic, clinical, and imaging features. Radiology, 1995, 194(3):629–642

[30] Lonser RR, Kim HJ, Butman JA, et al. Tumors of the endolymphatic sac in von Hippel-Lindau disease. N Engl J Med, 2004, 350 (24):2481–2486

[31] Raghunandhan S, Vijaya Krishnan P, Murali S, et al. Endolymphatic sac tumor: a neoplastic cause for Meniere's syndrome. Indian J Otolaryngol Head Neck Surg, 2014, 66 Suppl1:352–355

[32] Patel NP, Wiggins RH Ⅲ, Shelton C. The radiologic diagnosis of endolymphatic sac tumors. Laryngoscope, 2006, 116(1):40–46

[33] Yang X, Liu XS, Fang Y, et al. Endolymphatic sac tumor with von Hippel-Lindau disease: report of a case with atypical pathology of endolymphatic sac tumor. Int J Clin Exp Pathol, 2014, 7(5):2609–2614

[34] Tringali S, Linthicum FH, Jr. Cholesterol granuloma of the petrous apex. Otol Neurotol, 2010, 31(9):1518–1519

[35] Razek AA, Huang BY. Lesions of the petrous apex: classification and findings at CT and MR imaging. Radiographics, 2012, 32(1):151–173

[36] Jackler RK, Cho M. A new theory to explain the genesis of petrous apex cholesterol granuloma. Otol Neurotol, 2003, 24(1):96–106, discussion 106

[37] Friedmann I. Epidermoid cholesteatoma and cholesterol granuloma; experi mental and human. Ann Otol Rhinol Laryngol, 1959, 68(1):57–79

[38] Beaumont GD. The effects of exclusion of air from pneumatized bones. J Laryngol Otol, 1966, 80(3):236–249

[39] Sweeney AD, Osetinsky LM, Carlson ML, et al. The natural history and management of petrous apex cholesterol granulomas. Otol Neurotol, 2015, 36(10):1714–1719

[40] Mosnier I, Cyna-Gorse F, Grayeli AB, et al. Management of cholesterol granulomas of the petrous apex based on clinical and radiologic evaluation. Otol Neurotol, 2002, 23(4):522–528

[41] Gherini SG, Brackmann DE, Lo WW, et al. Cholesterol granuloma of the petrous apex. Laryngoscope, 1985, 95(6):659–664

[42] Ghorayeb BY, Jahrsdoerfer RA. Subcochlear approach for cholesterol granulomas of the inferior petrous apex. Otolaryngol Head Neck Surg, 1990, 103(1):60–65

[43] Montgomery WW. Cystic lesions of the petrous apex: transsphenoid approach. Ann Otol Rhinol Laryngol, 1977, 86(4, Pt 1):429–435

[44] Robert Y, Carcasset S, Rocourt N, et al. Congenital cholesteatoma of the temporal bone: MR findings and comparison with CT. AJNR Am J Neuroradiol, 1995, 16(4):755–761

[45] Pisaneschi MJ, Langer B. Congenital cholesteatoma and cholesterol granuloma of the temporal bone: role of magnetic resonance imaging. Top Magn Reson Imaging, 2000, 11(2):87–97

[46] Aubry K, Kovac L, Sauvaget E, et al. Our experience in the management of petrous bone cholesteatoma. Skull Base, 2010, 20(3):163–167

[47] Osborn AG, Preece MT. Intracranial cysts: radiologic-pathologic correlation and imaging approach. Radiology, 2006, 239(3):650–664

[48] deSouza CE, deSouza R, da Costa S, et al. Cerebello-pontine angle epidermoid cysts: a report on 30 cases. J Neurol Neurosurg Psychiatry, 1989, 52(8):986–990

[49] Safavi-Abbasi S, Di Rocco F, Bambakidis N, et al. Has management of epidermoid tumors of the cerebellopontine angle improved? A surgical synopsis of the past and present. Skull Base, 2008, 18(2):85–98

[50] Chen CY, Wong JS, Hsieh SC, et al. Intracranial epidermoid cyst with hemorrhage: MR imaging findings. AJNR Am J Neuroradiol, 2006, 27(2): 427–429

[51] Law EK, Lee RK, Ng AW, et al. Atypical intracranial epidermoid cysts: rare anomalies with unique radiological features. Case Rep Radiol, 2015, 2015:528632

[52] Solanki SP, Maccormac O, Dow GR, et al. Malignant transformation of residual posterior fossa epidermoid cyst to squamous cell carcinoma. Br J Neurosurg, 2016, 13:1-2

[53] Lee YH, Lee NJ, Kim JH, et al. CT, MRI and gallium SPECT in the diagnosis and treatment of petrous apicitis presenting as multiple cranial neuropathies. Br J Radiol, 2005, 78(934):948–951

[54] Burston BJ, Pretorius PM, Ramsden JD. Gradenigo's

syndrome: successful conservative treatment in adult and paediatric patients. J Laryngol Otol, 2005, 119(4):325–329

[55] Kantas I, Papadopoulou A, Balatsouras DG, et al. Therapeutic approach to Gradenigo's syndrome: a case report. J Med Case Reports, 2010, 4:151

[56] Helland CA, Lund-Johansen M, Wester K. Location, sidedness, and sex distribution of intracranial arachnoid cysts in a population-based sample. J Neurosurg, 2010, 113(5):934–939

[57] Algin O, Hakyemez B, Gokalp G, et al. Phase-contrast cine MRI versus MR cisternography on the evaluation of the communication between intraventricular arachnoid cysts and neighbouring cerebrospinal fluid spaces. Neuroradiology, 2009, 51(5):305–312

[58] Olaya JE, Ghostine M, Rowe M, et al. Endoscopic fenestration of a cerebel lopontine angle arachnoid cyst resulting in complete recovery from sensorineural hearing loss and facial nerve palsy. J Neurosurg Pediatr, 2011, 7(2):157–160

[59] Alaani A, Hogg R, Siddiq MA, et al. Cerebellopontine angle arachnoid cysts in adult patients: what is the appropriate management? J Laryngol Otol, 2005, 119(5):337–341

[60] Mangham CA, Carberry JN, Brackmann DE. Management of intratemporal vascular tumors. Laryngoscope, 1981, 91(6):867–876

[61] Benoit MM, North PE, McKenna MJ, et al. Facial nerve hemangiomas: vascular tumors or malformations? Otolaryngol Head Neck Surg, 2010, 142(1):108–114

[62] Arts HA. Tumors of the Ear and Temporal Bone. Philadelphia, PA: Lippincott Williams & Wilkins, 2000

[63] Dai C, Li J, Zhao L, et al. Surgical experience of nine cases with intratemporal facial hemangiomas and a brief literature review. Acta Otolaryngol, 2013, 133(10):1117–1120

[64] Liu JK, Gottfried ON, Amini A, et al. Aneurysms of the petrous internal carotid artery: anatomy, origins, and treatment. Neurosurg Focus, 2004, 17(5):E13

第4章　岩斜和侧颅底

Rickin Shah，Gregory J. Basura，Ashok Srinivasan

4.1　岩斜区及侧颅底外科解剖

　　岩斜区是指包括上斜坡和内听道前方岩部前 1/3 的区域。岩斜区是一些特定疾病如岩斜肿瘤的好发部位，因而其被认为是外科学实体而非解剖学实体。岩斜区或旁矢状颅底包括蝶骨大翼、海绵窦、三叉神经分支和岩斜软骨联合。侧颅底包括蝶骨大翼远侧面、侧颞骨和颞下颌关节。当肿瘤侵犯斜坡区硬脊膜时，可同时扩散到海绵窦、半月神经节、蝶窦、蝶鞍、小脑幕切迹、枕骨大孔和枕骨大孔的腹缘。当需要暴露海绵窦外侧颈动脉，甚至更大的岩尖和半月神经节时，侧方经岩尖入岩斜区更受青睐。这种侧方入路创造了比其他途径更广泛的暴露，并且减少了脑回缩。由于该区域包含重要的神经血管结构，因此，在任何手术干预之前使用无创成像准确评估解剖结构非常重要[1-8]。

4.2　评价岩斜区及侧颅底病变的影像学检查

　　鉴于复杂和难以理解的颅底解剖结构，高分辨率横断面成像是评估岩斜区和侧颅底肿瘤的主要依据。认识到计算机断层扫描（CT）和磁共振成像（MRI）是互补的，这一点很重要。这两种影像学检查都可以帮助缩小基于原发病灶的生长模式和成像特征评估的鉴别诊断，横断面成像还准确提供了肿瘤边界的范围和边界以及肿瘤和重要周围结构之间准确关系的评估[9]。

　　MRI 是评估软组织成分的金标准，因为其可以作为常规手段准确地描绘肿瘤的颅内范围，尤其是有助于评估硬脑膜或软脑膜受累、脑实质侵犯和是否存在神经周围扩散[9-11]。CT 和 MRI 均可用于评估骨质受累，但 CT 是判定颅底复杂解剖结构、说明对颅底基底神经孔薄皮质边缘的破坏性改变、描绘钙化并评估骨生长速度和侵袭性的金标准[9,10,12]。更多的浸润性和侵蚀性骨改变往往表明恶性肿瘤病变，然而骨质膨胀、重塑和皮质变薄通常表明偏良性无痛性肿瘤病变[9,12]。重要的是要记住，感染性过程的影像学可以模拟这两种骨模式。

　　颅底成像的典型 MRI 需要利用 T1WI 和 T2WI 的三个正交平面成像，以及伴或不伴脂肪抑制的钆增强 T1WI。梯度回波 T2 *WI 可用于检测是否存在顺磁性物质，包括钙化、血液降解产物和黑色素[11,13,14]。在稳态平衡状态下进行的一个高分辨率的 T2 *WI 将呈现邻近脑神经脑池部分和肿瘤之间的关系[10,12]。传统的自旋回波 T1WI 中正常脂肪的缺失可提示骨髓受侵。如果没有禁忌，钆造影剂增强对于显示肿瘤范围和侵袭是必不可少的，肿瘤通常会显示出明显的增强信号，而其他周围结构增强程度较低[10,11,14]。利用脂肪抑制可提供其他有用信息，以增加对比增强后 T1WI 的显著性。然而，由于技术的特点，特别注意脂肪抑制的缺陷。例如，使用频率选择性脂肪抑制技术，可能会出现失败或脂肪抑制不足，进而在颅底多个界面产生假阳性结果[9,12,15]。这种缺陷增加了反转恢复序列（STIR）或 Dixon 脂肪抑制应用。由于多个空气软组织界面有潜在的遮蔽神经孔的可能性，在颅底可以看到敏感性效应的增加，这可通过采用平行采集技术在一定程度上减轻。扩散加权成像提供了高灵敏度来检测水质子阻碍运动，这可有助于确定肿瘤细胞扩散的区域。由于肿瘤可能侵犯颅内脑室，也常用轴位 FLAIR 和轴位增强对比序列进行额外的全脑评估。利用平行采集技术和高场强（3 特斯拉及以上）可以帮助改善脑神经和海绵窦解剖结构细节的可视化。

多排 CT 上一般可采集 0.625mm 层厚的图像，并可在三个正交平面中重建各向同性分辨率。使用软组织和骨算法重建图像非常重要，以便能够描绘复杂的骨骼解剖和检测皮质变薄或破坏的小区域。由于利用 MRI 较好地描绘了岩斜及侧颅底的病变，因此对比增强 CT 通常用于术前规划，而不是单纯用于诊断。

18F- 氟脱氧葡萄糖正电子发射断层扫描在治疗后的随访成像检查中非常有用，但在颅骨的早期诊断或评估中没有任何作用。当考虑到颈动脉受累时，导管血管造影主要用于评估 Willis 环的完整性。尽管 CTA 足以用于血管解剖的初步检查，但导管血管造影提供了评估侧支血流并执行测试闭塞的动态方法。在适当的情况下，富血供肿瘤的部分术前栓塞有可能降低手术死亡率和发病率[9,10,16]。

4.3　岩斜及侧颅底区肿瘤病理学及其影像学特征

脑膜瘤发生在整个中枢神经系统，约 2% 发生在岩斜区，最常见于 50 岁左右的女性[17]。虽然以岩斜区为中心，但由于脑膜瘤大小和结构的不同，其会对周围结构产生压迫或破坏作用。这些结构包括内听道（internal auditory canal, IAC）、Meckel's 腔、海绵窦、颈静脉孔、鞍旁区域、枕骨大孔和脑干。它们几乎都是毗邻硬脑膜的局限性包块，并且有明确的边界。

与大多数脑膜瘤一样，通常在 CT 上呈高密度，约 25% 含有钙化[17]。钙化可能是弥漫性的、局灶性的、球状或"日光放射"状的。在 CT 上见到骨质增生的病例并不少见，占 20%~40% 的病例[17]。这些病变中的大部分在 CT 上表现出明显的均匀增强。当肿瘤体积较大时，其可以表现出坏死或囊变，但病变

内出血是罕见的。在 MR 上，尽可能检查肿瘤和脑实质之间是否存在脑脊液（cerebrospinal fluid, CSF）或血管，以确认其位于脑外位置，这一点很重要。多达 80% 的脑膜瘤可能表现出增强的"硬脑膜尾部"[17]。重要的是要认识到"硬脑膜尾"征并不是特异性的，因为其他病变如转移瘤或神经鞘瘤也可能出现。它们在 T1 加权像上呈等信号，在 T2 加权像上呈高信号，除非有坏死或囊变，否则显示均匀强化。重度钙化脑膜瘤可表现 T1 和 T2 低信号，不同的强化程度，有时称为完全钙化型脑膜瘤。FLAIR 序列可用于检测周围实质的周围反应性水肿或神经胶质增生，而梯度回波 T2* 序列可检测显示钙化。临床表明，磁共振静脉成像（MR venography, MRV）可以评估硬膜静脉窦的受累、血栓和（或）闭塞。导管血管造影预先术前栓塞可以减少失血[17]。血管造影将显示肿瘤内的"日光放射"状动脉染色，并通常伴有持久的毛细血管"染色"。

神经鞘瘤和神经纤维瘤可侵犯任何脑神经。在岩斜区，三叉神经是最常见的受累神经。神经鞘瘤是边界清楚的软组织病变，T1WI 呈低信号，T2WI 呈中等至高信号[18,19]。钆造影剂增强扫描，其可能显示均匀或不均匀的增强（图 4.1）[18,19]。较大的肿瘤可见周围囊肿和坏死区域[18,19]。这些通常表现为单发病变，但在遇到多发性神经鞘瘤时，考虑神经纤维瘤病 2 型或神经鞘瘤病是很重要的[13]。神经纤维瘤也是边界清楚的软组织病变，T1WI 呈低信号，T2WI 呈中等至高信号[18,19]。在钆造影剂增强扫描时，表现为十分均匀的增强[18,19]。由于神经鞘瘤和神经纤维瘤沿着神经生长，使神经均匀增粗，沿着三叉神经呈顺行性和逆行性蔓延[18-20]，可以有跳跃区域的局灶性或节段性扩大[20]，这些通常是良性的。而恶性神经鞘瘤和神经纤维瘤最常见于患有神经纤维瘤病 1 型的患者[13,19]。恶性程度越高的肿瘤越具侵袭性和浸润性[16,19]。虽然神经鞘瘤和神经纤维瘤的鉴别有时很难，但神经鞘瘤与出血、囊肿形成和脂肪变性相关性更高，且更具有偏心性和圆

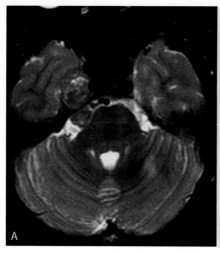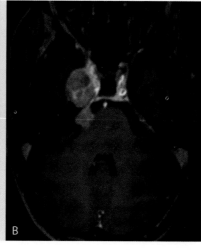

图 4.1 45 岁女性患者的轴位 T2 加权像（A）和增强后 T1 加权像（B），在 T2 加权像上显示不均匀增强信号的病灶，病灶侵及右侧三叉神经腔并向前延伸到岩尖上方到右中颅窝，病理证实为三叉神经鞘瘤

润，而相反神经纤维瘤则为纺锤形的和同心性。

副神经节瘤，也称为血管球瘤，包括起源于颈静脉球窝和迷走神经。沿颈静脉球窝壁发展的副神经节瘤称为颈静脉球瘤，而沿迷走神经生长的副神经节瘤称为迷走神经球瘤。当它们发生在耳蜗岬上，起源于副神经节沿着鼓室神经生长，被称为鼓室球瘤。其 MR 特征包括 T2WI 高信号混杂有斑点低信号灶（"盐和胡椒"表现）伴有明显增强（图 4.2）[21]。在 CT 上，可能存在侵蚀性破坏性骨性改变，尤其是在颈静脉孔区，以此可与脑膜瘤鉴别[21]。颈静脉球瘤的特征是中耳下鼓室裂缺。大部分为单发病变，众所周知其有侵及邻近结构的倾向，但仍然认为其是良性病变。只有当发生病变转移时，才被认为是恶性的[21]。在影像学上，除了提供转移病灶鉴别外，没有可靠的影像特征来区分恶性和良性形式。如果同侧血管需要结扎时，术前可使用 MR 和数字减影血管造影（digital substraction angiography，DSA）评估

侧支脑血流和对侧乙状窦和颈内静脉[21]。

软骨样肿瘤包括软骨黏液样纤维瘤和软骨肉瘤，发生于岩斜软骨结合的软骨残留[13,22]。软骨样肿瘤包含典型的软骨样弧形基质和环状钙化，这在 CT 中是最明显的特点[22,23]。在 MR 检查时，T2WI 表现非常高的高信号，这是一个显著的特征，并且在 T1WI 呈低到中等信号（图 4.3）[22,23]。钙化的 MR 信号是根据钙化大小和钙晶体组成而变化的[22,23]。颅底的 MRI 通常包括脂肪饱和序列以确定肿瘤边缘。软骨黏液样纤维瘤是罕见的，但呈扩张性、非浸润性肿块[24]，在 CT 上显示为磨玻璃密度[24]，索瘤和浆细胞瘤发生在颅底，但通常靠近中线。软骨母细胞瘤或软骨巨细胞瘤非常罕见，但偶尔可以起源于侧颅底[25]。

在所有颅底肿瘤病变中，转移瘤是成人最常见的肿瘤[12]。由于血供丰富，通常位于髓腔内。常见的原发性恶性肿瘤包括肺癌、乳腺癌、前列腺癌和肾癌[10,16]。弥漫性骨转移性疾病的 CT 和 MR 表现相当多变，因此，其易与佩吉特

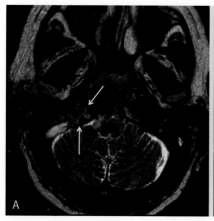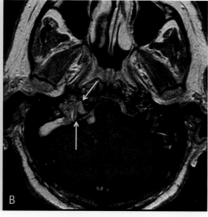

图 4.2 66 岁女性患者的轴位 T2 加权像（A）和增强后 T1 加权像（B）显示，在右侧颈静脉孔区 T2 加权像上呈混合信号并部分低信号的病灶（箭头），并且明显增强，证实为颈静脉球瘤（副神经节瘤）

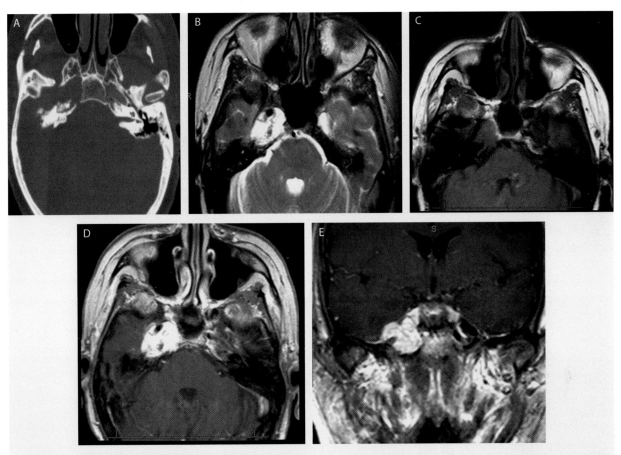

图 4.3　59 岁男性患者，病理证实为软骨肉瘤，骨窗显示的轴位 CT 图像（A）显示右侧斜坡区内有膨胀性溶解病变，并伴有内部软骨基质。同一患者的 T2 加权像（B）以及增强前扫描（C）和增强后扫描（D，E）的 T1 加权 MRI 图像显示，注射对比剂后，在相同的位置，病灶 T1 加权像呈中等信号和 T2 加权像上信号增强，并右侧的 Meckel's 腔消失

病（Paget's disease）或其他纤维性骨疾病混淆。富血供的转移灶可与富血供原发性病变混淆，包括副神经节瘤、血管外皮细胞瘤和脑膜瘤。转移瘤也可以表现为鳞状细胞癌、腺样囊性癌和黏液表皮样癌的神经周围扩散[18]。

浆细胞瘤相关的多发性骨髓瘤是一种扩张性和破坏性的溶骨性病变，其发生在颅底时常位于中线[13,16]。它们在 CT 上明显低密度，在 T1WI 和 T2WI 显示中等信号[13,16]。这是典型的具有小圆形细胞和高核胞浆比率的多细胞肿瘤[13,16]。

皮肤恶性肿瘤如鳞状细胞癌（图 4.4）和基底细胞癌也可侵犯皮下的颞骨，所以无论有无放射治疗的情况下，都需要进行大的手术切除。内淋巴囊肿瘤是与冯·希佩尔－林道病（Von Hippel-Lindau disease，VHL）高度相关的罕见肿瘤，尤其是发生双侧时。他们沿着颞骨岩部后沿位置，在 CT 上表现的虫蚀外观是诊断的重要线索（图 4.5）。

虽然颅底区域肿瘤并不罕见，但其必须与非肿瘤实体如感染、骨纤维异常和佩吉特病鉴别。临床病程短，并有影像学提示骨破坏和明显的骨膜增生是诊断颅底骨髓炎（图 4.6）或坏死性外耳炎的线索；然而，当临床和影像学表现不确定时，就需要获得组织诊断。骨纤维发育异常在 CT 上具有典型的毛玻璃样外观（图 4.7），而佩吉特病典型表现为混合性溶解性硬化外观，伴有或不伴有粗大骨小梁、皮质增厚和晚期骨肥大（图 4.8）。这些位置常见肿瘤病变的影像特征总结在表 4.1 中。

无论影响岩斜区和侧颅底的疾病病灶如何，放射科医生在诊断中对关键结构的状态进

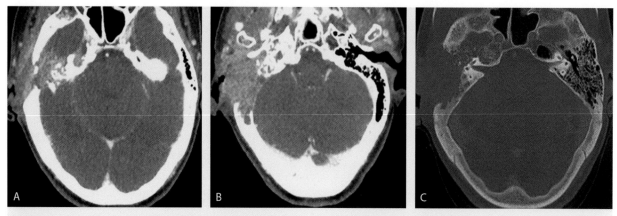

图4.4 81岁男性患者,使用软组织(A,B)和骨窗设置(C)的轴向增强CT图像显示右侧外耳道中的异常软组织,伴有颞骨侧缘显著破坏,包括乙状窦瘤壁和颅内侵犯。通常认为这种鳞状细胞癌是皮肤起源的,伴有耳蜗顶端受累

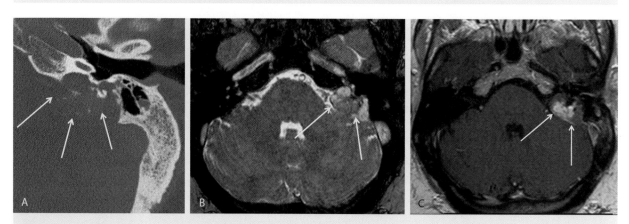

图4.5 使用骨窗设置(A)和轴向T2加权(B)和增强对比T1加权(C)MRI图像显示冯·希佩尔-林道综合征患者出现破坏性病变(箭头),在T2加权像上具有不均匀的信号,并沿着颞骨的后部,位于内淋巴囊的预期位置明显增强,病理证实为内淋巴囊肿瘤

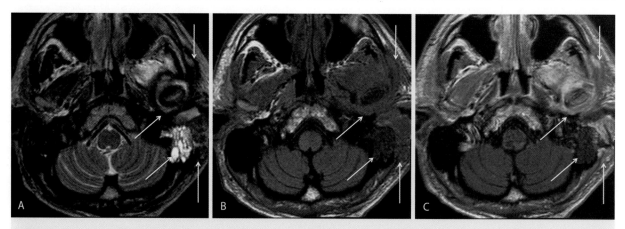

图4.6 65岁糖尿病患者的轴位T2加权像(A)以及增强前(B)和扫描后T1加权(C)MRI图像显示,在左乳突小房中表现出异常信号,伴有骨表面侵蚀、左咀嚼肌间隙和皮下脂肪异常的脂肪消失以及斑片状增强,所有这些均怀疑为骨髓炎伴骨外炎症(箭头)。对骨外组织进行采样并培养出金黄色葡萄球菌,给予抗生素非手术治疗治愈患者

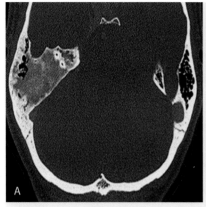
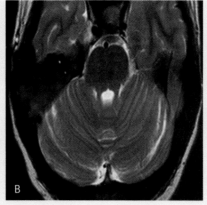
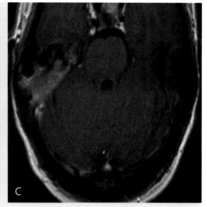

图 4.7　使用骨窗设置（A）的轴位 CT、轴位 T2 加权（B）和增强后 T1 加权（C）MRI 图像显示，24 岁男性患者，几乎整个右侧颞骨表现为磨玻璃外观，伴有低 T2 信号和明显的对比增强。这些成像特征是纤维发育不良的典型特征

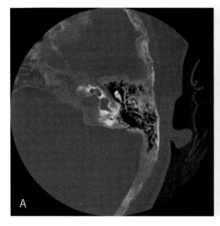
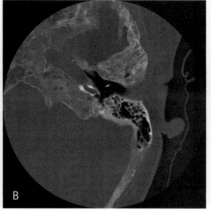

图 4.8　72 岁男性患者，骨窗轴位 CT（A，B）图像显示，左侧几乎整个颞骨（大部分耳窝囊除外）和中颅窝有骨性膨胀，这些是佩吉特病的典型特征

表 4.1　岩斜及侧颅底肿瘤的影像学表现

诊断	CT	T1	T2	增强对比	额外特征
脑膜瘤	高密度均匀增强	等信号	变化的	极度均匀增强	引起骨质增生，可钙化，硬脑膜尾出现
神经鞘瘤	等密度增强	等或高信号	高信号	不均匀或周边增强	"哑铃"形
神经纤维瘤	等密度	等信号	高信号	极度，有时为不均匀增强	NF-1 浸润，单独无 NF-1
副神经节瘤	等密度均匀增强	混合的	混合高信号	明显增强	"盐和胡椒"渗透性骨质破坏
软骨肉瘤	轻微高密度，不均匀的增强	等或低信号	高信号	不均匀增强	特征性的软骨基质
转移瘤	等密度均匀增强	低信号	高信号	均匀增强	浸润性、神经周围或硬脑膜
浆细胞瘤	高密度轻度强化	等或低信号	等信号	中度均匀强化	

行评估是很重要的，包括评估面神经、内耳迷路、乙状窦和颈静脉球区是否存在异常。恶性肿瘤累及颞骨内的神经意味着完全手术切除是不可能的。如果肿瘤累及内耳迷路，放射治疗后听力丧失的风险很大。乙状窦和颈静脉球的侵犯可能意味着某些患者发生了颅内侵犯，就

可排除手术切除；这些特征还使患者具有较高的静脉窦血栓形成的风险，并导致静脉高压和脑实质出血并发症。

岩斜区及侧颅底的病变治疗常包括医疗药物干预（化疗）、放射治疗、手术或其组合。当手术无法切除病变或只能进行次全切除时，

放疗或立体定向放射外科治疗可用于早期治疗或作为次全切除手术后的辅助治疗。基于肿瘤的特定病理学，化学疗法还可以用作许多颅底肿瘤的早期或辅助治疗。

4.4 岩斜病变的手术路径和术后随访[26]

颅底内侧邻近包括脑、海绵窦和颈内动脉在内的重要神经和血管结构，因而岩斜区手术入路具有挑战性。岩尖在岩崎内侧。在解剖学上，该区域外侧以耳囊为界，内侧以斜坡为界，并在岩斜软骨联合处形成关节。岩尖的许多手术路径需要进入病变，包括肿瘤和囊性结构（如胆固醇肉芽肿，岩部根尖炎），因此该方法需要绕过内耳结构，在病变与中耳或乳突之间建立通道。这些方法被归类为岩尖切开术与岩尖切除术。后者实际上涉及岩尖的切除术，通常指岩尖部的肿瘤（即软骨肉瘤，斜坡脊索瘤）或用于胆固醇肉芽肿或不适合其他手术方法的基底动脉瘤。软骨肉瘤是最常见的恶性肿瘤，由于岩斜软骨联合的软骨成分，可能延伸到内耳和斜坡。该区域的其他常见肿瘤包括横向延伸的斜坡脊索瘤或转移侵蚀性的鳞状细胞癌。

岩尖手术切除肿瘤的典型手术入路开始于颞下开颅术。抬高同侧颞叶的硬膜可见颞骨岩锥内侧和前部。使用包括内听道和 Meckel 腔标志识别三叉神经神经节，抵达肿瘤并切除。为了充分接近该区域的肿瘤，通常会牺牲岩浅大神经，导致患侧的慢性干眼。Meckel 腔内侧的进一步解剖也必须注意穿过 Dorello 管的外展神经的走向。由于颈内动脉水平段的限制，使沿岩尖的根尖切除术的解剖范围有限。

更深的斜坡内侧入路通常需要中颅窝和后颅窝颅骨联合切开术[26]。手术通常包括迷路后入路和结合天幕切开的中颅窝（middle cranial fossa，MCF）开颅术。对于脑干前外侧的肿瘤，这种结合方法提供了进入岩尖内侧深处的最佳通路。通过采用这种方法，肿瘤切除可在三叉神经根入口区附近的颈静脉孔（脑神经Ⅸ~Ⅺ）和脑神经Ⅶ和Ⅷ之间完成。因此，通常进行三叉神经、面神经和下颌神经的术中神经监测，以避免任何可能导致患者头部和颈部功能障碍的不良事件。术后，这些患者进入神经外科 ICU 进行 24~48h 的每小时神经评估、疼痛控制和血流动力学监测。一旦患者脱离了最初的 24~48h 护理，他们通常被转移到普通病房开始物理治疗，并随后实现日常生活活动（即肠、膀胱功能和行走）的正常化。肿瘤切除或囊肿引流术后的影像学表现取决于临床病理及可能需要的局部术后放射治疗。

4.5 侧颅底病变的手术方法及术后随访

通常采用三种手术入路［MCF，乙状窦后（retrosigmoid，RS）/枕下，或经迷路（translabyrinthine，TL）］到侧颅底/颞骨进行肿瘤摘除（表 4.2）。每种方法分别根据肿瘤大小、部位、术前听力状态、患者偏好和内科合并症以及病理性质进行个体化选择。MCF方法通常用于局限于 IAC 内侧的小肿瘤，有最大限度地保存听力的特点[27]。RS 方法用于大的桥小脑角区（cerebellopontine angle，CPA）肿瘤，伴或不伴有明显的脑干压迫，或用于除孤立于 IAC 外侧的所有肿瘤。TL 方法是听觉消融的，因为其提供了直接通过内耳到 IAC 和 CPA 而无脑收缩的途径。这种方法提供了完整的肿瘤切除和早期面神经（facial nerve，FN）识别地 IAC 外侧的理想通路和可视化[28]。

4.5.1 中颅窝入路（MCF）

随着 MRI 薄层的应用和空间分辨率的提高，近几年，对发生在听力正常或接近正常的患者身上小肿瘤（<1.5 cm）的识别有所增加。对于肿瘤位于内听道中部，具有良好的听力的年轻患者，可以采用 MCF 方法（图 4.9，图 4.10）。DeMonte 和 Gidley[29] 提出了 MCF 入路保存听力的前庭神经鞘瘤（vestibular sachwannoma，VS）切除最好适用于：肿瘤位于内听道内侧，体积小于 1cm³ 或未累及桥小

表 4.2　侧颅底病变不同手术方式的比较

手术方式	优点	缺点	结构风险
MCF	听力保存方法 平衡功能可以幸免	脑收缩 面神经位于内听道上部，容易受损伤	颞叶回缩 耳蜗和迷路 面神经
TL	无脑回缩 识别面神经位置最佳，最大限度地减少损伤	消除残余听力和平衡 需要大面积的腹部脂肪移植	颞骨中的面神经 乙状窦，岩上窦和颈静脉球
RS	听力保存方式 较少的骨钻孔	脑收缩 IAC 组件的硬膜内钻孔，头痛较多	小脑收缩 桥小脑角池的面神经

IAC：内听道，MCF：中颅窝，RS：乙状窦后，TL：迷路

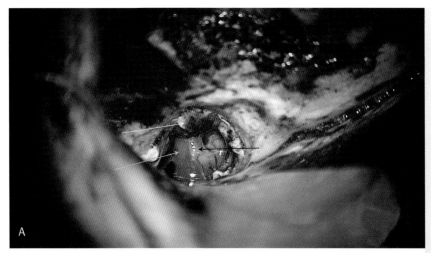

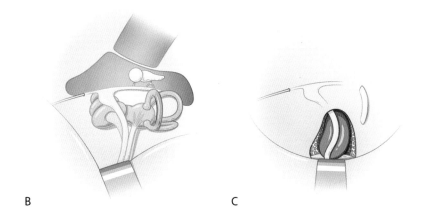

B　　　　　　　　　　　　C

图 4.9　中颅窝入路对内听道前庭神经鞘瘤的听力保存方法。（A）照片显示手术切除内听道的顶部，脑部颞叶从颅骨底部抬高（图片底部带有牵开器）。注意位于内听道前上象限的面神经（绿色箭头），其在开启硬脑膜管和肿瘤切除期间容易受损伤。前庭上神经（SVN；长黑箭头）位于内听道的后上象限，前庭下神经（SVN 后下方）和前庭神经鞘瘤（黄色箭头）是分开的，前庭神经鞘瘤在内听道外侧，可能起自前庭上神经。注意前岩嵴的岩浅大神经（短黑箭头）的关系。这种方法也在示意图（B，C）中进行说明（图 A 由 Karl Storz，Endoscopy，Tuttlingen，Germany 提供）

脑角区，同时纯音平均测试中听力损失不超过 40dB 和至少 80％ 的单词识别评分（AAO-HNS A 类和 B 类听力上限）。他们还指出年龄小于 65 岁的老年人硬脑膜抬高变得更加困难。

手术方法以耳上切口开始，可使颞肌向下移位，变成颞骨鳞部开颅术。颞叶在硬膜外平面上从颞骨岩部的底部被抬高并回缩。膝状神经节或岩浅大神经（greater superficial petrosal nerve，GSPN）可能裂开，在抬高过程中，必须小心谨慎，以避免造成面神经损伤。一开始的暴露也必须考虑 Meckel 腔中的三叉神经节和棘突孔中的脑膜中动脉。一旦颞叶已经抬高到毗邻的岩上静脉的岩骨内侧边缘，开始去除骨。必须首先确定上半规管（superior semicircular canal，SSCC）的穹窿以建立解剖的后外侧边界，然后内侧的"安全三角"可以

在 SSCC 和岩尖之间的 IAC 的内耳门钻孔。通过将 SSCC 圆顶与 GSPN 之间的夹角等分的线划定 IAC 的走形，然后可以规划内侧三角形。一旦在内耳门确定了 IAC 的硬脑膜，然后沿着 IAC 从内侧到外侧切开，识别面神经的迷路段和耳蜗。一旦咬掉 IAC270 度以上时，可以打开硬脑膜并开始切除肿瘤。肿瘤切除术后的硬脑膜切开术通常用腹部脂肪密封以防止脑脊液漏，并用钢板和螺钉固定开颅骨瓣。

任何涉及脑回缩的颅内手术都有潜在的手术风险，包括硬膜外血肿、脑水肿、颅腔积气、脑脊液漏、脑膜炎、癫痫发作和伤口并发症或感染。MCF 手术主要是颞叶损伤（如果是优势叶可能导致短暂性失语/吞咽困难）、脑脊液漏、听力损失和 FN（面神经）损伤。随着手术技术的进一步改进，手术和脑收缩时间缩短，MCF 手术继发的许多并发症主要局限于脑脊液漏、FN 损伤和听力损失。MCF 方法的一个主要缺点是毗邻位于面神经管上份的邻近

FN 和肿瘤摘除期间的神经处理。因此肿瘤的大小被认为是术后 FN 预后最重要的预后因素。Arriaga 等[30]报道，MCF 切除 1.5cm 或更小的肿瘤 1 年后，96% 的患者保留了正常或接近正常的面神经功能（House-Brackmann 分级 Ⅰ或 Ⅱ），最近的报道为 94.5% 患者在 MCF 切除小于 1cm 肿瘤后 FN 功能保留在 HB Ⅰ～Ⅱ[31]。其他研究组报道了和较小的 IAC 肿瘤类似的结果[32]。

4.5.2　乙状窦后入路（RS）

在接近 CPA/IAC 的手术入路中，RS 或枕下入路是最常用的，并提供了 CPA 的广泛可视化[33]。因此，可以用于在 IAC（图 4.11，图 4.12）中具有最小延伸的小到中等大小的肿瘤。对于大肿瘤，并以保证听力为目标（之前对 MCF 方法所述的相同的 AAO 选择标准），同时要减轻脑干和神经血管的压迫。乙状窦后入路是听力保持技术的理想操作，并提供脑干和脑神经Ⅳ到Ⅻ的充分暴露。

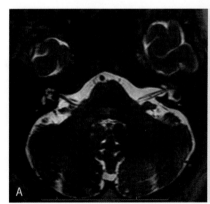
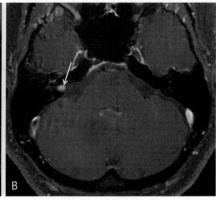

图 4.10　60 岁男性患者，轴位高分辨率重 T2WI（A）和增强后 T1WI（B）的图像显示局限于右侧内听道的增强病灶（箭头），没有发生耳外延伸。在这种情况下，中颅窝手术入路是理想的，尤其在听力保护方面

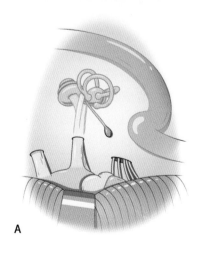
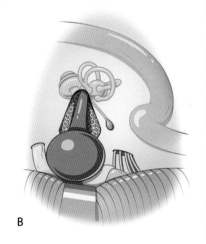

图 4.11　（A，B）乙状窦后（RS）手术入路的示意图

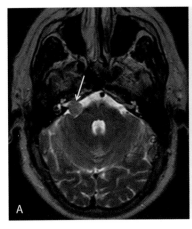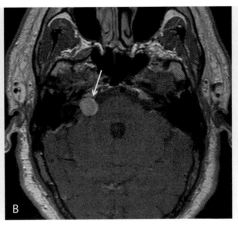

图 4.12　70 岁女性患者的轴位 T2 加权像（A）和对比增强后 T1 加权像（B）MRI 图像显示增强病灶（箭头）大多局限于右桥小脑角，伴桥脑区轻度肿块效应（压迫效应）。在这种情况下，RS 方法可能是最佳的，因为其可以提供保存听力的解剖区域的广泛可视化

手术方面，这种方法通过在颞线附近的乳突和乙状窦后面的线性头皮切口进行 RS 开颅手术。去骨后，进入小脑池，通常抽空脑池脑脊液后允许明显的小脑松弛，适当的松弛还够回缩。在放置牵开器后，经常会发现肿瘤，并被挤压侵入内耳门。如果肿瘤确实扩展到内耳门和 IAC 中，则经常进行 IAC 内侧骨移除。随后切开硬脑膜，在内耳门后部附近反折，沿 IAC 的后部去除可以切除的所有骨质、内淋巴管和后半规管。为可能通过 IAC 的移除所有肿瘤组分提供充足的入口。

与 MCF 方法一样，RS 也涉及脑回缩，因此可能会出现类似的手术并发症，包括脑水肿（脑干和小脑）、血肿、硬脑膜静脉窦充血、血管和（或）下颌神经损伤、硬膜内钻孔的慢性头痛、脑脊液漏、FN 损伤和听力丧失。鉴于较大肿瘤采用后路入路，FN 常常发现于肿瘤的前表面，因此不会像 MCF 方法那样受到直接损害。然而，FN 的脑池部分缺乏真正的神经外膜，由于大肿瘤的肿块效应（压迫效应），因此容易出现分散，可能会使神经处于更大的拉伸或横断损伤风险，需要次全切除肿瘤。

4.5.3　经迷路入路（TL）

当术前听力较差或在手术听力时保留的可能性不大时，常采用 TL 方法治疗较大的 CPA/IAC 肿瘤（图 4.13，图 4.14）。与 MCF 和 RS 方法一样，TL 方法有优点和缺点。TL 方法的一个主要优点是提供进入 CPA 最直接的途径，暴露整个 IAC，并且不会发生脑回缩。由于充分暴露 IAC，必要时可改变方位，FN 容易定位并不受干扰。TL 方法提供了充分的肿瘤暴露和肿瘤与 FN 之间安全可靠的组织平面。除了 VS（前庭神经鞘瘤）之外，TL 方法还可用于 CPA 的其他病变，包括脑膜瘤、表皮样囊肿、血管球瘤、脂肪瘤、转移性病变和脉络丛乳头状瘤[28]。TL 方法的主要缺点在于消除同侧耳的残余听力和平衡功能以及需要脂肪移植修复以防止术后 CSF 漏出。

手术方面，TL 方法开始于广泛暴露完整管壁的乳突切除术，识别并暴露乳突窦、水平半规管、颞叶硬脑膜、乙状窦和后颅窝硬脑膜。一旦确定了面神经的乳突部分，就进行迷路切除术，并去除所有乙状窦前后硬膜以及大脑颞叶外衬骨骼。然后鉴定出在内耳前庭水平处延伸的 IAC，在 IAC 上方钻开上下方骨槽至颅底水平，并在下方钻至颈静脉球。一旦确定了 IAC 硬脑膜，将骨头从上方和下方移除至硬脑膜，即向后延伸至乙状窦、内淋巴囊。在去除骨之后，沿着乙状窦前部区域切开硬脑膜，延伸至 IAC 以勾画出 CPA 肿瘤用于摘除。去除肿瘤后，用腹部脂肪填充 CPA 区，并用水密性骨膜封闭以防止 CSF 渗漏。

与 MCF 和 RS 技术一样，TL 方法也存在手术并发症。由于 TL 方法切除了内耳，完全损害残留听力和平衡功能，因此也是预期结果而不是手术并发症。由于此方法没有发生大脑回缩，并发症主要限于 FN 损伤、出血、脑脊液漏、脑膜炎和伤口并发症和（或）感染。

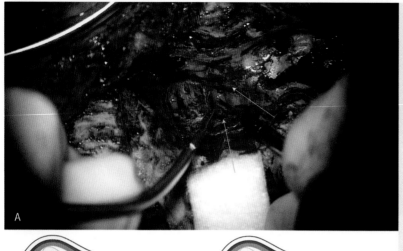

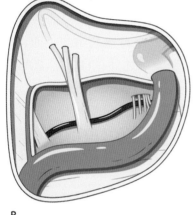
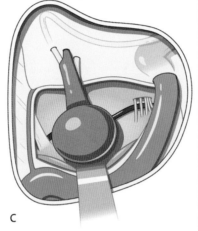

图 4.13 前庭神经鞘瘤切除术，使用听力－消融的经迷路途径进入内听道和桥小脑角。（A）图片显示了乳突切除术后、迷路切开以及去除大脑后颅窝硬脑膜和颞叶上的更深骨后的颞骨。覆盖内听道的骨骼（黑色箭头）已被移除，显示填充耳道的整个神经鞘瘤。肿瘤延伸至桥小脑角深至后颅窝硬脑膜（绿色箭头），该脑膜将被打开以提供桥小脑角内的全景和脑池以切除肿瘤。注意内听道（最早深入骨迷路）到面神经（黄色箭头）的第二个膝部和下降部分的距离，在进行迷路切除时必须考虑到这一点以防止损伤。（B，C）为此方法的示意图（图 A 由 Karl Storz Eandoscopy，Tuttlingen，Germany 提供）

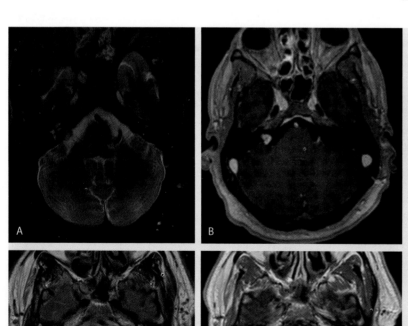

图 4.14 56 岁女性患者的轴位 T2 加权像（A）和对比增强后 T1 加权像（B）显示，增强病灶累及几乎整个右侧内听道，并延伸到桥小脑角池。在这种情况下，经迷路入路的方法提供了理想的进入途径和 IAC 侧面的可视化，以便完全肿瘤摘除和早期面神经的识别，而不发生脑回缩，但是会听觉消融（损毁）。同一患者的术后轴位 T2 加权（C）和对比增强后 T1 加权（D）影像显示在颞骨乳突部和岩部大的手术空腔以及主要内耳结构的缺失

4.6 总 结

总之，许多不同类型的肿瘤可能涉及侧颅底和岩斜区域。放射科医生不仅应努力根据影像特征提供适当的鉴别诊断，还应着重描述病变的整个范围，因为这些信息对于外科医生确定最适合个体患者的手术方法至关重要。

参考文献

[1] Cho CW, AL-Mefty O. Combined petrosal approach to petroclival meningiomas. Neurosurgery, 2002, 51(3):708–716, discussion 716–718

[2] Day JD, Fukushima T, Giannotta SL. Microanatomical study of the extradural middle fossa approach to the petroclival and posterior cavernous sinus region: description of the rhomboid construct. Neurosurgery, 1994, 34(6): 1009–1016, discussion 1016

[3] Day JD, Fukushima T, Giannotta SL. Cranial base approaches to posterior circulation aneurysms. J Neurosurg, 1997, 87(4):544–554

[4] Day JD, Giannotta SL, Fukushima T. Extradural temporopolar approach to lesions of the upper basilar artery and infrachiasmatic region. J Neurosurg, 1994, 81(2):230–235

[5] Dolenc VV. Microsurgical Anatomy and Surgery of the Central Skull Base. New York, NY: Springer, Wien, 2003

[6] Lasjaunias P, Merland JJ, Théron J, et al. Vascularisation meningee de la fosse cerebrale moyenne. [Dural vascularization of the middle fossa (author's transl)]. J Neuroradiol, 1977, 4(4):361–384

[7] Matsushima T, Rhoton AL, J de Oliveira E, et al. Microsurgical anatomy of the veins of the posterior fossa. J Neurosurg, 1983, 59(1):63–105

[8] Mercier P, Cronier P, Mayer B, et al. Microanatomical study of the arterial blood supply of the facial nerve in the ponto-cerebellar angle. Anat Clin, 1982, 3(3):263–270

[9] Borges A. Skull base tumours part I: imaging technique, anatomy and anterior skull base tumours. Eur J Radiol, 2008, 66(3):338–347

[10] Casselman JW. The skull base: tumoral lesions. Eur Radiol, 2005, 15(3):534–542

[11] Fischbein NJ, Kaplan MJ. Magnetic resonance imaging of the central skull base. Top Magn Reson Imaging, 1999, 10(5):325–346

[12] Curtin HD, Chavali R. Imaging of the skull base. Radiol Clin North Am, 1998, 36(5):801–817, v–vi

[13] Lufkin RB, Borges A, Nguyen K, et al. MRI of the Head and Neck. 2nd ed. Philadelphia, PA: Lippincott Williams & Wilkins, 2001

[14] Lufkin RB, Borges A, Villablanca P. Teaching Atlas of Head and Neck Imaging. 1st ed. New York, NY: Thieme, 2000

[15] Borges AR, Lufkin RB, Huang AY, et al. Frequency-selective fat suppression MR imaging. Localized asymmetric failure of fat suppression mimicking orbital disease. J Neuroophthalmol, 1997, 17(1):12–17

[16] Borges A. Skull base tumours Part II. Central skull base tumours and intrinsic tumours of the bony skull base. Eur J Radiol, 2008, 66(3):348–362

[17] Hunter JB, Weaver KD, Thompson RC, et al. Petroclival meningiomas. Otolaryngol Clin North Am, 2015, 48(3):477–490

[18] Borges A, Casselman J. Imaging the cranial nerves: part II: primary and secondary neoplastic conditions and neurovascular conflicts. Eur Radiol, 2007, 17 (9):2332–2344

[19] Majoie CB, Hulsmans FJ, Castelijns JA, et al. Primary nerve-sheath tumours of the trigeminal nerve: clinical and MRI findings. Neuroradiology, 1999, 41(2): 100–108

[20] Williams LS. Advanced concepts in the imaging of perineural spread of tumor to the trigeminal nerve. Top Magn Reson Imaging, 1999, 10(6):376–383

[21] Gjuric M, Gleeson M. Consensus statement and guidelines on the management of paragangliomas of the head and neck. Skull Base, 2009, 19(1):109–116

[22] Rosenberg AE, Nielsen GP, Keel SB, et al. Chondrosarcoma of the base of the skull: a clinicopathologic study of 200 cases with emphasis on its distinction from chordoma. Am J Surg Pathol, 1999, 23(11):1370–1378

[23] Neff B, Sataloff RT, Storey L, et al. Chondrosarcoma of the skull base. Laryngoscope, 2002, 112(1):134–139

[24] Keel SB, Bhan AK, Liebsch NJ, et al. Chondromyxoid fibroma of the skull base: a tumor which may be confused with chordoma and chondrosarcoma. A report of three cases and review of the literature. Am J Surg Pathol, 1997, 21(5):577–582

[25] Bui P, Ivan D, Oliver D, et al. Chondroblastoma of the temporomandibular joint: report of a case and literature review. J Oral Maxillofac Surg, 2009, 67(2):405–409

[26] Jackler RK, Brackmann DE. Neurotology. Portland, OR: Elsevier Health Sciences, 2004

[27] Quesnel AM, McKenna MJ. Current strategies in management of intracanalicular vestibular schwannoma. Curr Opin Otolaryngol Head Neck Surg, 2011, 19(5):335–340

[28] Arriaga MA, Lin J. Translabyrinthine approach: indications, techniques, and results. Otolaryngol Clin

North Am, 2012, 45(2):399–415, ix

[29] DeMonte F, Gidley PW. Hearing preservation surgery for vestibular schwannoma: experience with the middle fossa approach. Neurosurg Focus, 2012, 33(3):E10

[30] Arriaga MA, Luxford WM, Berliner KI. Facial nerve function following middle fossa and translabyrinthine acoustic tumor surgery: a comparison. Am J Otol, 1994, 15(5):620–624

[31] Fayad JN, Brackmann DE. Treatment of small acoustic tumors (vestibular schwannomas). Neurosurg Q, 2005,
15(2):127–137

[32] Satar B, Jackler RK, Oghalai J, et al. Risk-benefit analysis of using the middle fossa approach for acoustic neuromas with > 10mm cerebellopontine angle component. Laryngoscope, 2002, 112(8, Pt 1):1500–1506

[33] Elhammady MS, Telischi FF, Morcos JJ. Retrosigmoid approach: indications, techniques, and results. Otolaryngol Clin North Am, 2012, 45(2):375–397, ix

第 5 章　经鼻或颅底的开放性和内镜手术

Nidal Muhanna，Christopher J. Chin, Allan D. Vescan, John R. de Almeida

5.1　概　述

鼻腔和颅底的病变由于靠近重要的解剖结构和神经血管结构，手术路径的选择具有极大的挑战性，理想的手术方式应该能够提供充分的手术暴露来完成手术切除并进行适当的重建。鼻腔和鼻窦肿瘤占头颈部肿瘤的一小部分，但鉴于其位置特殊，邻近重要结构，手术操作比较困难。无论是通过手术、放疗、化疗还是多种方式的组合，治疗的基本目标仍然是彻底根除肿瘤。随着手术、放疗及影像技术的发展，患者的预后、功能恢复及生活质量也得到了极大的改善。

近来，内镜手术已用于鼻、颅底肿瘤的外科治疗。鼻内镜提高了手术入路的可视化，并避免了面部切口和骨切口。随着内镜使用经验的积累和技术方法的发展，越来越多的颅底肿瘤可以得到治疗。手术治疗的最终目的并没有改变，其中包括肿瘤根除、手术切缘无肿瘤残余，并维持患者生活质量。

5.2　颅底病变

5.2.1　额　窦

孤立的额窦病变很少见，最常见的额窦病变包括炎性鼻窦疾病。其他疾病包括炎性鼻窦疾病的并发症，如黏液囊肿，良性病变包括骨瘤、与额窦骨折相关的创伤性脑脊液（cerebrospinal fluid，CSF）渗漏，以及罕见的孤立性鼻窦恶性肿瘤。

5.2.2　前颅底

前颅底的恶性病变包括鼻窦恶性肿瘤和转移性疾病。良性肿瘤包括骨瘤、海绵状血管瘤和内翻性乳头状瘤等。除此之外，位于嗅沟、蝶鞍或鞍结节的脑膜瘤也可出现在前颅底。这里可能会出现医源性、先天性或特发性损伤，或颅底缺陷导致的脑脊液漏和（或）脑膜脑膨出。

5.2.3　蝶鞍 / 鞍上

鞍区病变最常见于垂体腺，以垂体腺瘤的形式出现。这些部位的其他病变包括颅咽管瘤、拉特克囊肿和脑膜瘤。

5.2.4　鼻咽 / 斜坡

鼻咽癌是鼻咽部最常见的病理类型，除此之外，这里还可能会出现其他罕见的病变，如Tornwaldt囊肿和小涎腺肿瘤。斜坡脊索瘤、软骨肉瘤，以及其他感染性疾病如颅底骨髓炎也可在此部位发生。

5.2.5　上颈段

上颈段疾病仅少数情况下可以通过内镜方法治疗，通常都需要开放手术。发生在该位置的疾病包括脊索瘤和一些炎症性疾病，如与基底膜内陷有关的类风湿性淋巴结炎。

5.2.6　岩　尖

岩尖病变包括胆固醇肉芽肿等炎性疾病，以及软骨肉瘤和转移性疾病等恶性病变。

5.3　内镜手术解剖

从外科手术角度来看，内镜解剖与传统的开放式手术方法概念不同，并被称为"内部解剖学"。对于擅长开放性经面或经颅入路的外科医生来说，需要了解鼻腔和鼻窦解剖结构的手术入路。利用内镜方法，通过外科医生通常创建的通路处理颅底病变。

内镜手术解剖可能被概念化为"矢状面"和"冠状面"的方法。由于中间外侧平面的结构，冠状面入路可能与外科手术相关的潜在伴随损伤相关。因此，有人建议，从事这些手术的外科医生在处理涉及冠状面的病例之前，先从其早期的矢状面病例开始着手，采用一种渐进的方法[1,2]。矢状面分为若干外科手术模块，包括经额窦、筛窦、蝶窦、蝶鞍、斜坡和齿状突途径（图5.1）。冠状面可细分为前、中、后冠状平面[2]，前冠状面主要由眶下入路组成；中间冠状面由翼状肌、下颌下突、上颌窦入路及海绵窦入路组成；后冠状面包括咽旁间隙和颈静脉孔。

解剖上内镜进入额窦时受到额窦前部的限制，额窦的前部和上部病变通常需要开放性手术。额窦流出道或额隐窝的内侧界限为中鼻甲，前方界限为上颌骨及额骨的前突，外侧界限为筛骨纸板，后方界限为筛泡。鼻丘气房是最前面的筛骨气房，位于额隐窝的前外侧，扩大前隐窝常需骨化气房。

前颅底的顶壁由中间的筛板和外侧的筛凹构成，筛板通常位于筛凹平面的下方。这两个结构由一块斜骨连接，这块斜骨被称为筛状板的横板。由于外侧板骨性结构较薄，所以其经常是医源性损伤的多发区，且损伤常产生脑脊液漏。此结构损伤的风险认为与其垂直高度相关。Keros 分类系统描述了侧板的高度，或者说筛孔和筛板之间的高度差，并据此将损伤风险分为3类：1型（1~3mm）、2型（4~7mm）、3型（8~16mm）[3]。高度/深度差越大，医源性损伤的风险越高，并且在医源性损伤中较高风险的原因还有颅底不对称（左右两侧之间）。

位于更后面的是蝶窦，蝶窦通过蝶筛隐窝向前通到鼻腔。蝶窦口位于上鼻甲内侧，蝶窦是许多内镜经颅底入路的中心。与蝶窦关系密切的还有几个重要结构，如蝶鞍、颈内动脉和视神经。

蝶鞍气化因人而异，可分为鞍型、鞍前型、鼻甲气化型[4]。这些类型中气化最大的是鞍型，其次是鞍前型和鼻甲气化型。鼻甲气化型可能会给手术带来挑战，因为解剖标志不易看到，蝶鞍、颈动脉和视神经常隐藏在骨内。当计划手术打开蝶窦时，外科医生必须注意有蝶筛气房的存在。蝶筛气房位于筛窦气室的后方，可在蝶窦上部或侧面气化。当气房

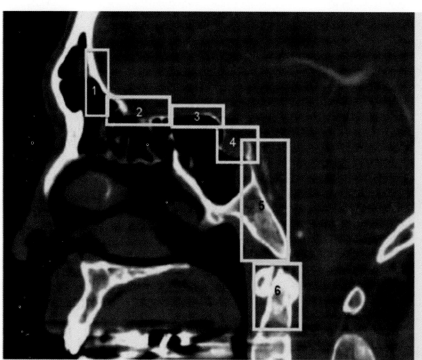

图5.1　在矢状面经鼻内镜入路，途径可分为：（1）经额窦，（2）经筛窦，（3）经蝶窦，（4）经蝶鞍，（5）经斜坡和（6）经齿状突入路。[经许可，摘自 Snyderman CH, Pant H, Carrau RL, et al. What are the limits of endoscopic sinus surgery? The expanded endonasal approach to the skull base. Keio J Med, 2009, 58（3）：152-160]

出现时，会使某些解剖结构（特别是视神经）易于受损。

内镜手术中有几个限制（图 5.2～图 5.4）。从前侧看，虽然通过后方是可以到达病变的，

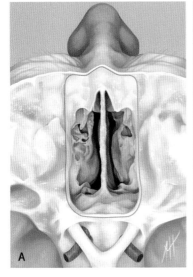 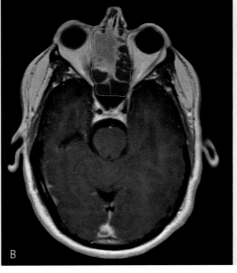

图 5.2　轴位观察内镜下筛板水平和眼眶水平切除范围的。（A）绘图和（B）轴位 MRI 成像，侧方切除范围是两侧的筛板，进一步的侧方手术可以通过切除筛板进入眼眶的最高点

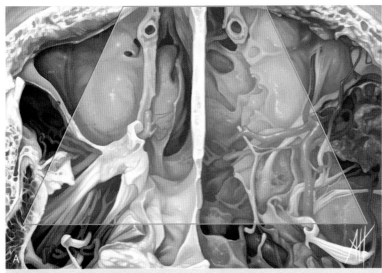 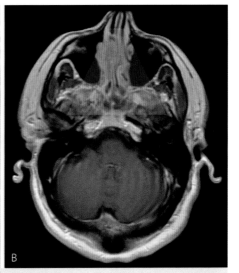

图 5.3　轴位观察内镜下上颌窦水平切除范围。（A）绘图和（B）轴位 MRI 图像，上文中所描述进入上颌窦侧壁的入口是有困难的，但可以通过 Caldwell-Luc 入路或 Denker 入路加以改进而进入，内镜入路为进入翼腭窝和颞下窝提供了良好的通道，并且可以通过前两种改进的术式进一步提高手术的易操作性

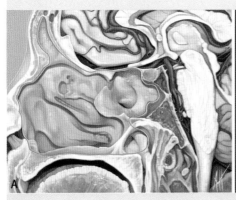 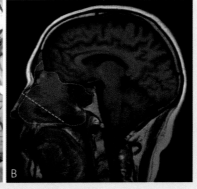

图 5.4　矢状位观察内镜下的切除范围的。（A）绘图和（B）矢状 MRI 成像，手术入路的前部界限是额窦的后部，肿瘤延伸到额窦的前部时内镜方式很难进入。肿瘤向前延伸到鼻和鼻骨区的软组织往往需要开放入路，鼻窦恶性肿瘤向后延伸，有可能进一步进入蝶骨平面、鞍结节和斜坡。鼻窦恶性肿瘤也可向上延伸，进一步向上切开剥离是有可能的，虚线表示鼻腭线

但从额窦前壁进入比较困难，这会给肿瘤切除和重建造成困难。从上外侧看，通常认为眼眶中线区是用内镜方法可以达到的最远的侧方路径。从下外侧看，通过内镜入路可以到达翼腭窝、颞下窝和中颅窝。进一步侧方路径可以通过 Denker 改进术或 Caldwell-Luc 改进术来实现（这些改进术将在"内镜侧方入路方法"一节中描述）。解剖上将上腭作为解剖的下界。涉及上腭部的病变往往需要开放手术才能完全切除。向后解剖的下限是固定的骨结构，即鼻骨的上部和硬腭的下后部。鼻腭线是一条连接这两种解剖结构的假想线，可作为下界解剖的理论边界（图 5.4）[5]。

5.4 开放式外科解剖学

了解开放式手术入路的解剖结构需要了解手术区域中解剖结构的功能，关键神经血管结构的走行，以及这些结构可能聚集的潜在空间。

鼻腔对空气进行加热和加湿，同时对大颗粒具有过滤作用。由软骨和骨组成的鼻中隔构成鼻的中线结构。在侧壁上附着有成对的下鼻甲、中鼻甲和上鼻甲，偶见最上鼻甲。嗅黏膜有助于捕捉气味，位于颅底和上隔。鼻咽位于鼻腔后方，即腺样体组织所在区域。

通常有 4 个成对的充气鼻窦：上颌窦、筛窦、额窦和蝶窦。上颌窦（"海莫尔窦"）通过漏口引流入中鼻道，尤其是漏斗。漏斗的入口为新月形裂孔半月板，由钩突和筛骨泡形成。Ohngren 线是一条将上颌窦分为前方和后方的假想线，是指从内眦到下颌角所画的一条线。低于该线的肿瘤预后较好，被称为下部构造肿瘤，而超出该线的肿瘤通常被称为上部构造肿瘤。

在上颌窦的后壁之外是一个脂肪填充的空间，称为翼腭窝。该窝包括内上颌动脉、翼腭神经节、翼管神经、眶下神经和上颌神经、腭翼道神经和下腭神经等几种重要结构。有 7 个孔与翼腭窝交通，所有这些都提供了潜在的肿瘤扩散途径。这些孔包括圆孔（V2）、翼管、腭鞘管、眶下裂、蝶腭孔、翼上颌裂和腭大管。

翼腭窝外侧是颞下窝，通过翼腭裂与翼腭窝分开。该区域的边界包括前上颌结节、颞骨后方、蝶骨大翼、翼内肌、下颌支外侧和外侧翼板内侧。

5.5 颅底和鼻窦成像

颅底的影像诊断对于充分展示肿瘤的范围以及肿瘤与关键解剖结构之间的关系至关重要。计算机断层扫描（computed tomography，CT）和（或）磁共振成像（magnetic resonance imaging，MRI）可以获得轴位图像。CT 可以提供有关骨质的详细信息，如骨侵蚀、重塑以及鼻窦和鼻腔周围骨质的受侵情况等。应该检查上颌窦壁、眼眶、翼板、硬腭，斜坡和颅底骨质结构的破坏或侵蚀。CT 可以进一步帮助诊断颈内动脉或视神经的中断，以及颅底和所有脑神经孔的骨质破坏或侵蚀。对比增强 CT 扫描可以在平扫基础之上增加病灶信息，并有助于对颈部肿瘤的局部扩散进行分期。

与 CT 相比，MRI 具备更高的软组织分辨率优势。T1WI 有助于鉴别骨侵袭，特别对于富含骨髓的骨质如斜坡。MRI 也可显示继发于脑神经病变的肌肉去神经支配。例如翼突或颞肌的脂肪浸润可能表现为由于慢性去神经支配导致的三叉神经运动支的功能丧失。T2WI 也有助于区分被包裹的黏液分泌物和软组织肿瘤。在 T2WI 上，分泌物通常是高信号，而实体瘤为稍高或中等信号。根据病灶的强化特点，MRI 钆剂增强扫描也有助于鉴别鼻窦肿瘤。对比增强扫描也能进一步帮助鉴别颅内神经的受侵。特殊序列如使用稳态采集快速成像（fast imaging employing steady-state acquisition，FIESTA）可以帮助诊断脑神经肿瘤的扩散。其他序列如液体饱和反转恢复序列（fluid attenuated inversion recovery，FLAIR）常用于鉴别脑实质浸润的继发性脑水肿，MRI 上也可发现眶周侵犯（图 5.5）。

短 TI 反转恢复序列（short tau inversion recovery，STIR）可用于发现眼眶脂肪浸润。眶壁肿瘤、眼外肌受累以及眶周脂肪消失可提示眼眶受侵[6]。与肿瘤相比，眶壁通常在 T2

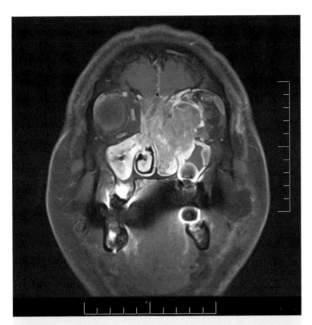

图 5.5　磁共振钆剂增强扫描 T1 序列成像显示鼻窦肿瘤延伸至左眶

和增强 T1 加权像上呈低信号。MRI 上该层面的消失可能进一步提示眼眶受侵。

进行胸部影像学检查以排除肺部转移。与传统 X 线相比，CT 在检测肺部病变方面具有更高的灵敏度。

[18]F- 氟脱氧葡萄糖（FDG）PET/CT 扫描可用于肿瘤的分期和再灌注。PET 扫描通常用于检测随访中的肿瘤复发，特别是在有相应设备的卫生保健机构中。

在某些情况下，锝 –99m、镓 –67、铟 –111 扫描等特殊核成像可有助于显示感染性疾病的病程，如颅底骨髓炎。急性感染后病灶锝 –99 骨扫描通常即为阳性，但其在感染消除后很长时间持续为阳性。另镓 –67 扫描可能有助于监测患者对治疗的反应，并可用于监测感染的进展。铟 –111 扫描有助于确定急性或慢性过程，除此以外，在识别感染方面可能比其他两种方式更有特异性。

5.6　手术入路

5.6.1　内镜手术方法

内镜方法的优点包括优越的肿瘤可视化效果和放大的高分辨率手术视野，此外，完全鼻

内入路避免了面部切口。与开放式入路相比，内镜方法可以减少并发症和缩短住院时间[7-9]。内镜切除术最适用于肿瘤局限于鼻腔或筛窦未延伸至前方、侧方和下方的患者。通过额窦后壁的肿瘤侵蚀是有可能被切除的，但是侵犯到与前壁毗邻额窦的肿瘤则需要通过额骨开颅或骨成形瓣进行开放手术。为了切除侧方肿瘤，将登克尔（Denker's）上颌骨切开术或上颌窦根治术（Caldwell-Luc 入路）与内镜方法结合，以到达上颌窦、翼腭窝和颞下窝的外侧壁。

内镜下前颅面部切除术

内镜下前颅面部切除术通常用于鼻腔或筛窦中线的肿瘤且伴颅底受累的情况[10-14]。因为嗅母细胞瘤的位置和生物学特征，这种术式的早期经验是在对嗅母细胞瘤的诊治中发展而来的。然而，现在许多鼻腔恶性肿瘤，以及前颅底脑膜瘤也可以用这种方法进行手术。前颅面内镜切除术联合使用了传统经面 / 经颅开放切除术的入路（图 5.6），这种术式可以切除颅底病灶，必要时也可以对颅内病灶进行切除。使用这种入路的切除术无法切除前部额窦、后部蝶窦以及眶中线外侧。临床或影像学表现为使用内镜切除（因此需要开放术）的禁忌证，包括：

1. 额窦前位受累。
2. 肿瘤侵犯鼻骨。
3. 广泛的眶旁硬膜受累。

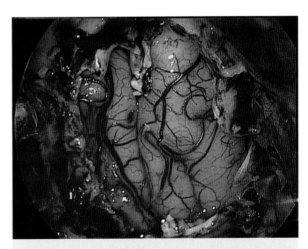

图 5.6　内镜下前颅面部切除术的术中所见

4. 上腭受侵。

5. 面部皮肤受侵。

6. 眼眶受侵。

对于前颅底脑膜瘤，相对禁忌证为脑膜瘤包裹邻近重要血管结构，如颈动脉。

内镜下切除鼻窦恶性肿瘤的原则通常包括根除肿瘤及其蒂，并切除蒂周围组织，以达到阴性手术边缘。术中冰冻切片有助于确定切除边缘处是否有少量的病灶残余组织。根据肿瘤的组织结构及生物学特性，对于带蒂的颅底肿瘤，还必须切除颅底骨，为了充分清除肿瘤边缘，硬脑膜的切除有时也是很有必要的。手术的前界限是额窦的后界，因此有人提出了 Draf Ⅲ 额窦切开术（改良内镜下 Lothrop 手术）。这需要从一边眶部的筛骨纸板向对侧打开一个较宽的通道，切除额窦底部、窦间隔和上鼻中隔。双侧筛骨纸板是骨性的，两侧筛骨纸板根据肿瘤的范围进行适当的切除。切除筛窦后的颅底显示更加清晰。应将鼻部的肿瘤和颅底的蒂一并切除。前、后筛窦动脉结扎和分离通常是减少颅底肿瘤血供的必要手段，这也有利于更好地切除颅底骨。其次，蝶骨平台是鼻窦恶性肿瘤切除的界限。在蝶窦两边开口将颅底肿瘤切除。骨切除术是在限定的范围内用钻头进行的。一旦做了骨性切口，需将可疑肿瘤侵犯的底层硬脑膜和嗅神经一起切除。

横跨前颅底的脑膜瘤处理方式略有不同，先对瘤体内进行切除减压，然后进行包膜切除术。切除颅底骨和硬脑膜后，接近脑膜瘤体。到达瘤体及邻近下降到鼻部的硬膜后，通常先对瘤体内进行减压切除，然后进行包膜切除。

内镜侧入路

具有横向延伸的肿瘤现在也可以在内镜下探查[2]。通过内镜内侧上颌骨切除术可以处理延伸到上颌窦中的鼻腔肿瘤，这种方法最初用以切除内翻性乳头状瘤，延伸到翼腭窝、颞下窝、蝶骨的侧隐窝或美克氏腔更后方的肿瘤或病变同样可以探查到。切除上颌窦后壁和在翼板钻孔有助于进一步探查到这些区域。这

些区域的病变包括脑脊液漏、蝶窦外侧隐窝的脑膜脑膨出、沿 V2 或 V3 神经生长的周围神经肿瘤，或来源于三叉神经的神经鞘瘤。扩大鼻内路径的一个重要标志是翼管神经[15]。岩部颈动脉的前膝状体位于翼管的上方和内侧。因此，通过追踪该神经，可以在手术期间定位和保护颈内动脉。

登克尔上颌骨切开术有助于鼻内镜侧方入路。这种方法是通过在梨状孔上方的鼻前庭黏膜上做切口，并在梨状骨钻孔来扩大探查区域，便于侧方入路，甚至可以切除下鼻甲和鼻泪管。Caldwell-Luc 入路更便于进入上颌窦侧方。做牙龈切口，暴露上颌窦，然后将骨窗嵌入上颌窦，可用于内镜或其他仪器，应告知患者有眶下神经损伤和颊部感觉异常的可能。

经眶入路

内镜技术的发展已允许外科手术进入眶内和眶外病变。如果病变位于视神经的内侧，则该病变比较容易接近，并且处理起来也比较安全。使用这种方法，在上颌窦充分造口，暴露眶底骨，然后进行前组筛窦切除术，使筛骨纸板骨化，小心地移除该骨，从而暴露眶周，通过切除眶周组织从而进入眶部。切除眶部脂肪后，可以看到内直肌和下斜肌。需要注意，钝器分离可以进入眶部病变。通过在眶周做小切口切除这些肌肉，可以帮助识别内直肌和下斜肌。

经眶神经内镜手术入路（transorbital neuroendoscopic surgical approach，TONES）也可以进入前颅底和中颅窝[16]。这些入路的选择取决于进入眶部的入路，例如泪腺前、前下眼睑、上睑褶皱和侧方后角入路。这种方法可用于肿瘤、脑膨出和颅底外伤。

5.6.2 开放性手术方法

开放性手术方法可用于进入颅底的几个区域，并可分为经面或经颅入路。这些方法需要注意切口位置和骨切除，以便切除肿瘤或进行外科手术。这些方法用于患者有内镜手术禁忌证，同时也与外科医生的操作手法和经验有关。

冠状切口入路

双冠状切口的范围是从一只耳朵的耳廓根部到对侧耳轮根部（图 5.7），在可能需要实施开颅手术的有颅底侵犯的鼻窦肿瘤中使用，然后对皮下或骨膜下的组织进行破坏。冠状入路可以用于额骨切开术或者前颅侧切开术。双冠状切口也可用于获取颅底重建时的颅骨膜瓣。

鼻侧切开术

鼻侧切开术包括从内眦向下到鼻翼（图 5.8）做一个切口。鼻侧切开术用于进入面中部，并且可以延伸到唇裂切口或下睑缘切口，其为进入面中部骨骼提供了良好的入路，同时允许外科医生进行内侧或基础的上颌骨切除术。

韦伯－弗格森（Weber-Ferguson）入路

这种方法是指从鼻侧切开，切口向上一直延伸到睑板下或下睑缘处（图 5.9）。睑板下切口通常比下睑缘切口更明显，但睑外翻的风险更低（这是该方法的潜在缺点）[17]。与传统的鼻侧入路相比，韦伯－弗格森入路对进入上颌骨进行了改良（图 5.10）。

面中部掀翻术

该方法是指从一侧上颌骨结节到对侧上颌骨结节做一个双侧唇下或颊龈部切口（图 5.11），通过软骨间切口将鼻部软组织与骨分离。这种方法的优点是避免了一些外部的面部瘢痕，其可以

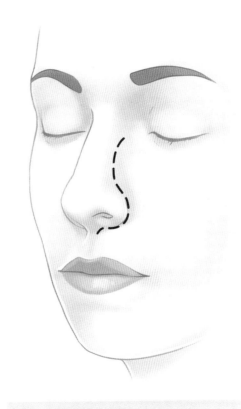

图 5.8 示意图显示典型的左侧鼻切开术的切口线

与 LeFort 1 截骨术联合使用，提供进入前鼻腔的良好通路，但是却增加了进入颅底上部的难度。

颞下窝入路

耳前和耳廓后入路均可进入颞下窝（图 5.12~图 5.15）。对于鼻窦疾病，通常采用耳前入路，这可以向下进一步延伸到颈部切口，向上可以延伸到半冠状切口。如果要进入颞下窝，则需要切开颧骨根部、颧额缝、颧上颌缝，并去除骨瓣。摘除腮腺是为了显示并观察面神经，进而对面神经进行游离和保护。下颌骨脱位偶尔行下颌骨切开术，有助于术野的暴露及进入，也可以选择前面部转移入路进入颞下窝。在这种方法中，韦伯－弗格森切口是从外眦一直向外延伸到耳前。

中部上颌骨切除术

中部上颌骨切除术既可以采用内镜也可以用开放性手术对起源于鼻中隔的鼻窦肿瘤进行切除。在这个过程中，鼻外侧壁、筛窦以及眶

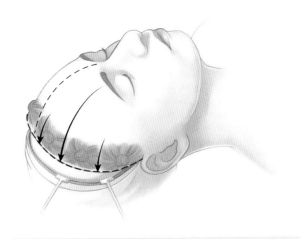

图 5.7 示意图显示了双侧冠状切口的位置

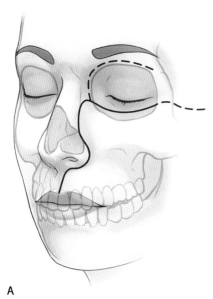

A

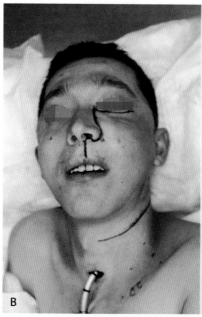

B

图5.9 （A）韦伯－弗格森示意图和（B）韦伯－弗格森切口的术中照片（图B由de Almeida医生提供）

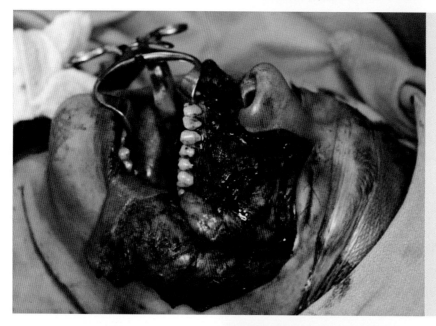

图5.10 韦伯－弗格森入路

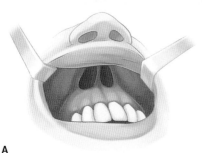

A

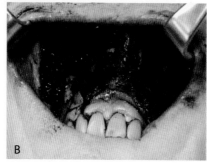

B

图5.11 （A）示意图和（B）面中部掀翻术的术中照片（图B由de Almeida医生提供）

内侧壁均被切除（眶下神经内侧；图5.16）。将骨从软组织中剥离后，进行4次截骨术，并对前3次进行追踪。前切口分别有：①通过眶下缘切口（保留眶下神经）；②通过上颌窦前壁；③从鼻窦底部到梨状孔；④通过上颌骨额突。此后，从前到后的截骨术如下：①沿眶内侧壁；②沿鼻外侧壁的底部；③沿鼻外侧壁的上方。最后，进行后垂直截骨术以暴露标本。

上颌骨基础切除术

对于来源于硬腭或上颌窦的肿瘤，并且向下侵犯到口腔，可以采用上颌骨基础切除术来切除肿瘤。上颌骨基础切除术可以完全经口，也可以通过鼻侧切开或面中部掀翻入路。暴露骨后，进行 3 次截骨术：通过硬腭进行内侧截骨术，通过颧上颌支进行侧方截骨术及 LeFult 1 型上方截骨术（图 5.17）。完成这些，最后的第 4 次后路截骨术便可进行，从翼突内侧板取出标本。

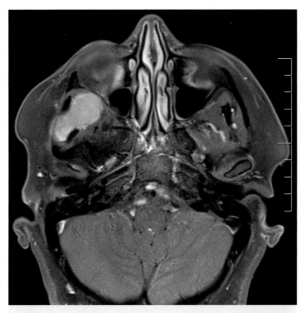

图 5.12　钆造影剂磁共振强化扫描，T1 加权像轴位显示位于颞下窝区邻近后上颌骨和外侧眶壁的肉瘤

上颌骨全切除术

经典的上颌骨全切除术通常是通过鼻侧切开或韦伯 – 弗格森切口进行。对于眼眶病变，眼眶切口应包括所有眶内容物，与上颌骨基础切除术相比。对于上部结构病变，则需要切除整个眶底。在此过程中，通过游离眶内侧壁和眶底，切开并游离眶骨膜。同时，外科医生可以检查是否有眶部或眶周侵犯，鼻泪器可以横切和植入。

上颌骨全切除术需要多次截骨。通过上颌骨和（或）眶内侧缘的前额突、眶外缘及颧额缝（图 5.18，图 5.19）的高位截骨是必要的，接着从前到后从眶内侧延伸到外侧进行截骨，然后通过截骨暴露眶底，进而暴露上方。下一步，通过颧上颌支进行腭截骨术和外侧截骨术。腭截骨术可以延伸到软硬腭交界处。最后，在上颌骨结节后方做一个骨凿进行后垂直截骨术，进而暴露标本。该解剖区有非常丰富的血管，包括翼状静脉丛和颌内动脉，因此必须仔细止血。

颅面切除术

颅面切除术包括去除前颅底，通常采用额骨开颅术和面部入路联合法或内镜入路。Smith 等人[18]描述了颅面切除术，并在 20 世纪 60 年代由 Ketcham 等人[19]推广。通常采用双冠状切

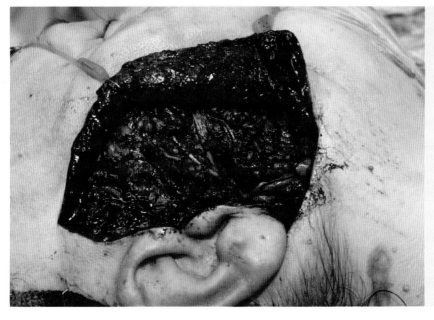

图 5.13　经皮肤切口及腮腺切除术暴露面神经

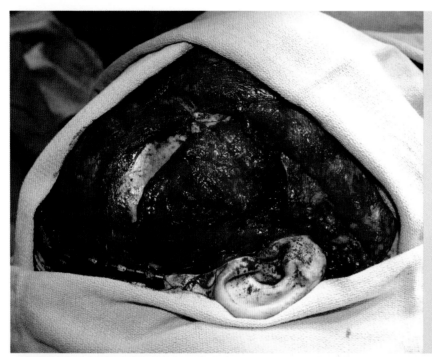

图 5.14　耳前切口延伸至双侧冠状切口并进入颞下

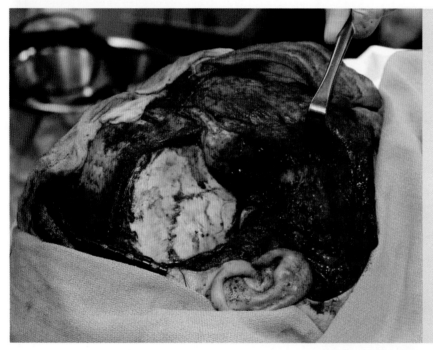

图 5.15　切除肿瘤标本包括颞肌、颧骨、眶外侧壁和上颌骨后部

口，可以采集颅骨瓣进行重建。使用 4 个截骨术来帮助切除标本：在每一边的筛骨凹和额骨之间的横向截骨术（总共两边），蝶窦平台的后路截骨术，额窦后方的前位截骨术（图 5.20）。韦伯-弗路森入路或鼻后切开入路经常用于面部通路，进行上颌切除术以露出下方的标本。另一方面，可以通过内镜（"内镜辅助颅面切除术"）进行下述方面的检查，或整个手术（包括上截骨术）可以在内镜下进行，没有外部切口。

眶内容物摘除术

眶内容物摘除是指当眼眶被肿瘤侵犯时，应将所有眶内容物包括骨移除，其与眶内容物剜除术和眼球摘除术不同。剜除术需要移除眼睛的内容物（通常用刮匙），这种方法常用于严重的眼内炎。摘除术是指摘除眼球，但是保留眼外肌和结膜。

邻近结构恶性肿瘤侵犯眼眶需要行摘除术。

关于眼眶受侵达到什么程度才需要摘除，这点存在着一些争议，有些人认为仅有骨质受侵而软组织未受侵则不需要行摘除术，因为无论眼球是否被移除，局部控制率是保持不变的[20]。如果眶骨膜轻度受侵，但是下方的眶内脂肪正常，且冰冻切片显示肿瘤没有侵犯到骨质，这时可以考虑保留眼球[21-23]。如果皮肤没有受侵，眼睑也可以保留，为了达到这一点，在上眼睑和下眼睑周围做一个环形切口，肌皮瓣在眶缘的上方和下方凸起，在手术后可重新将肌皮瓣

安置到与原来接近的位置。当眼睑皮肤受侵时，需要在眶缘周围做一个眶周切口。连同眶内容物一起，切除眶骨骨膜和皮肤。在眶尖结扎并横断视神经。如果病灶向后部延伸，送检冰冻切片边缘须从眶尖部的神经开始。

5.7　重建法

因各种原因切除颅底和面中部肿瘤后，颅面部重建很重要。所使用的术式，以及缺损的大小和位置，往往有助于决定重建方法的选择。在鼻腔和颅内之间建立水密封垫对于防止脑脊液鼻漏和相关并发症如脑膜炎和颅内脓肿等至关重要。硬腭重建可通过口腔修复或自体组织移植（通常是游离组织移植）进行。口腔与鼻腔的分离对于日常功能，如吞咽和言语等是很重要的。合适的上颌骨位置对于美观也是非常重要的。

5.7.1　颅底内镜重建

与面中部重建一样，颅底重建也取决于缺损的大小和位置。传统上，通常用游离黏膜移植物封闭缺损。这些移植物可以从鼻中隔黏膜或切除的中鼻甲中获取。通常，黏膜被用作

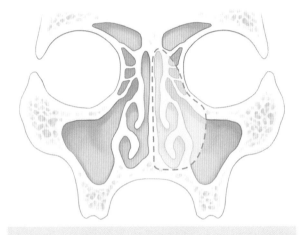

图 5.16　内侧上颌骨切除术

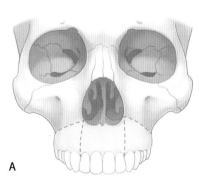
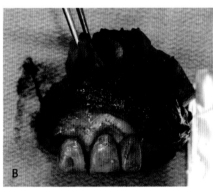

图 5.17　（A）示意图和（B）上颌骨基础切除术的术中照片（图 B 由 de Almeida 医生提供）

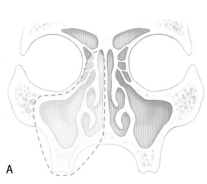
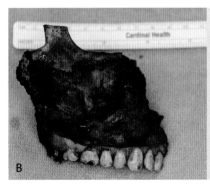

图 5.18　（A）示意图和（B）上颌骨全切除术的术中照片（图 B 由 de Almeida 医生提供）

外置移植物。如果缺损足够大，则可以将筋膜嵌入移植或人工硬脑膜替代物放置在移植物下面[24]。如今，复杂的多层重建正在发展（图5.21）。由蝶腭动脉后隔支支持的鼻中隔皮瓣（"NSF""Hadad-Bassagasteguy 皮瓣"或"HB皮瓣"）在鼻内镜颅底重建手术中得到了广泛的应用[25]。这种多功能皮瓣可用于重建斜坡或鞍状缺损，以及筛板缺损[26]。与其他非血管重建相比，使用血管蒂皮瓣减少了脑脊液漏的发生率。这种皮瓣可以从蝶形面到鼻梁上获取，如果预期缺损较大，则可以将下切口放到

鼻底上。上切口通常应在颅底以下约1cm处，以保证嗅觉功能。如果鼻中隔皮瓣受侵，则不应该使用该处的皮瓣，以防止肿瘤向两边扩散。这些情况下可以选择下鼻甲皮瓣及其变体[27,28]。这种皮瓣由于其旋转弧和相对较小的表面积而受到限制。

颅骨瓣以眶上和滑车上动脉为基础，这是最简单的前颅底缺损重建的关键点，通常采用双冠位切口获取，并可用于分离鼻腔与颅内内容物。嵌入是通过额骨开颅或鼻根截骨术。

这种皮瓣的一个优势是，其还可以用于手术治疗领域之外，因此，如果使用新辅助放疗，应该保留这种皮瓣。另外，因为这种皮瓣是鼻腔外的，所以不用担心被肿瘤累及，这可能是鼻内带蒂皮瓣存在的问题。除了颅骨皮瓣外，还有其他带蒂皮瓣可供选择，如颞顶（temporoparietal，TP）皮瓣和颊肌皮瓣[29]。TP皮瓣基于颞浅动脉，非常适合鼻咽缺损；由于覆盖该区域所需的高度旋转，所以其不太适合筛板缺损的重建。基于面动脉的颊肌皮瓣是另一种带蒂皮瓣，如果需要带蒂皮瓣而鼻内皮瓣又无法使用时，可使用这种颊肌皮瓣封闭前方缺损。

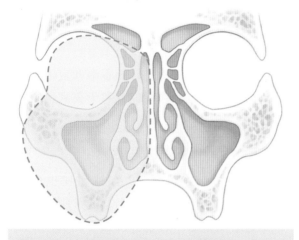

图5.19 全颌切除术伴眶内容物摘除术

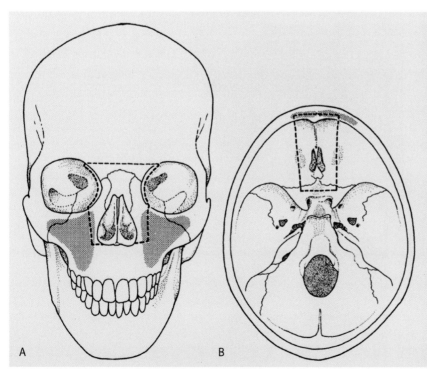

图5.20 （A，B）颅面切除术（经许可，摘自 Som PM，Curtin HD. Head and Neck Imaging. 4th ed. St. Louis, MO：Mosby-Elsevier Science，2003）

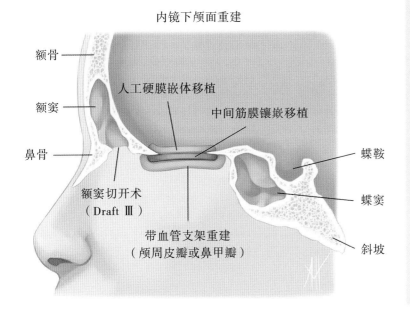

内镜下颅面重建

额骨

额窦

鼻骨

人工硬膜嵌体移植

中间筋膜镶嵌移植

额窦切开术
（Draft Ⅲ）

带血管支架重建
（颅周皮瓣或鼻甲瓣）

蝶鞍

蝶窦

斜坡

图 5.21 内镜下颅底重建术显示前颅底缺损重建各层的图像

5.7.2 开放式方法重建

上颌骨重建的目的是达到口腔颌面部分离，为眼眶提供支持，允许牙齿修复，改善美观程度。上颌骨重建是很复杂的，并且有许多不同的分类系统和算法用于定义各种缺陷[21-33]。通常，由于存在残余的牙列支撑，因此可以使用封闭器，也可以用带蒂或游离组织皮瓣重建，这些皮瓣可以是带血管的骨皮瓣或骨源性皮瓣（如肩胛骨游离皮瓣、腓骨游离皮瓣或髂嵴游离皮瓣），随后再用假牙或假体修复。采用自由皮瓣封闭还是重建取决于外科医生的偏好以及患者因素。

5.8 并发症

面中部手术术后并发症可大致分为局部、眼眶和颅骨并发症。局部并发症包括因高度密集的翼状血管丛而引起的上颌骨术后出血，以及蝶腭神经和（或）上颌动脉的损伤。上颌骨切除术后的出血可以通过加压或手术结扎受损的血管进行初步处理。其他局部并发症包括继发性黏液囊肿形成和鼻窦炎。眼眶并发症包括术后血肿和鼻泪管损伤。如果筛前动脉在手术过程中受伤，其会缩回眶内脂肪并导致出血。鼻泪管损伤可导致术后溢泪，通常用泪囊鼻腔吻合术进行治疗。其他潜在的眼眶并发症包括眼球内陷、复视、眼外肌损伤和眼眶脓肿。

颅底手术术后颅内并发症可能是毁灭性的。正确的颅底重建是避免脑脊液漏、气颅、脑膜炎、硬膜下积脓和颅内脓肿的关键。

参考文献

[1] de Lara D, Ditzel Filho LF, Prevedello DM, et al. Endonasal endoscopic approaches to the paramedian skull base. World Neurosurg, 2014, 82 (6 suppl):S121–S129

[2] Kassam AB, Gardner P, Snyderman C, et al. Expanded endonasal approach: fully endoscopic, completely transnasal approach to the middle third of the clivus, petrous bone, middle cranial fossa, and infratemporal fossa. Neurosurg Focus, 2005, 19(1):E6

[3] Keros P. On the practical value of differences in the level of the lamina cribrosa of the ethmoid. Z Laryngol Rhinol Otol, 1962, 41:809–813

[4] Hammer G, Radberg C. The sphenoidal sinus. An anatomical and roentgenologic study with reference to transsphenoid hypophysectomy. Acta Radiol, 1961, 56:401–422

[5] de Almeida JR, Zanation AM, Snyderman CH, et al. Defining the nasopalatine line: the limit for endonasal surgery of the spine. Laryngoscope, 2009, 119 (2):239–244

[6] Eisen MD, Yousem DM, Loevner LA, et al. Preoperative imaging to predict orbital invasion by tumor. Head Neck, 2000, 22 (5):456–462

[7] Suh JD, Ramakrishnan VR, Chi JJ, et al. Outcomes and complications of endoscopic approaches for

malignancies of the paranasal sinuses and anterior skull base. Ann Otol Rhinol Laryngol, 2013, 122(1):54–59

[8] Eloy JA, Vivero RJ, Hoang K, et al. Comparison of transnasal endoscopic and open craniofacial resection for malignant tumors of the anterior skull base. Laryngoscope, 2009, 119(5):834–840

[9] Wood JW, Eloy JA, Vivero RJ, et al. Efficacy of transnasal endoscopic resection for malignant anterior skull-base tumors. Int Forum Allergy Rhinol, 2012, 2 (6):487–495

[10] Manthuruthil C, Lewis J, McLean C, et al. Endoscopic endonasal management of olfactory neuroblastoma: a retrospective analysis of 10 patients with quality of life measures.World Neurosurg, 2016, 90:1–5

[11] Casiano RR, Numa WA, Falquez AM. Endoscopic resection of esthesioneuroblastoma. Am J Rhinol, 2001, 15(4):271–279

[12] Fu TS, Monteiro E, Muhanna N, et al. Comparison of outcomes for open versus endoscopic approaches for olfactory neuroblastoma: a systematic review and individual participant data meta-analysis. Head Neck, 2016, 38 Suppl 1:E2306–E2316

[13] Higgins TS, Thorp B, Rawlings BA, et al. Outcome results of endoscopic vs craniofacial resection of sinonasal malignancies: a systematic review and pooled-data analysis. Int Forum Allergy Rhinol, 2011, 1(4):255–261

[14] Snyderman CH, Carrau RL, Kassam AB, et al. Endoscopic skull base surgery: principles of endonasal oncological surgery. J Surg Oncol, 2008, 97(8):658–664

[15] Vescan AD, Snyderman CH, Carrau RL, et al. Vidian canal: analysis and relationship to the internal carotid artery. Laryngoscope, 2007, 117(8):1338–1342

[16] Ramakrishna R, Kim LJ, Bly RA, et al. Transorbital neuroendoscopic surgery for the treatment of skull base lesions. J Clin Neurosci, 2016, 24:99–104

[17] Ellis E III, Zide MF. Transcutaneous approaches through the lower eyelid//Surgical Approaches to the Facial Skeleton. Philadelphia, PA: Lippincott Williams & Wilkins, 2006:9–40

[18] Smith RR, Klopp CT, Williams JM. Surgical treatment of cancer of the frontal sinus and adjacent areas. Cancer, 1954, 7(5):991–994

[19] Ketcham AS, Wilkins RH, Vanburen JM, et al. A combined intracranial facial approach to the paranasal sinuses. Am J Surg, 1963, 106:698–703

[20] Carrau RL, Segas J, Nuss DW, et al. Squamous cell carcinoma of the sinonasal tract invading the orbit. Laryngoscope, 1999, 109(2, Pt 1):230–235

[21] Perry C, Levine PA, Williamson BR, et al. Prese-

rvation of the eye in paranasal sinus cancer surgery. Arch Otolaryngol Head Neck Surg, 1988, 114 (6):632–634

[22] McCary WS, Levine PA, Cantrell RW. Preservation of the eye in the treatment of sinonasal malignant neoplasms with orbital involvement. A confirmation of the original treatise. Arch Otolaryngol Head Neck Surg, 1996, 122(6):657–659

[23] Essig GF, Newman SA, Levine PA. Sparing the eye in craniofacial surgery for superior nasal vault malignant neoplasms: analysis of benefit. Arch Facial Plast Surg, 2007, 9(6):406–411

[24] Ting JY, Metson R. Free graft techniques in skull base reconstruction. Adv Otorhinolaryngol, 2013, 74:33–41

[25] Hadad G, Bassagasteguy L, Carrau RL, et al. A novel reconstructive technique after endoscopic expanded endonasal approaches: vascular pedicle nasoseptal flap. Laryngoscope, 2006, 116(10):1882–1886

[26] Pinheiro-Neto CD, Ramos HF, Peris-Celda M, et al. Study of the nasoseptal flap for endoscopic anterior cranial base reconstruction. Laryngoscope, 2011, 121(12):2514–2520

[27] Choby GW, Pinheiro-Neto CD, de Almeida JR, et al. Extended inferior turbinate flap for endoscopic reconstruction of skull base defects. J Neurol Surg B Skull Base, 2014, 75(4):225–230

[28] Yip J, Macdonald KI, Lee J, et al. The inferior turbinate flap in skull base reconstruction. J Otolaryngol Head Neck Surg, 2013, 42:6

[29] Patel MR, Taylor RJ, Hackman TG, et al. Beyond the nasoseptal flap: outcomes and pearls with secondary flaps in endoscopic endonasal skull base reconstruction. Laryngoscope, 2014, 124(4):846–852

[30] Brown JS, Rogers SN, McNally DN, et al. A modified classification for the maxillectomy defect. Head Neck, 2000, 22(1):17–26

[31] Okay DJ, Genden E, Buchbinder D, et al. Prosthodontic guidelines for surgical reconstruction of the maxilla: a classification system of defects. J Prosthet Dent, 2001, 86(4):352–363

[32] Cordeiro PG, Santamaria E. A classification system and algorithm for reconstruction of maxillectomy and midfacial defects. Plast Reconstr Surg, 2000, 105(7):2331–2346; discussion 2347–2348

[33] Urken ML, Catalano PJ, Sen C, et al. Free tissue transfer for skull base reconstruction analysis of complications and a classification scheme for defining skull base defects. Arch Otolaryngol Head Neck Surg, 1993, 119(12):1318–1325

第 6 章 颅底肿瘤治疗后表现

Adam A. Dmytriw，*John A. Rutka*，*Arjun Sahgal*，*Eugene Yu*，*Peter Som*

6.1 前 言

由于在一个解剖密集的空间中存在大量重要结构，颅底肿瘤在治疗方面面临一定的困难。这些肿瘤的干预和影像评估也同样比较复杂。单一的手术或放疗是治疗早期头颈部肿瘤的主要手段[1]，如果为局部晚期病变，则常采用手术结合辅助放化疗的综合性治疗方法。在颅底肿瘤的治疗中，经颅面部手术和经鼻内镜入路可单独使用或联合使用。由于正常解剖结构的改变、手术引起的缺失或各种重建，这些患者的术后成像是众所周知的难题。此外，在这些重建中可能会使用多种组织移植物和合成材料。颅底重建术后对正常预期影像学特征的理解是识别能否重建成功及有无肿瘤残留或出现复发的基础。

6.2 治疗后的基本原则

当前美国国家综合癌症网络提供的随访指南中，临床医生在随访过程中被赋予了相当大的自由裁量权。指南推荐在前 2 年中每 3~4 个月进行一次影像学和体格检查，在第 2~5 年中每 4~6 个月进行一次，之后，随访通常 1 年进行一次[2]。这种随访监测不仅要关注局部的肿瘤复发，还要警惕远处转移和第二原发肿瘤的发生。

很多影像学手段可用于颅底肿瘤的术后评估，包括 X 线摄影 / 透视、内镜检查、超声（ultrasonography，US）、计算机断层扫描（computed tomography，CT）、磁共振成像（magnetic resonance imaging，MRI）、单光子发射 CT（single photon emission CT，SPECT）、2-（氟 –18）氟 –2- 脱氧 –D- 葡萄糖（fluoro-2-deoxy-D-glucose，FDG）、正电子发射断层扫描（positron emission tomography，PET）融合 CT（PET/CT）或 MR（PET/MR）。在许多医院常用，CT 随访检查，因为 CT 扫描具有很好的软组织分辨率，对骨评价效果极佳，并且易于识别颈部淋巴结肿大。图像采集速度快也是 CT 的一个主要优势，这使其成为临床情况不稳定或不能长期保持仰卧位患者的一种很好的检查方法。对围手术早期急性并发症的诊断，CT 是一种理想的检查手段。MRI 的优势是有更好的软组织分辨率，鉴于颅底肿瘤患者可能有硬脑膜侵犯或沿神经播散的风险，有必要选择 MR 增强扫描。MRI 也有助于鉴别可疑的肿瘤复发。弥散加权成像（diffusion weighted imaging，DWI）MRI 可能在治疗后早期阶段特别有用，其他检查方法在此时会出现假阳性结果[1]。有报道显示，在治疗后的早期阶段，DWI 合并 CT 和（或）MRI 是区分肿瘤复发和正常治疗后改变的有效工具[3]。

许多医院也常规使用 FDG PET/CT 作为患者随访检查的方案，但在治疗后 12 周内即刻使用 FDG PET/CT 可能出现假阳性或假阴性结果。假阳性结果主要来自治疗相关性炎症；假阴性是放疗或化疗造成的肿瘤床血管危象和在肿瘤中葡萄糖转运受到抑制的结果。

6.3 手术后改变

区分手术后改变和肿瘤复发是术后影像检

查最重要的作用。术后影像评价的难题在于由于术区结构重建、放疗和瘢痕形成导致的广泛解剖结构变化。临床上，复发可能是无症状的，直到肿块导致严重的变形或明显可触及才引起注意。因此，在头颈部肿瘤的治疗后监测中，影像检查是必不可少的。

颅底外科手术需要复杂的重建，这对广泛的局部切除后保持阴性病理组织学边缘以及闭合手术缺损时让患者有最低的发病率常常是必须的。在这个解剖结构复杂的区域，各种皮瓣重建会被使用，其中包括局部皮瓣、带蒂皮瓣和游离微血管皮瓣技术[4,5]。皮瓣的命名直接根据所使用的组织和血管供应。在局部皮瓣技术中，邻近组织位置被重新安排以修补手术造成的缺损。带蒂皮瓣技术的不同之处在于供体组织通过旋转放置于缺损区。蒂指使用患者自己血管蒂上的组织修补手术缺损。最后，游离皮瓣技术可能使用简单的游离皮瓣或复合的游离皮瓣，二者都需要将游离皮瓣的血管蒂与重建区域中的局部受体血管进行微血管吻合。在简单型中，皮瓣中只有一种组织，而混合型使用多种组织成分。后者最常见的形式是肌皮组织、筋膜皮肤组织、游离空肠间置和骨复合皮瓣[6]。

6.3.1 颅面切除术

颅面切除术（craniofacial resection，CFR）是一种根治性手术，目的是彻底切除肿瘤。这种手术在腺癌（adenocarcinoma，ADC）、腺样囊性癌、脊索瘤、恶性黑色素瘤、嗅神经母细胞瘤、骨肉瘤和鳞状细胞癌中尤为常见。在有内镜手术前，CFR是涉及眶顶、筛骨板和筛骨筛窦肿瘤治疗的唯一"金标准"。

手术通常以侧鼻切开术开始，其次是上颌骨切除术、前筛窦和后筛窦切除术、蝶窦切除术。侧方鼻切开术通常在肿瘤涉及深鼻穹窿、毗邻前鼻窦和面中部骨时进行。在手术中，筛状板和额隐窝随着两侧的筛骨纸板暴露。如肿瘤侵入前颅底，进行双角额瓣和额骨开颅术，以到达病灶，切除被肿瘤侵犯的组织，可能需要眼眶剜除术。

术后影像学将会看到从眉间下方到颅底上约4cm范围（包括额骨）的开颅术术区，通常将瞳孔中线作为侧颅骨切开的边界[7]。随访影像学检查显示筛板、筛骨凹和蝶骨平台已切除，鼻中隔和鼻甲部分或近乎完全缺失，额窦颅化（图6.1）。颅化包括去除额窦后壁和额窦黏膜。如果手术完全以内镜方式进行（即没有双角颅骨切开术），可以进行Draf Ⅲ额窦切开术代替额窦颅化。如果内侧上颌骨切除术作为切除的一部分，翼腭窝的正常脂肪密度或信号将被软组织密度瘢痕替代。在笔者所在的医院，沿着颅前窝底的缺损用以下材料重建：一个合成的硬脑膜成形植入物，一个选择性阔筋膜移植片，以及一个带血管的自体移植物（包括颅骨瓣或鼻中隔黏膜瓣；图6.2）。前颅底重建表现为软组织密度或跨越桥梁的信号骨缺

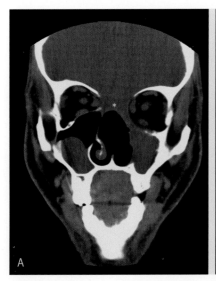
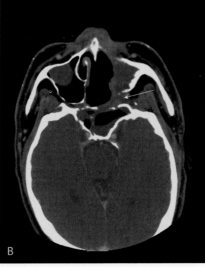

图6.1 颅面切除术治疗内翻乳头状瘤后的冠状位（A）和轴位（B）计算机断层扫描图像。前颅底骨骨板、鼻中隔、鼻甲大部分被切除。重建的鼻腔顶壁表现为额叶下方的软组织密度（A；星号）。注意沿皮瓣下缘光滑的边缘。轴位图（B）也显示左侧翼腭窝内软组织密度（箭头），这与瘢痕形成是一致的，可能与左上颌骨切除有关

损，可能出现不同程度的强化，也可能向下隆起进入鼻筛窦区（图6.3）。术后早期颅内积气和脑外积液并不少见。继发于肿瘤的占位效应和脑移位以及术中的脑收缩和器械植入可能导致额叶水肿。这在老年患者中似乎更为明显。因此，当MR上出现明显的额叶水肿时不应误认为是复发或进展。少量硬膜下积血也可能存在，在老年人中更为常见。随着时间的推移，额叶可能发生脑软化，表现为T2信号增高和额叶体积缩小（图6.4）。

一些外科医生将脂肪移植物填入重建部位。这在CT上表现为脂肪衰减灶或MRI上的T1高信号灶（图6.2，图6.4）。

由于前颅底肿瘤可侵入或起源于鼻窦，在随访成像中的一个难题是区分复发、残留肿瘤与存留的分泌物。残留或复发的肿瘤表现为T1和T2加权图像上的中等信号，并表现出轻微的内部强化；分泌物表现为T1低信号和T2高信号，外周强化。更多干燥或含蛋白的分泌物可能表现出非常明亮的T1和（或）T2信号。

可疑复发表现包括沿切除边缘的圆形强化肿块和新发病灶伴有或不伴有水肿[8]（图6.5，图6.6）。肿瘤复发常导致局部占位效应，表现为结节或浸润性生长。

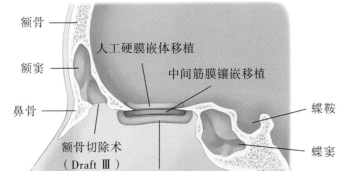

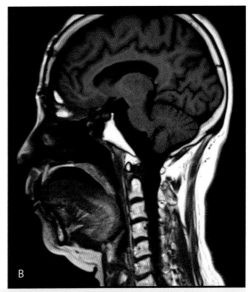

图6.2　内镜下颅面切除术后前颅底复合重建示意图（A）。通过使用一个合成的硬脑膜成形嵌体移植物，一个可选的阔筋膜中间移植片加一个血管化的移植片（由颅骨瓣或鼻中隔皮瓣组成）重建沿颅前窝底的缺损。（B）矢状位T1加权像显示嗅神经母细胞瘤切除术后患者的相应影像表现。重建的各层表现为沿鼻腔筛窦顶部的轻度分叶状等信号软组织桥。两个高信号灶对应于插入的脂肪，也是为了起支撑作用。在这种情况下，额窦被切除或颅化

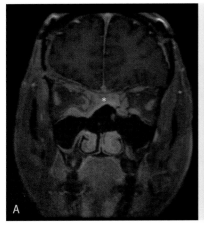

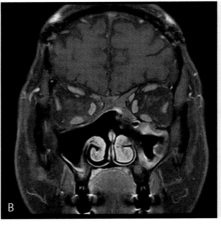

图6.3　额窦骨肉瘤颅颌面切除术后的钆增强T1加权脂肪抑制成像。（A）手术后作为基线参考做的检查。注意重建颅底壁的明显强化（星号）和弥漫性硬脑膜增厚并强化。（B）数年后的一次复查，注意皮瓣重建的强化明显减弱，硬脑膜增厚和强化程度减弱。皮瓣的颅骨和下缘也显示出非常光滑的边缘

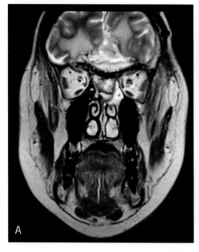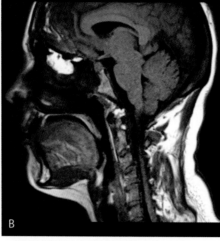

图6.4 鼻窦未分化癌切除术后的冠状位 T2WI（A）和矢状位 T1WI（B）。注意双侧额叶脑白质的高信号符合脑软化灶。重建的底壁比其他病例（图6.3）更不均匀并呈分叶状，并对额叶脑实质造成一定程度的占位效应

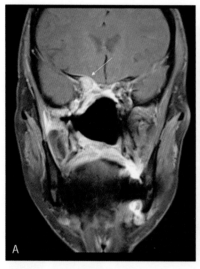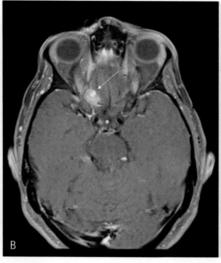

图6.5 黏液表皮样癌颅面切除术后的（A，B）冠状位和轴位增强 T1 加权图。复发性肿瘤沿切除缘（箭头）呈圆形强化病灶

6.3.2 侧颅底手术

颅底外侧入路最常用于前庭神经鞘瘤、副神经节瘤、鼻咽复发性肿瘤和外耳道/中耳原发肿瘤。手术方法多种多样，大部分涉及骨切除和肿瘤切除后脑实质回缩，还可能涉及面神经路径重置和颈内动脉的识别。在迷路保存保护术式中，需要保持耳囊完整并绕开迷路。影像上通常会显示沿着手术切开层面的正常解剖结构变形，通常是横断的或跨颞部分布。

CT 在术后期不仅对术后并发症的评估至关重要，而且对记录骨解剖和预期手术改变有重要意义。在此之后，单独使用 MRI 做进一步随访是足够的，但有一些人主张两种方法都使用，特别是在岩部胆脂瘤的随访中[9]。需要注意，这些手术可进行许多变化，手术后的表现可以因手术路径和切除结构的不同而有所不同。

6.3.3 乳突切开术

简单的（或皮层）乳突切开术包括切除乳突骨外侧壁以及皮层乳突气房，并保留外耳道。这种手术不涉及听骨链，也不影响上鼓室骨质。相对而言，完壁式乳突切开术（或联合入路技术）包括切除乳突气房和 Koerner's 隔（岩鳞隔）（图6.7）。手术所构建的乳突允许乳突窦和上鼓室之间相连[10]。在这两种手术中，外耳道均被保留。

开放式乳突切开术先从完壁式手术开始，然后切除外耳道，这可使外耳道和乳突腔之间完全相通（图6.8）。在开放式手术中，乳突内的面神经如果被恶性肿瘤侵犯可能需要切除。该手术可能需要局限性切除侧颞骨来充分暴露面神经[11]。在多数情况下，盾板（鼓膜嵴）需要切除。如果病变累及听骨链，听小骨

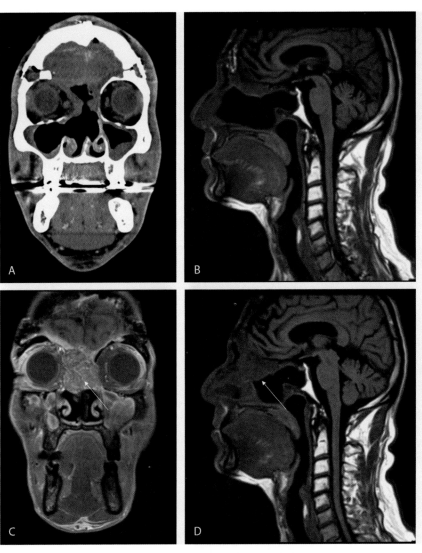

图 6.6 冠状位计算机断层扫描（A）和矢状位 T1 加权（B）复查图像显示内翻乳头状瘤伴灶性鳞状细胞癌切除术后的预期变化。随后的冠状位（C）和矢状位（D）磁共振成像显示鼻腔内沿重建的前颅底（箭头）边缘复发

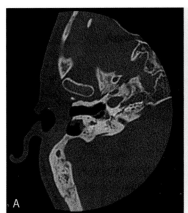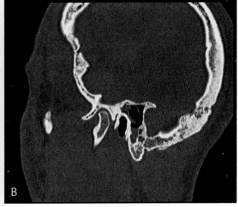

图 6.7 右侧完壁式乳突切除术后的轴位（A）和矢状位（B）计算机断层扫描图，外耳道骨壁被保留（B）

（通常保留完整的镫骨）和骨膜也需要切除。镂空面神经，必要时可切除。乳突根治术通常包括鼓膜、锤骨和砧骨的切除，保留镫骨上结构、外耳道，切除乳突气房，咽鼓管完全阻塞（图 6.8）。在改良的乳突根治术中，部分听骨链被保留[通常是锤骨柄和镫骨上部结构（切

除锤骨和砧骨的头部）；图 6.9]。听力重建手术包括听骨重建或按照要求植入设备。

6.3.4 交叉入路

交叉入路技术可用于许多颅底肿瘤，但经常用于切除前庭神经鞘瘤、脑膜瘤、蛛网膜

165

囊肿和颅内脂肪瘤。经迷路切除术是岩尖、内听道、桥小脑（cerebellopontine，CP）角的一种常见的外侧入路。该手术不能保存听力，选择该手术与肿瘤大小无关，在无须考虑听力保护问题的情况下可以选用[12]。在该手术中，内听道和岩尖后侧面周围的骨被去除以暴露岩尖和CP角肿瘤。通过顶侧入路可以更清楚地暴露肿瘤，其中整个岩骨从上被切除，以便更好地暴露前CP角。除了在CT上可见的骨缺失之外，MRI上常见到缺损区被脂肪填充（图

6.10），也可能存在手术后萎缩的小脑脑实质的胶质增生。

当病变较大延伸到桥前池时，可能需要使用经耳蜗入路。这种手术最常见于CP角或斜坡前部的脑膜瘤。类似的步骤见于迷路切除术中，但需要切除鼓室、岩骨直到斜坡。去除耳蜗，可识别岩部内颈内动脉以及乳突内面神经的水平和垂直段，这些可根据需要移到前面或后面。外耳道以盲囊方式封闭，咽鼓管被彻底封闭。空腔内充填了脂肪，不要将其与复发的软组织

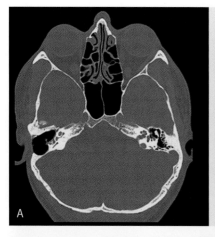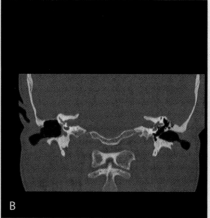

图6.8 轴向（A）和冠状位（B）计算机断层扫描显示开放式乳突切除术，外耳道后壁被切除。这也是一种乳突根治术，因为听骨被切除

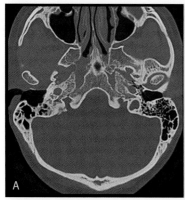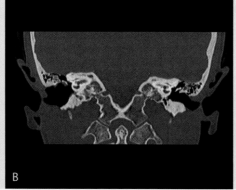

图6.9 轴位（A）和冠状位（B）计算机断层扫描显示开放式改良乳突根治术

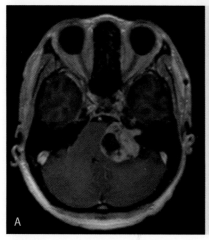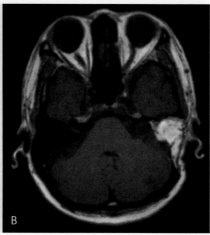

图6.10 轴位T1WI（A）显示左前庭巨大神经鞘瘤，（B）显示患者行经迷路切除术，切除包括听骨和前庭器官的整个岩骨，并将脂肪移植物置入手术缺损中

影混淆。

总的来说，经迷路入路是用于进入内听道和 CP 角，到达美克氏腔内的三叉神经及涉及颈静脉孔的病变。相比之下，经耳蜗入路允许前者，但如果需要也允许进入更多的前部和内侧累及斜坡、颈内动脉和前中颅窝的病变。经耳蜗入路通常要移动面神经，术后损伤较为常见，颈内动脉损伤的风险更大，手术持续时间较长。

在传统（或迷路后）岩锥切除术中，后颅窝硬脑膜暴露于颈静脉球水平下，保留耳软骨囊。迷路形成切除的前界。用这种方法，面神经通常是被镂空，并保持在垂直段。手术暴露较受限制，但允许进入后颅窝和中颅窝硬脑膜，通常结合颞部开颅术，可使颞叶回缩。在乙状窦后（或枕下）区，去除乙状窦后骨后，进一步暴露后颅窝硬脑膜。在外侧次全切除术中，切除外耳道、鼓膜、锤骨和砧骨。耳道皮肤以盲囊方式封闭，咽鼓管被完全填充。术语"侧方"在这种情境中表示骨去除停止，但不包括迷路。听力和迷路功能是保留的，尽管个别人在手术侧会有传导性听力损失，如癌累及颞骨，岩锥全切术延伸到颞骨岩尖。如果可能的话，为了避免肿瘤在手术中播散，应该进行整块切除术。迷路、耳蜗和面神经将被切除。手术平面内侧会穿过内听道。注意不要损伤颈内动脉。

颞下入路暴露颞骨下部，包括咽旁间隙、颈内动脉和颈内静脉 / 颈静脉球。这种方法允许切除从 CP 角到咽旁和颈动静脉间隙的病变。除了扩大手术到颈部以显示大血管和下脑神经，面神经的前移位是直接手术入路所必需的。根据肿瘤的范围，岩骨的下迷路部以及外耳道被切除。脑脊液（cerebrospinal fluid，CSF）漏常容易发生，这通常可以通过两阶段手术来修补[13]。

如前所述，保守（迷路后）岩锥切除术可与枕下开颅术结合，以获得更大的后外侧入路至 CP 角、上颈部和颈静脉孔。外耳道与耳软骨囊保持完整。此外，咽旁间隙可与下乳突路径进行沟通。术后通常可以看到脂肪塞，在封闭硬膜内 - 外时放置。但目前尚不清楚这种手术有限的颈动脉操作是否会使其受损，或是否应在岩骨内的颈动脉导管更易受累的情况下选择这种技术[14]。

6.3.5　经颞及乙状窦后入路

为了观察岩骨的前部和后部，可以采用全颞下入路。采用相当大（6mm×5mm）的颞骨开颅术，岩骨上部骨被切除，暴露出颞叶硬脑膜。在手术中，硬脑膜沿岩骨从后向前部隆起。如果需要进一步抬高颞叶以进行更大的暴露，除了分开小脑幕（以及小脑幕的再次分开）外，还可以进行幕上硬膜切开。

另外，CP 角的另一种直接入路可以通过乙状窦后（枕下或小脑旁）进行开颅手术。这通常被用于肿瘤，如前庭神经鞘瘤或脑膜瘤，这些肿瘤不累及内听道的远端或压迫听力完整患者的脑干。切除乙状窦后骨并打开硬脑膜以允许进入颞骨和 CP 角的后部。迷路后手术是一种听力保存手术。耳廓后骨部分去除允许暴露管内段听神经、耳蜗以及上下前庭神经。在精心选择病例的情况下，听力保留率可达 50%~70%，取决于内听道内的肿瘤和范围[15]。尽管耳蜗神经可被保存，听力往往因为内听道内迷路动脉的血管性损伤而丧失。虽然讨论的所有技术将显示预期的骨去除模式，手术后的内听道周围的组织密封和小脑水肿并不少见。乙状窦后入路已被证实可引起不同程度的小脑水肿和胶质增生，其与手术牵拉有关而与肿瘤病理无关（图 6.11）。

专用的 MR T1WI，垂直于脑干背侧扫描，当需要详细随访时可以用于观察面神经。该序列可以显示转置神经的精确过程或记录其损伤。面神经转置有利于术中尽可能地进行解剖暴露。在高分辨率 T2WI 或稳态构成干扰（constructive interference in steady-state，CISS）序列中，正常神经可以被看作是从脑干延伸到内听道的低信号线样结构，其通常由脑脊液包围，位于前庭耳蜗神经复合体的前部[16]。为了最佳显示鼓室、乳突段以及膝状神经节，

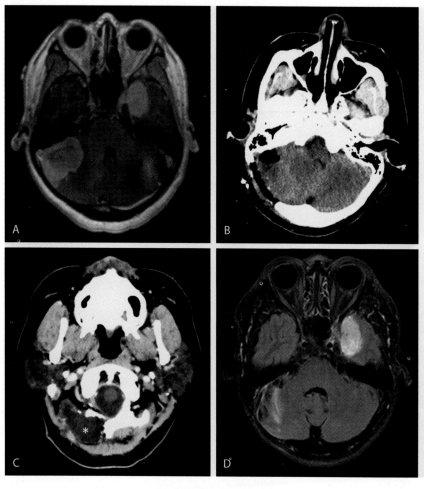

图 6.11 轴位增强 T1 加权像（A）显示右侧后颅窝巨大脑膜瘤。注意左侧中颅窝中存在第二个脑膜瘤。（B，C）在乙状窦后颅骨切除并切除后颅窝肿块后立即进行 CT 扫描。沿着手术切缘上出现预期的气颅。此外，后颈部存在一个假性脑膜膨出（C；星号）。长期随访的 FLAIR 图像（D）显示右小脑胶质增生，假性脑膜膨出消失（未显示）

必须采用钆增强扫描。虽然这些节段的增强可以反映肿瘤的侵入，但由于术后炎症可能呈现相同的表现，因此建议谨慎解释。在面神经复健手术中，可能会通过移植物（通常是腓肠神经或耳大神经插入移植物）来重建神经。再生神经可以在面神经不典型的节段增强，不要误认为是复发。

6.3.6　内镜手术

越来越多的鼻窦和前颅底肿瘤患者接受了全内镜手术，只要慎重选择患者，即可使患者免行鼻侧切开术及开放性 CFR 开颅[17]。在这种情况下，黏膜边缘、眶周和硬脑膜的边缘应在显微镜下清晰可见，以确保局部控制与传统联合入路的效果相当。

一种重建颅底缺损的方法是采用 Hadad-Bassagasteguy 技术。这种技术采用鼻中隔血管蒂供血的鼻中隔骨膜瓣封堵颅底缺损（图 6.12）。在 T1WI 和 T2WI 上，这些鼻中隔瓣与脑实质信号接近。多数皮瓣手术后有强化，少数可能不强化。多数皮瓣在 6 个月随访时厚度变薄，也有小部分厚度增加。这两种特征都不能用来预测皮瓣失败，这些发现的意义尚不清楚。随访中有强化可能是皮瓣存活率的最大预测因素，需要指出的是，一些皮瓣在术后早期的影像学上可能不增强，但仍然存活[18,19]。如果术中在缺损和鼻窦腔间放置脂肪，也可在影像上显示。

经蝶窦入路行蝶鞍肿瘤内镜手术需切除蝶骨喙突和蝶窦前壁。蝶窦底部会出现缺损，鼻中隔和鼻甲都可能有缺失。重建包括使用可吸收明胶粉、止血纤维素聚合物、纤维蛋白密封剂和脂肪移植物的不同组合。在手术切除过程中，如果 CSF 渗漏明显，需要采用更为复杂的重建。骨和硬脑膜缺损首先用冻干硬脑膜替代物作为嵌体移植物。还经常使用纤维蛋白封闭剂以及吸收性明胶海绵材料，随后以带蒂鼻中隔皮瓣作为最终层。重建术后的外观可能非常不均匀（图 6.13）。CT 成像通常显示斑块或

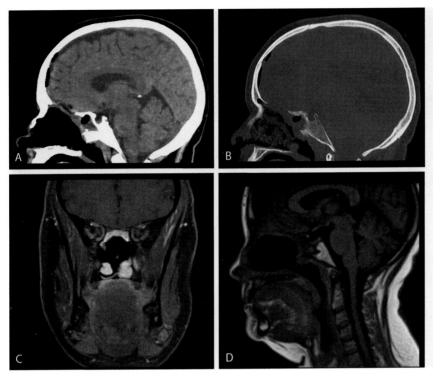

图 6.12　单纯内镜下筛窦癌切除术后即刻的矢状位计算机断层扫描图（A，B）。重建包括阔筋膜和鼻中隔重建，还进行了 Draf Ⅲ 额窦切开术。少量预期的颅内积气是显而易见的。复查的冠状位增强 T1 加权（C）和矢状位平扫 T1 加权（D）图像显示底壁重建为薄而光滑的强化软组织，托住颅内容物

分叶状的软组织桥样缺损。MRI 也可显示这些软组织，但信号强度相当多变，反映除了重建皮瓣本身外还存在血液成分和纤维化。在剩余的蝶骨中也可能存在广泛的信号变化。

6.4　外照射

放射治疗可引起相当严重的水肿、炎症和纤维化，使肿瘤的监测变得困难。为了区分治疗效果与肿瘤复发，放疗后影像学的解读需要熟悉常见的预期放疗后组织变化。最常见的放射治疗方法是外照射。这通常是通过使用直线加速器的光子来传递的。目前较少使用但应用日渐增加的是质子治疗，其在颅底和头颈部癌症中的作用目前正在进行前瞻性随机试验评估。质子治疗的潜在益处是能将剂量输送到精确的区域，对邻近组织的辐射效应是最小的，即在高剂量靶体积之外有较少的附带损伤，因此放射治疗的晚期效应可能更好。然而，迄今为止，尚没有证据显示质子治疗的疗效相比于传统的外照射疗法有明显优势。调强放疗（intensity-modulated radiotherapy，IMRT）是外照射的重要进展，因为其允许塑造辐射场，以避免损伤大脑和眼睛等关键结构。IMRT 允

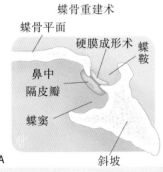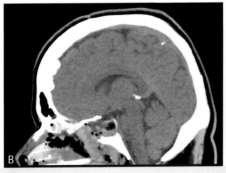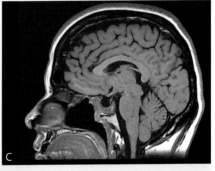

图 6.13　（A）矢状位示意图显示脑脊液漏情况下的蝶窦后壁重建。（B）经蝶窦垂体腺瘤切除术后早期的矢状位计算机断层扫描图像。重建的壁厚而不均匀。这是由于空气和血液混合存在于鼻中隔皮瓣之间。黑点对应于脂肪移植片。（C）稍后的矢状 T1 加权像显示该区域随着时间的形态变化，重建区表现为光滑的软组织，平行于扩张的鞍底

许辐射束在传递时调制，剂量在治疗区域内有效地差异性分布。在颅底肿瘤伴多个相邻的临界剂量限制危险器官（organs at risk，OAR）的情况下，IMRT 允许肿瘤内有更高剂量，同时调制强度，以减少进入 OAR 的剂量。健康正常组织的整体暴露也被最小化，并较之前的三维适形放射治疗（three dimensional conformal radiation therapy，3DCRT）显著减少。目前，3DCRT 仅用于不复杂的情况，其中重新分配给肿瘤的剂量是 OAR 可耐受的，因此不需要调制。

近距离放射治疗是通过在肿瘤床中植入辐射粒子，向肿瘤传递局部辐射或在肿瘤中植入临时导管来实现放射。这种方法过去已经用于颅底肿瘤，这是向局部肿瘤床提供高辐射剂量的最好技术。然而，近距离放射治疗仅限于可达到的部位，如舌或鼻咽。这对技术也有要求，需要高超的专业技术，并有潜在的严重副作用（如果关键结构受损）。鉴于 IMRT 在剂量一致性方面获得的进展，颅底近距离放疗的使用正在减少。

立体定向放射外科（stereotactic radiosurgery，SRS）是指将单次高剂量的辐射输送到固定的患者（过去常使用侵入性头部框架），烧蚀整个肿瘤。SRS 不是恶性肿瘤的主要治疗手段，因为其对周围组织边缘的辐射达不到治疗剂量，这些组织可能包含微观的疾病。SRS 对小的良性颅内肿瘤，如前庭神经鞘瘤、脑膜瘤甚至转移瘤，是一个很好的治疗工具。在影像引导并整合机器人技术后，外照射技术已经发展到很高的精度，因此 SRS 已经被开发用于身体部位，被称为立体定向体部放射治疗（stereotactic body radiotherapy，SBRT）。射线被分割为 1~5 段高剂量递送，目的是溶蚀整个肿瘤。

一个典型的外照射治疗疗程通常包括 60~70 Gy，在 7 周内以每周 10 Gy 递送。目前的头颈部辐射治疗标准要求将头部固定在热塑性面罩中以最大限度地再现辐射剂量的精确递送。薄层 CT（1~3mm）涵盖整个辐射区域以进行剂量计算，可能要与 MR 图像融合以描绘肿瘤及邻近结构的最佳轮廓，通常 4~7 个辐射束等间距排列在同一个平面上（如每隔 30°~40°一个），配备有可进行 IMRT 和影像引导的多叶准直器的直线加速器。这种新的模式是一个重大的进步，因为其允许最大化肿瘤剂量，而对相邻正常组织的剂量很小。这使先前放射治疗的常见副作用，如口干、吞咽困难、纤维化和脑坏死最小化。由于放射治疗的这些进展，其现在经常被用作许多头颈部肿瘤的主要治疗方式。

放疗后改变

放射治疗引起的反应可分为早期或晚期改变。早期反应发生在放疗后 90d 内[20,21]，多数是可逆性的。这些反应包括皮肤红肿或红斑，皮肤脱屑和黏膜炎，几乎所有患者都会出现。晚期反应可能在治疗后数月至数年后出现，包括血管并发症、软组织和骨坏死、口干和相关龋齿，以及吞咽困难。在罕见的情况下，可能发生继发性辐射诱发的肿瘤[20]。

正如预期的那样，辐射反应的持续时间和程度取决于靶体积和辐射剂量，但尚不清楚这种关系是否是严格线性的，个体对辐射敏感性的评估尚在进行中。除了固有的敏感性，已有研究表明，酒精和吸烟可能会加重放射敏感性[22]。早期反应的发生率随着新辅助化疗的增加而增加[23]。

早期反应的常见 CT 和 MRI 表现包括局部皮肤和颈阔肌增厚，以及静脉淋巴管阻塞引起的皮下脂肪网状变（图 6.14）。咽后、口咽、喉咽和声门上喉部的水肿也很常见（图 6.15）。在对比增强扫描中，咽部黏膜增厚和强化可表现为黏膜炎及腮腺密度增高，少见情况下下颌下腺出现放射性涎腺炎（图 6.16，图 6.17）。

6.5 疾病复发

手术之后，即使明显的肿瘤复发在临床上也可能毫无症状，因此影像学在复发性肿瘤的检测方面起着关键作用。这一点在颅底肿瘤尤为明显，因为此处常无法使用触诊检查。如前

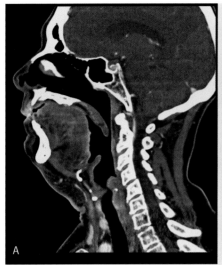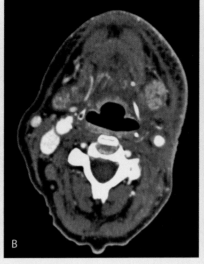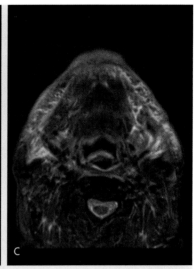

图 6.14　同一患者放射治疗后的矢状位（A）和轴位（B）计算机断层扫描图像显示颈部皮肤增厚、模糊、皮下脂肪网状改变，也有水肿累及会厌和会厌前间隙脂肪。轴位 CT 图像也显示颈阔肌增厚，左颈清扫后改变——左颈内静脉缺如及广泛的软组织缺失。另一例患者轴位 T2 加权脂肪抑制图像（C）显示双侧面部组织弥漫性高信号水肿和网状改变

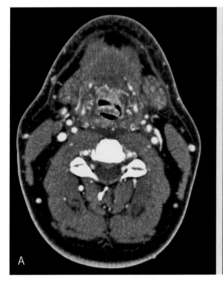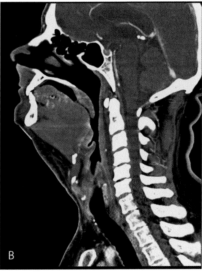

图 6.15　轴位（A）和矢状位（B）增强计算机断层扫描图像显示脸下部及颈部的皮肤和皮下组织改变与水肿和阻塞的淋巴管结构有关。两个图像都显示咽后间隙的低密度液体

所述，手术区和手术边缘是肿瘤最容易复发的部位[24]，多数肿瘤复发发生于治疗后最初 2 年内。然而，应该强调的是，少数情况下，治疗后几周内也可能出现肿瘤的迅速复发。

在 CT 图像上，肿瘤的衰减与骨骼肌相似，与肉芽组织难以区分。在原发肿瘤床部位出现的任何肿块都要高度怀疑是否存在肿瘤复发（图 6.18）[25]。如果某个区域出现低于肌肉密度的成分时，可能提示有水肿[26]。在连续随访图像上出现进行性增大的区域也应该怀疑肿瘤复发，并提示需要进行穿刺活检。复发性肿瘤边界可以很清楚，也可以模糊。骨质破坏也可能存在。在 MRI 上，肿瘤常呈 T1WI 中等信号，T2WI 稍高信号，在脂肪抑制 T1WI 增强图上有强化。T2WI 上的低信号常代表富细胞区，可能提示为肉芽组织、纤维或进展性肿瘤，这些病例常需进行穿刺活检。

尽管治疗后的瘢痕和肉芽组织也可能与肿瘤复发表现类似，但纤维和肉芽组织在连续随访图像上常表现为收缩，而肿瘤表现为增长[27]。

如果 DWI 呈高信号且对应的表观弥散系数（apparent diffusion coefficient，ADC）值低，则极有可能提示肿瘤复发[3,28]。Vandecaveye 等报道，在鉴别鳞状细胞癌的复发与非肿瘤组

织方面，低 ADC 值的敏感度为 94.6%，特异度为 95.9%，准确度为 95.5%，这可能是因为复发细胞较为密集的缘故。手术后的改变如纤维化、坏死、炎症和水肿，因为其内部结构疏松而呈较高的 ADC 值。在 T1WI 上，鳞状细胞癌复发常表现为低 – 中等信号强化的肿块，DWI 呈高信号，ADC 值减低。

6.6　术后并发症

　　颅底重建的大部分并发症发生在术后短时间内，这些并发症包括积液和（或）液体潴留、瘘形成、感染和（或）脓肿及皮瓣坏死。目前

已报道了很多增加并发症风险的患者相关性因素，包括年龄、饮酒或吸烟史、贫血、营养不良和术后诸多医源性并发症[29]。此外，手术持续时间、皮瓣选择及原发肿瘤的分期均为显著性风险因素。颅底重建术后并发症风险最大的患者通常都接受过硬脑膜切除或治疗前放化疗，或二者兼有。据报道，硬脑膜切除的病例并发症发生率高达 81%[30]。放化疗治疗后的患者并发症发生率高达 52%，而在无术前干预的患者中这一比例仅为 11%。固然，那些需要放化疗的病例往往会伴有更严重的疾病。然而，即使如此，这种差异也足以表明这些干预是并发症发生率增加的独立风险因素。

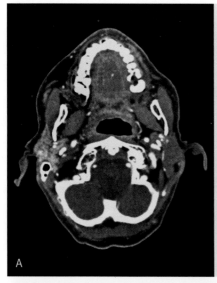
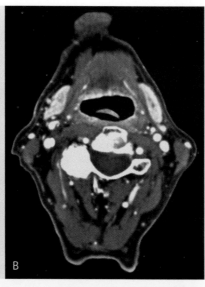

图 6.16　（A，B）轴位增强计算机断层扫描图像显示颈部放疗后右侧腮腺和双侧下颌下腺信号增高，反映继发性涎腺炎

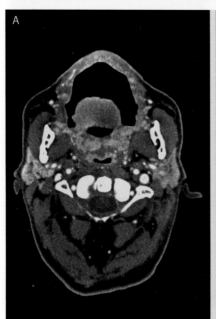
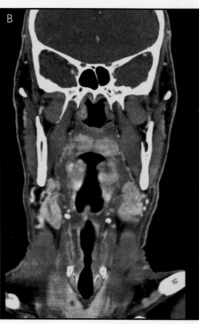

图 6.17　轴位（A）和冠状位（B）增强图像显示口咽部的咽黏膜突出和明显强化，与放疗后黏膜炎一致。注意双侧涎腺炎累及腮腺和颌下腺

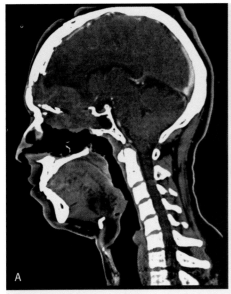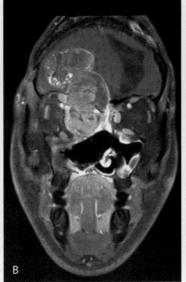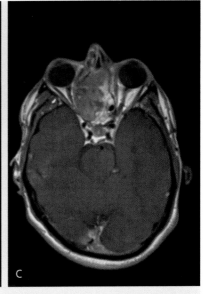

图 6.18　矢状位 CT（A）和冠状位（B）、轴位（C）钆增强的 T1WI 图像示沿着重建后的前颅底骨板广泛复发的腺癌。不均匀强化的肿瘤瘤体向骨表面凸起，并可能侵入邻近的额叶脑实质

6.6.1　积液和瘘形成

术后积液不一定是引起关注的原因，且大的血肿可以自发吸收。最需鉴别的两个重要类型是脑脊液漏和乳糜瘘。后者在颅底是罕见的，据报道在颈部切开的患者中发生率为 2%[31]。鉴于手术时胸导管常被累及，左下颈部下方常可见乳糜漏（图 6.19）。因此，仔细识别该部位的良性积液是至关重要的。遗憾的是，许多手术并发症可能存在类似的影像表现。因此，在 CT 和 MRI 上，周围强化的积液可能代表乳糜漏、血肿、脓肿或血肿。

疼痛、蜂窝织炎和白细胞计数升高可能提示脓肿的形成，MRI 上弥散受限增加了感染聚集的可能性，但要排除继发性出血的可能。尽管血肿出现边缘强化的可能性很低，但仍可出现。因此，即使出现强化也不能完全排除血肿的可能性。

6.6.2　脑脊液漏，脑膜膨出

鉴于颅底手术和放射治疗的复杂性和广泛性，CSF 漏是一种真正意义上的潜在并发症。CSF 漏可能在影像上偶然被发现，或患者可能出现明显的鼻漏和（或）耳漏，这些表现通常在深吸气（Valsalva）动作后会有所加重。在后一种情况下，护理的标准是获得一份上述液体样品的 β2- 转铁蛋白内容检验报告。对 CSF 漏的识别是至关重要的，不仅可以避免低

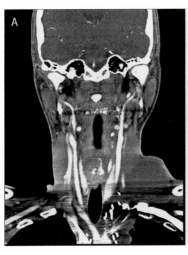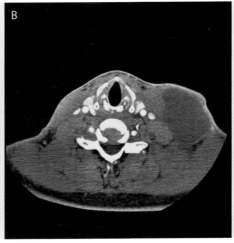

图 6.19　乳糜漏的对比增强冠状位（A）和轴位（B）图像。这些积液位于左颈根部，表现为均匀、薄壁、低密度区

颅压和脑疝的发生，也可以减少脑膜炎和颅内高压反弹的发生[32]。当怀疑有CSF漏时，有必要通过影像学检查进行确诊，并确认具体的骨缺损，除外相关的脑膜膨出。鉴于CSF漏现在可通过内镜准确修复，因此有必要精确定位解剖缺陷部位。放射性核素和CT脑池造影曾是几十年来评估脑脊液漏的标准，但近年来鞘内对比注射的趋势正在下降，取而代之的是耐受性更好、侵入性更小的技术[33]。现代化CT、MR和MR脑池造影在继发性脑膜炎患者中的使用并无禁忌，且在评估时不依赖于活动性CSF漏。

CT以其良好的骨分辨率，在识别潜在性颅底缺陷方面起着重要作用，灵敏度高达92%，即使在没有活动性漏的情况下也具有100%的特异度[34]。在疑似颅骨缺损的部位可能会显示气-液平面，或邻近乳突、中耳、上鼻腔或鼻窦内的透亮度减低。偶尔可能伴随张力性或非张力性气颅（图6.20）[35]。一旦确定了CSF漏的可能部位，必须继续寻找其他泄漏点。仔细检查整个颅底、中耳和乳突。CT可能会高估骨缺损的大小，骨缺损也可能与硬脑膜缺损部位不一致[36]。常见的混淆点是蛛网膜颗粒，因为其可能与手术后的骨缺损表现相类似。但这些蛛网膜颗粒并不具有占位效应。MR可清晰显示那些骨缺陷下的液体或软组织，CT对这些不能可靠地区分或鉴别。因此，在CT图像上，肉芽组织、胆脂瘤或胆固醇肉芽肿可能难以与手术后颞叶脑疝相鉴别。然而，T2WI加用稳态采集快速成像（fast imaging employing steady-state acquisition，FIESTA）

序列可以更准确地评估疝内容物以解决所有问题。FIESTA序列常可以清楚地显示脑回和脑脊液结构，从而识别脑膜膨出、脑疝及脑脊液囊化[37]。

使用重T2加权多平面成像序列并减去非CSF信号后，MR脑池造影在获得良好解剖细节的同时，可以以最大密度投影（maximum-intensity projection，MIP）对流动的脑脊液进行测量。CSF漏可以被看作是一种从蛛网膜下腔到鼻窦的高信号示踪剂。此外，这种技术可以像常规T2序列那样清晰显示脑膜膨出及脑膜脑膨出（图6.21）。这种技术有可能显示脑膜脑膨出可能累及的血管和视觉结构，并辨别胶质增生相关的信号强度变化[38]。聚集的CSF有时很难与黏膜分泌物相区别；但后者可能因为浓缩程度和蛋白质含量的不同而在T1WI上呈高信号。增强后，脑膜脑膨出的"硬膜尾"征可以与可疑病例的黏膜增厚相区别[39]。MR脑池造影的灵敏和特异度可能低于CT，因而应该在诊断困难的病例中使用。在与其他成像方式联合使用时，所报道的总灵敏度和特异度分别为95%和100%[40]。这些成像模式相互补充的观念对漏修补术方案的制定是极其重要的。虽然MR脑池造影可以很好地显示CSF漏和相关情况，但还是常常需要使用CT与3D重建技术获得精确的骨质细节信息。

6.6.3 重建的缺血和坏死

当一个重建结构的血管测试失败时，缺血和坏死常是首先要考虑的问题。虽然这种并发症是罕见的，但遗漏任何一个不能存活的皮瓣

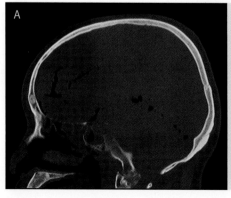
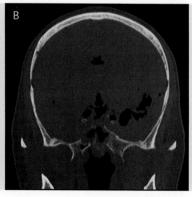

图6.20 鼻咽癌患者接受放疗后几年出现严重头痛和脑脊液鼻漏的矢状位（A）和冠状位（B）骨窗图像。图像显示弥漫性颅内积气和蝶窦内的脑脊液。蝶鞍区和右侧蝶窦侧壁的骨质缺损区与辐射相关性骨坏死区相一致。骨缺损在内镜检查和骨修复时得到证实

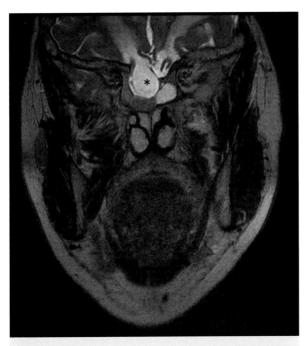

图 6.21 冠状位 T2WI 图显示了内镜下颅底骨质切除和修复术后经颅骨底部缺损区疝出的脑膜囊肿（星号）

都会造成严重后果，任何与皮瓣灌注有关的情况都应该立即进行排查[41,42]。这种并发症的危险因素包括年龄、经常饮酒或吸烟、贫血、营养不良、术后以及任何先前已经存在的疾病，如镰状细胞特征/疾病、红细胞增多症或任何血栓性疾病。在影像上，皮瓣重建强化明显或不明显并不能可靠地预测坏死。最可靠的一个征象是静脉血栓形成，其最常发生在手术后的 1~5d 内[43]。在颅底这一点是极其重要的，因为血栓进一步进展可能会累及关键的血管分支。在怀疑出现重建坏死的情况下，应当进行专门的血管检查排除动脉和静脉血栓。评估皮瓣的一个常见陷阱是 T2 高信号，这曾一度被认为是无活性重建结构的指标。虽然这是一个积极的发现，但其反映了肌肉的炎症和早期的去神经支配[44]。

6.6.4 黏膜坏死

　　尽管对颅底肿瘤的靶向放射治疗进行了改进，但黏膜坏死仍然是一种可能的晚期反应，通常在治疗后 6~12 个月内发生。黏膜坏死会影响吞咽和咀嚼，继而严重影响患者的生活质量[45]。但在绝大多数情况下，这些情况会自发恢复[46]。黏膜坏死在任何可能的情况下都应与黏膜炎进行区别。与坏死相比，黏膜炎是一种急性炎症过程，这一过程不仅存在黏膜细胞的脱落而且还有黏膜细胞的快速再生[20]。因此，黏膜炎和黏膜坏死在时间上的差异可用来对大多数病例进行鉴别。需要注意的是，作为一个炎症过程，黏膜炎是一种促进血管组织供血的充血过程。相比之下，坏死、严重的持续性炎症逐渐引起纤维化和淋巴血管阻流。最终的结果为黏膜低灌注，缺氧继续进展形成溃疡。平扫检查可以通过揭示机会性生物体的气体形成和组织崩解来模拟坏死。这一点在 CT 上会比 MR 显示得更加清晰。

　　在增强 CT 和 MR 上，坏死的黏膜呈轻微强化或完全不强化，可以出现消化性溃疡（图 6.22）[45]。在溃疡和强化组织共存的情况下，诊断面临着巨大挑战。虽然有理由相信这种异质性可能存在于低灌注的黏膜中，但也可能出现在复发性疾病中。但是，这两种现象都在治疗后晚期才能够显示出来。只要可能，有任何疑问都应该通过临床检查、内镜检查和组织活检来解决。此外，出现黏膜坏死的患者很可能会发展为肿瘤复发。因此，即使在已确定有组织坏死的病例中，也需要严密地监测。

6.7 远期并发症

6.7.1 骨放射性坏死

　　骨放射性坏死（或放射性骨坏死）是血管受损、受累骨质出现矿物质脱失、死骨形成及骨髓腔遭到破坏[47]。当每一块死骨都被挤压出来时，患者通常会感到疼痛。在内镜检查中可能会看到暴露的骨质或死骨。据报道，在头颈部的文献中，放射性骨坏死的发生率高达 22%，尽管大部分累及下颌骨。据估计，颅底放射性骨坏死的发生率为 3%[48]。这些病例中大多数因肿瘤复发接受了再照射。

　　骨坏死是晚期反应，通常可见于放射治疗后 12~36 个月内身体任何部位。最近的术前干

预是这种并发症的主要危险因素，但原因尚不完全清楚。一般认为，发生放射性骨坏死的分

次照射剂量阈值为50Gy，对这些患者而言，应该警惕这种并发症的发生。然而，此并发症也见于颅底骨接受45Gy的照射剂量后[43]。肿瘤相对于受累骨的实际位置也是一个主要的危险因素。其他危险因素包括肿瘤分期、照射野大小、治疗的剂量和能量。值得注意的是，伴有感染可能会加速骨坏死的进程[49]。

出现颅底骨放射性坏死的患者常因慢性钝痛、鼻出血、口臭、软组织肿胀而引起临床关注，偶尔也会导致与此前手术无关的面部畸形。由于这一过程可能与邻近黏膜形成瘘口，会出现吞咽痛、吞咽困难和液体漏出。

如前所述，放射性骨坏死的影像学特征包括骨质减少、骨皮质缺失、死骨形成以及骨髓腔的渗透侵蚀。骨愈合时的骨膜骨形成也可能是显而易见的（图6.23），邻近软组织会出现不同程度的水肿。骨髓腔内亦可见气体的形成，并且可作为诊断依据（图6.24，图6.25）。颅底发生放射性骨坏死的常见部位包括颞骨、颈动脉管、蝶骨和斜坡。

在MR上骨放射性坏死最敏感的表现是骨髓信号强度的改变，可能与软组织增厚一起出现，其在T1WI上表现为低信号区，在T2WI上受累骨髓呈不均匀高信号。CT冠状位重建可能有助于更好地显示放射性骨坏死的范围。

重要的是，骨破坏和相伴的软组织增厚也可能预示着肿瘤复发。在不确定的情况下，必须对软组织肿块进行评估，因为这一表现支持

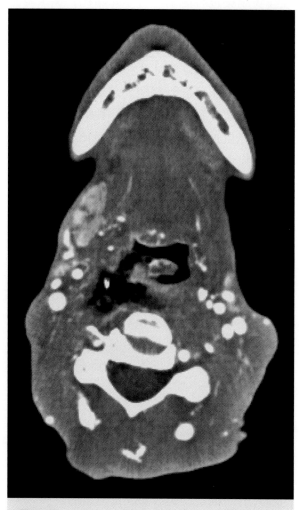

图6.22 轴位CT图像显示右侧口咽部深层软组织的缺失和溃疡。溃疡口处有残留的分泌物。患者曾接受下咽癌的放射治疗。内镜检查和活检提示肿瘤无复发

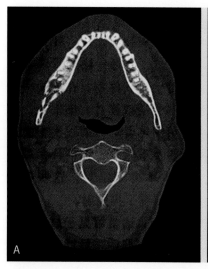

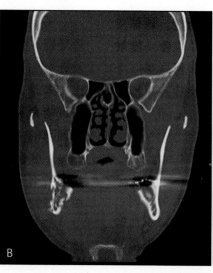

图6.23 扁桃体癌患者放疗后右侧下颌骨坏死的轴位（A）和冠状位（B）CT图像，可见明显的骨皮质侵蚀和内部骨髓的溶解，同时应注意其中的死骨片

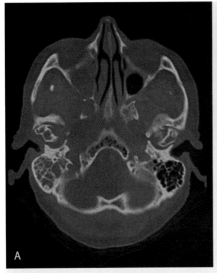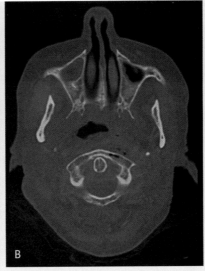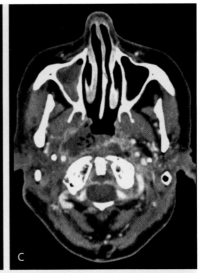

图 6.24　鼻咽癌患者放疗前的轴位骨窗（A，B）、软组织窗和（C）CT 图像。右侧鼻咽部有长期的溃疡性软组织坏死灶。患者逐渐出现头痛和视觉症状，影像检查显示斜坡和 C1 椎体前弓内有透亮气体影，同时在左椎体前区连续扩展至齿状突间隙的区域亦可见气体聚集。这些影像表现符合颅底的骨坏死和继发性脓肿形成

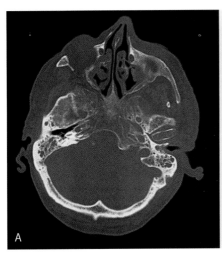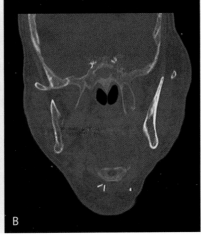

图 6.25　曾因面部皮肤癌而接受过两轮放疗的患者的轴位（A）和冠状位（B）骨窗 CT 图像。注意中颅底骨质弥漫性骨量减少和渗透性改变，符合早期骨放射性坏死

肿瘤复发的诊断（图 6.26）。$^{99}Tc^m$ 标记的甲氧基异丁基异腈（$^{99}Tc^m$-MDP）SPECT/CT 也是可用的，$^{99}Tc^m$-MDP 和 FDG 示踪阳性提示慢性炎症，而 $^{99}Tc^m$-MDP 阴性高度提示肿瘤无复发[50]。另外，还需要一种符合逻辑的方法来处理放射性骨坏死的部位。当骨皮质破坏在远离原发肿瘤或重建部位时，复发的可能性就会减小[26]。

6.7.2　放射性血管病变

大多数有放射性血管病变的患者都有早已存在的继发于吸烟、血脂异常、高血压或糖尿病的血管病变。然而，内膜疾病、静脉血栓形成和动脉粥样硬化的进展都是放射治疗的已知并发症，其可以影响任何放射治疗后的患者[51]。

即使 95% 的患者黏膜坏死可以自行好转，但这些患者可能伴发感染或有假性动脉瘤的形成，故应该进行仔细检查。后者可能会造成极其严重的后果，如大出血或重建结构缺血[45]。可选的成像模式包括 MR 和 CT 血管造影术（CT angiography，CTA）。数字减影血管造影术（digital subtraction angiography，DSA）也可以考虑使用，尤其是在计划行血管栓塞或覆膜支架置入时[52]。由于靠近重要结构，颅底放射性骨坏死可能与严重的血管损伤同时出现，其中最重要的是颈动脉破裂和（或）动脉瘤的形成，此二者的死亡率很高[53]。

单纯的辐射诱发性血管病变被认为主要与内膜损伤和随后的增殖有关，这一观点首次发表在有关乳腺辐射的文献中[54]。此病变主要影响照射剂量50Gy或以上的患者，潜伏期极其多变，可以从放射治疗后几个月至几十年[51]。辐射诱发性血管病变的组织病理学改变为内膜增生、血栓形成和动脉粥样硬化的加速进展。照射野依赖性血管病通常是双侧的，当评估这些患者时假设可能会出现血管病变是更为安全的做法[46]。MR和CTA可以显示血管壁明显增厚及血管狭窄（图6.27）。如果涉及颅内血管时，继发性缺血病灶也可能在大脑中发生。DSA仍是评估血管病变和侧支循环的金标准[55]。此外，DSA的优点是可以根据需要给予介入治疗。辐射血管病也可能导致放疗后卒中样偏头痛发作（strokelike migraine attacks after radiation therapy，SMART），在发作时MRI常可显示皮层增厚和强化。这可能与软脑膜强化或缺血性疾病表现类似。

6.7.3　脑坏死

在头颈部恶性肿瘤放射治疗领域，对颅底肿瘤的治疗最易引起明显的并发脑损伤。虽然80%的局灶性脑坏死发生在治疗后3年内，但这种坏死的出现也可能晚至治疗后10年[56]，其中尤其值得关注的是颞叶坏死，其发生率在鼻咽癌治疗后可高达3%[57]。正如预期，这在既往使用的大照射范围技术和平行对穿野技术中更加普遍。随着动态电弧强度调制的出现，对周围正常组织可以实现更大程度的保护。此外，靶剂量目前可以控制在60Gy

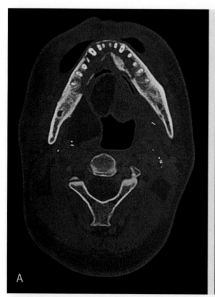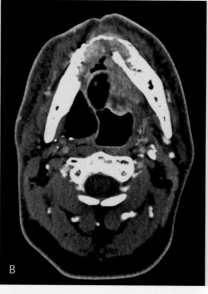

图6.26　右半舌切除术和放疗后的舌癌患者的轴位骨窗（A）和软组织窗（B）图像。下颌骨前部骨皮质和骨髓可见广泛溶骨性变化。在溶骨区内出现明显软组织密度要怀疑肿瘤复发，组织穿刺提示复发性癌

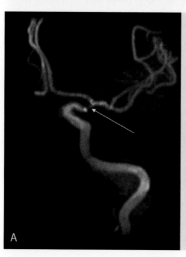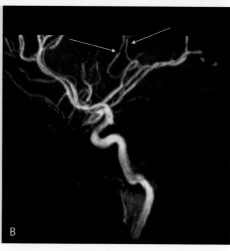

图6.27　颈动脉和颅内血管的磁共振血管造影术MIP图显示与辐射相关的血管病变。箭头所示为血管收缩区。第一位患者因星形细胞瘤行颅内放射治疗（A），而第二位患者因室管膜瘤行颅内放射治疗（B）

以下水平。

在 CT 或 MR 上，照射野内出现环形强化的实质性肿块高度提示脑坏死（图 6.28）[58]。与其相关的水肿程度多变，但其本质可能是细胞毒性水肿，这源于组织内尿激酶纤溶酶原激活物的增加和组织纤溶酶原激活剂的减少。因内皮直接损伤导致的血管源性水肿也有可能存在。正如任何环形强化的脑肿块一样，脓肿、胶质瘤和转移瘤都很难排除。因此，DWI 和分子成像成为解决问题的重要成像模式[59]。在 DWI 上，坏死的脑组织呈明显的低信号及较高的 ADC 值，正如其他任何类型的坏死那样。相比之下，正常脑皮质和大多数肿瘤的 ADC 值都较低[60]，这可被 MR 波谱（magnetic resonance spectrum，MRS）上较低水平的 N-乙酰天门冬氨酸（NAA）和增高的乳酸水平所证实，尽管此时 MRS 并非治疗后检测的标准序列。与放射性骨坏死一样，坏死的脑组织因无活性状态而被认为不摄取 FDG，尤其是与复发或转移瘤相比。因此，PET/CT 也是一种鉴别坏死和肿瘤的有效工具[61]。使用 PET/MR 同时比较 DWI 和代谢数据有望简化这种研究[62]。在颞叶坏死中，患者的症状多种多样，而且往往是非特异性的，这些症状包括恶心、头痛、癫痫发作和记忆丧失。T2WI 常显示肿块周围的大量水肿，而在增强后 CT 或 MRI 上肿块常表现为环形强化。

应特别注意那些接受 SRS 而非 IMRT 的患者。那些接受 SRS 的患者通常会经历短暂的血脑屏障改变。因此，肿瘤在治疗后 3~12 个月的任何时间都可能出现增大或明显强化。这种现象出现后可能会持续 6 个月[63]。MR 还会显示显著的血管源性水肿。遗憾的是，这与肿瘤复发相关的表现是相似的，因而成为巨大的挑战。在对比增强检查中，有人认为相对于治疗后肿瘤而言，复发的肿瘤更有可能出现中心强化[64]。在 MR 上，仔细比较时间相关性改变是非常重要的。在对比增强 T1 图像上，病变体积通常会在 3~12 个月内增大，随后在 12~16 个月内缩小。一些研究主张计算病灶的商数，通过将 T2 低信号结节的横截面积除以对比增强 T1 上所示的相同区域面积获得。单位可以变化，只要保证用于比较的单位相同即可。肿瘤复发患者的商数 ≥ 0.6，而组织坏死患者的商数则 ≤ 0.3。简而言之，这意味着富细胞肿瘤在 T2 上呈低信号，就像增强结节一样，这两种发现更有可能代表复发而非坏死[65]。

6.7.4　脊髓和脑神经病变

尽管在 IMRT 和屏蔽技术方面取得了一定进展，但经颅底放射治疗后的少数患者仍然可

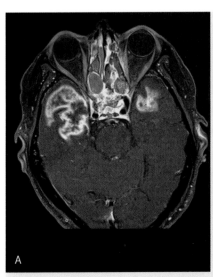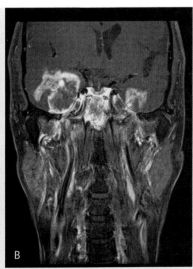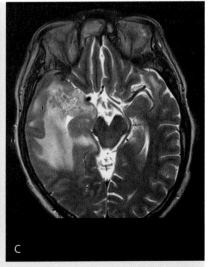

图 6.28　钆增强后轴位（A）和冠状位（B）图像显示左右颞叶的非均匀强化区。轴位 T2WI（C）显示相关的占位效应和双侧的高信号水肿，该患者接受过鼻咽癌的放射治疗

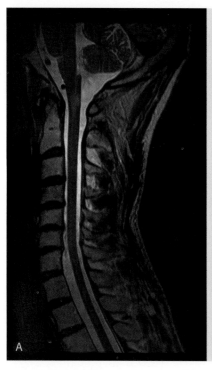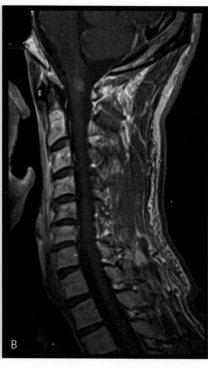

图 6.29 扁桃体癌接受放射治疗后患者的矢状 T2WI（A）和钆增强 T1 WI（B）。患者随后在延髓－颈髓交界处出现 T2 信号增高区，对应有模糊的强化，提示脊髓水肿和脊髓软化

能出现颈髓和脑干的损伤。脊髓水肿在 T2WI 上呈高信号，在 T1WI 上相应地呈低信号（图 6.29）。在急性和亚急性期，其可以伴有明显的强化。这可能是一个偶然的发现，虽然典型表现是 3~6 个月时出现下肢轻度瘫痪、颈部触电感放射到上肢（莱尔米特）或感觉异常[66]。超过这个时间，在放射治疗数年后可能会导致坏死或萎缩伴畸形。

当脑神经，如舌下神经、迷走神经或副神经受到影响时，可能会出现肌肉去神经后遗症，如水肿和最终的脂肪浸润。这一过程通常是潜藏的，可能有数十年的症状，如上腭抬高、呕吐反射、悬雍垂偏移和斜方肌无力。当前颅底被照射时，可以累及视神经和视交叉。横贯性脊髓炎也可以在照射后患者中看到，而且通常是不可逆的[48]。

6.8 肿瘤诱导

放射治疗直接诱导肿瘤是一种极为罕见但重要的事件。来源于颅底骨[67]、下颌骨和上颌骨[68]的放射后骨肉瘤很少发生，但在辐射野内的任何结构都可能受到影响。一项对 426 例鼻咽癌放疗患者的研究发现其诱导肿瘤发生

率约为 0.037%，作者也得出鼻咽癌放疗预后较其他部位肿瘤差的结论[69]。

为了可靠地诊断放射后肿瘤，可疑病灶必须位于原照射野中心或附近的组织内。虽然潜伏期至少为 4 年，但应慎重考虑，即使在治疗后 3 年出现病灶也应引起怀疑。在放射诱发的骨肉瘤病例中，肿瘤位于照射野内；然而，肿瘤的外观可能表现出（也可能不表现出）明显的成骨细胞基质。当存在成骨细胞基质时，CT 表现为团块样病灶，具有侵袭性针状或日光放射状骨形成（图 6.30）。MRI 上更多的影像细节常用于进一步确定病变范围。脂肪饱和 T1WI 图像常表现为伴有骨质破坏的非均匀强化肿块。除骨肉瘤外，其他肉瘤、脑膜瘤和间变性室管膜瘤也有过报道（图 6.30）[70]。良性和间变性脑膜瘤表现为强化的脑外病变。后者多伴有脑水肿、内部不均质性，且邻近脑组织和骨质受侵的可能性更高。

6.9 结 论

对颅底肿瘤进行治疗后，影像学改变与所应用的干预措施本质一致。因此，了解开放性和内镜手术重建的正常表现、外照射及立

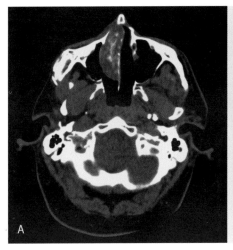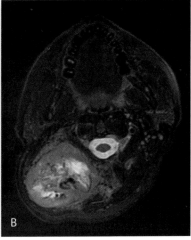

图 6.30　两例潜伏期超过 40 年的放射诱发恶性肿瘤患者。他们均在婴儿期因视网膜母细胞瘤接受过放射治疗。轴位 CT（A）显示右侧鼻腔的骨肉瘤。注意病灶内部骨化的基质。轴位脂肪饱和 T2 图像（B）显示后外侧颈部的血管肉瘤。注意有多发不规则的低信号血管流空影

体定向放射治疗对正确识别并发症或肿瘤复发是至关重要的。对颅底肿瘤复发潜伏期和早、晚期并发症的深入认识也有助于为可疑发现提供判断方法。最后，掌握各种成像方式的优缺点有助于解决疑难病例并避免不必要的过度检查。

参考文献

[1] Mukherji SK, Wolf GT. Evaluation of head and neck squamous cell carcinoma after treatment. AJNR Am J Neuroradiol, 2003, 24(9):1743–1746

[2] Pfister DG, Spencer S, Brizel DM, et al. National Comprehensive Cancer Network. Head and neck cancers, Version 2.2014. Clinical practice guidelines in oncology. J Natl Compr Canc Netw, 2014, 12(10):1454–1487

[3] Vandecaveye V, De Keyzer F, Dirix P, et al. Applications of diffusion-weighted magnetic resonance imaging in head and neck squamous cell carcinoma. Neuroradiology, 2010, 52(9):773–784

[4] Wehage IC, Fansa H. Complex reconstructions in head and neck cancer surgery: decision making. Head Neck Oncol, 2011, 3:14

[5] Hudgins PA. Flap reconstruction in the head and neck: expected appearance, complications, and recurrent disease. Eur J Radiol, 2002, 44(2):130–138

[6] Tomura N, Watanabe O, Hirano Y, et al. MR imaging of recurrent head and neck tumours following flap reconstructive surgery. Clin Radiol, 2002, 57(2):109–113

[7] Abu-Ghanem S, Fliss DM. Surgical approaches to resection of anterior skull base and paranasal sinuses tumors. Balkan Med J, 2013, 30(2):136–141

[8] Raut AA, Naphade PS, Chawla A. Imaging of skull base: pictorial essay. Indian J Radiol Imaging, 2012, 22(4):305–316

[9] Sanna M, Pandya Y, Mancini F, et al. Petrous bone cholesteatoma: classification, management and review of the literature. Audiol Neurootol, 2011, 16(2):124–136

[10] Mukherji SK, Mancuso AA, Kotzur IM, et al. CT of the temporal bone: findings after mastoidectomy, ossicular reconstruction, and cochlear implantation. AJR Am J Roentgenol, 1994, 163(6):1467–1471

[11] Munir N, Tandon S, Brown JS, et al. Trans-mastoid facial nerve localisation for malignant neoplasms confined to the parotid gland. Br J Oral Maxillofac Surg, 2012, 50(8):736–738

[12] Chamoun R, MacDonald J, Shelton C, et al. Surgical approaches for resection of vestibular schwannomas: translabyrinthine, retrosigmoid, and middle fossa approaches. Neurosurg Focus, 2012, 33(3):E9

[13] Zanoletti E, Martini A, Emanuelli E, et al. Lateral approaches to the skull base. Acta Otorhinolaryngol Ital, 2012, 32(5):281–287

[14] Sanna M, Bacciu A, Falcioni M, et al. Surgical management of jugular foramen meningiomas: a series of 13 cases and review of the literature. Laryngoscope, 2007, 117(10):1710–1719

[15] Yamakami I, Uchino Y, Kobayashi E, et al. Removal of large acoustic neurinomas (vestibular schwannomas) by the retrosigmoid approach with no mortality and minimal morbidity. J Neurol Neurosurg Psychiatry, 2004, 75(3):453–458

[16] Gupta S, Mends F, Hagiwara M, et al. Imaging the facial nerve: a contemporary review. Radiol Res Pract, 2013, 2013:248039

[17] Dmytriw AA, Witterick IJ, Yu E, et al. Endoscopic resection of malignant sinonasal tumours: current trends and imaging workup. OA Minimally Invasive Surgery, 2013, 1(1):3

[18] Kang MD, Escott E, Thomas AJ, et al. The MR imaging appearance of the vascular pedicle nasoseptal flap. AJNR Am J Neuroradiol, 2009, 30(4): 781–786

[19] Learned KO, Adappa ND, Lee JY, et al. MR imaging evolution of endoscopic cranial defect reconstructions using nasoseptal flaps and their distinction from neoplasm. AJNR Am J Neuroradiol, 2014, 35(6):1182–1189

[20] Stone HB, Coleman CN, Anscher MS, et al. Effects of radiation on normal tissue: consequences and mechanisms. Lancet Oncol, 2003, 4(9): 529–536

[21] Trotti A. Toxicity in head and neck cancer: a review of trends and issues. Int J Radiat Oncol Biol Phys, 2000, 47(1):1–12

[22] Rugg T, Saunders MI, Dische S. Smoking and mucosal reactions to radiotherapy. Br J Radiol, 1990, 63(751):554–556

[23] Trotti A, Bellm LA, Epstein JB, et al. Mucositis incidence, severity and associated outcomes in patients with head and neck cancer receiving radiotherapy with or without chemotherapy: a systematic literature review. Radiother Oncol, 2003, 66(3):253–262

[24] Pedicini P, Caivano R, Fiorentino A, et al. Clinical radiobiology of head and neck cancer: the hypothesis of stem cell activation. Clin Transl Oncol, 2015, 17(6):469–476

[25] Lell M, Baum U, Greess H, et al. Head and neck tumors: imaging recurrent tumor and post-therapeutic changes with CT and MRI. Eur J Radiol, 2000, 33(3):239–247

[26] Hermans R. Posttreatment imaging in head and neck cancer. Eur J Radiol, 2008, 66(3):501–511

[27] Saito N, Nadgir RN, Nakahira M, et al. Posttreatment CT and MR imaging in head and neck cancer: what the radiologist needs to know. Radiographics, 2012, 32(5):1261–1282; discussion 1282–1284

[28] Vandecaveye V, De Keyzer F, Nuyts S, et al. Detection of head and neck squamous cell carcinoma with diffusion weighted MRI after (chemo)radiotherapy: correlation between radiologic and histopathologic findings. Int J Radiat Oncol Biol Phys, 2007, 67(4):960–971

[29] Sakai A, Okami K, Onuki J, et al. Statistical analysis of post-operative complications after head and neck surgery. Tokai J Exp Clin Med, 2008, 33(3):105–109

[30] Sakashita T, Oridate N, Homma A, et al. Complications of skull base surgery: an analysis of 30 cases. Skull Base, 2009, 19(2):127–132

[31] Balm AJ, Lohuis PJ, Copper MP. Surgical technique–unwrapping the neck node levels around a sternocleidomastoid muscle bar: a systematic way of performing (modified) radical neck dissection. Eur J Surg Oncol, 2005, 31(10): 1216–1221

[32] Horowitz G, Fliss DM, Margalit N, et al. Association between cerebrospinal fluid leak and meningitis after skull base surgery. Otolaryngol Head Neck Surg, 2011, 145(4):689–693

[33] Zapalac JS, Marple BF, Schwade ND. Skull base cerebrospinal fluid fistulas: a comprehensive diagnostic algorithm. Otolaryngol Head Neck Surg, 2002, 126(6):669–676

[34] Connor SE. Imaging of skull-base cephalocoeles and cerebrospinal fluid leaks. Clin Radiol, 2010, 65(10):832–841

[35] Mammis A, Agarwal N, Eloy JA, et al. Intraventricular tension pneumocephalus after endoscopic skull base surgery. J Neurol Surg A Cent Eur Neurosurg, 2013, 74 Suppl 1:e96–e99

[36] La Fata V, McLean N, Wise SK, et al. CSF leaks: correlation of high-resolution CT and multiplanar reformations with intraoperative endoscopic findings. AJNR Am J Neuroradiol, 2008, 29(3):536–541

[37] Lloyd KM, DelGaudio JM, Hudgins PA. Imaging of skull base cerebrospinal fluid leaks in adults. Radiology, 2008, 248(3):725–736

[38] Sillers MJ, Morgan CE, el Gammal T. Magnetic resonance cisternography and thin coronal computerized tomography in the evaluation of cerebrospinal fluid rhinorrhea. Am J Rhinol, 1997, 11(5):387–392

[39] Alonso RC, de la Peña MJ, Caicoya AG, et al. Spontaneous skull base meningoencephaloceles and cerebrospinal fluid fistulas. Radiographics, 2013, 33(2):553–570

[40] Shetty PG, Shroff MM, Fatterpekar GM, et al. A retrospective analysis of spontaneous sphenoid sinus fistula: MR and CT findings. AJNR Am J Neuroradiol, 2000, 21(2):337–342

[41] Pusic AL, Chen CM, Patel S, et al. Microvascular reconstruction of the skull base: a clinical approach to surgical defect classification and flap selection. Skull Base, 2007, 17(1):5–15

[42] El-Sayed IH, Roediger FC, Goldberg AN, et al. Endoscopic reconstruction of skull base defects with the nasal septal flap. Skull Base, 2008, 18(6):385–394

[43] Hanna EY, DeMonte F. Comprehensive Management of Skull Base Tumors. Boca Raton, FL: CRC Press, 2008

[44] Chong VF. Post treatment imaging in head and neck tumours. Cancer Imaging, 2005, 5:8–10

[45] Debnam JM, Garden AS, Ginsberg LE. Benign ulceration as a manifestation of soft tissue radiation necrosis: imaging findings. AJNR Am J Neuroradiol, 2008, 29(3):558–562

[46] Becker M, Schroth G, Zbären P, et al. Long-term changes induced by high-dose irradiation of the head and neck region: imaging findings. Radiographics,

1997, 17(1):5–26

[47]　Huang XM, Zheng YQ, Zhang XM, et al. Diagnosis and management of skull base osteoradionecrosis after radiotherapy for nasopharyngeal carcinoma. Laryngoscope, 2006, 116(9):1626–1631

[48]　Sataloff RT, Hartnick CJ. Sataloff's Comprehensive Textbook of Otolaryngology: Head & Neck Surgery: Pediatric Otolaryngology. New Delhi: Jaypee Brothers, Medical Publishers Pvt. Limited, 2015

[49]　Gunderson LL, Willett CG, Calvo FA, et al. Intraoperative Irradiation: Techniques and Results. New York, NY: Humana Press, 2011

[50]　Tan AE, Ng DC. Differentiating osteoradionecrosis from nasopharyngeal carcinoma tumour recurrence using 99Tcm-sestamibi SPECT/CT. Br J Radiol, 2011, 84(1005):e172–e175

[51]　Rabin BM, Meyer JR, Berlin JW, et al. Radiation-induced changes in the central nervous system and head and neck. Radiographics, 1996, 16(5):1055–1072

[52]　Low YM, Goh YH. Endovascular treatment of epistaxis in patients irradiated for nasopharyngeal carcinoma. Clin Otolaryngol Allied Sci, 2003, 28(3):244–247

[53]　Lam HC, Abdullah VJ, Wormald PJ, et al. Internal carotid artery hemorrhage after irradiation and osteoradionecrosis of the skull base. Otolaryngol Head Neck Surg, 2001, 125(5):522–527

[54]　Yi A, Kim HH, Shin HJ, et al. Radiation-induced complications after breast cancer radiation therapy: a pictorial review of multimodality imaging findings. Korean J Radiol, 2009, 10(5):496–507

[55]　Zou WX, Leung TW, Yu SC, et al. Angiographic features, collaterals, and infarct topography of symptomatic occlusive radiation vasculopathy: a case-referent study. Stroke, 2013, 44(2):401–406

[56]　Chan YL, Leung SF, King AD, et al. Late radiation injury to the temporal lobes: morphologic evaluation at MR imaging. Radiology, 1999, 213 (3):800–807

[57]　Dassarath M, Yin Z, Chen J, et al. Temporal lobe necrosis: a dwindling entity in a patient with nasopharyngeal cancer after radiation therapy. Head Neck Oncol, 2011, 3:8

[58]　Chong VF, Rumpel H, Fan YF, et al. Temporal lobe changes following radiation therapy: imaging and proton MR spectroscopic findings. Eur Radiol, 2001, 11(2):317–324

[59]　Chan YL, Yeung DK, Leung SF, et al. Diffusion-weighted magnetic resonance imaging in radiation-induced cerebral necrosis. Apparent diffusion coefficient in lesion components. J Comput Assist Tomogr, 2003, 27(5):674–680

[60]　Asao C, Korogi Y, Kitajima M, et al. Diffusion-weighted imaging of radiationinduced brain injury for differentiation from tumor recurrence. AJNR Am J Neuroradiol, 2005, 26(6):1455–1460

[61]　Verma N, Cowperthwaite MC, Burnett MG, et al. Differentiating tumor recurrence from treatment necrosis: a review of neuro-oncologic imaging strategies. Neuro-oncol, 2013, 15(5):515–534

[62]　Varoquaux A, Rager O, Dulguerov P, et al. Diffusion-weighted and PET/MR imaging after radiation therapy for malignant head and neck tumors. Radiographics, 2015, 35(5):1502–1527

[63]　Shah R, Vattoth S, Jacob R, et al. Radiation necrosis in the brain: imaging features and differentiation from tumor recurrence. Radiographics, 2012, 32(5): 1343–1359

[64]　Friedman DP, Morales RE, Goldman HW. MR imaging findings after stereotactic radiosurgery using the gamma knife. AJR Am J Roentgenol, 2001, 176(6): 1589–1595

[65]　Dequesada IM, Quisling RG, Yachnis A, et al. Can standard magnetic resonance imaging reliably distinguish recurrent tumor from radiation necrosis after radiosurgery for brain metastases? A radiographic-pathological study. Neurosurgery, 2008, 63(5):898–903, discussion 904

[66]　Flemming KD, Jones LK. Mayo Clinic Neurology Board Review: Clinical Neurology for Initial Certification and MOC. Oxford: Oxford University Press, 2015

[67]　Hansen MR, Moffat JC. Osteosarcoma of the skull base after radiation therapy in a patient with McCune-Albright syndrome: case report. Skull Base, 2003, 13(2):79–83

[68]　Chabchoub I, Gharbi O, Remadi S, et al. Postirradiation osteosarcoma of the maxilla: a case report and current review of literature. J Oncol, 2009, 2009: 876138

[69]　Wei-Wei L, Qiu-Liang W, Guo-Hao W, et al. Clinicopathologic features, treatment, and prognosis of postirradiation osteosarcoma in patients with nasopharyngeal cancer. Laryngoscope, 2005, 115(9):1574–1579

[70]　Spallone A, Marchione P, DI Capua M, et al. Radiation-induced anaplastic ependymoma mimicking a skull base meningioma: a case report. Exp Ther Med. 2016, 11(2):455–457

第7章　颅底肿瘤的神经血管治疗

Adam A. Dmytriw，Aditya Bharatha

7.1　前　言

　　颅底肿瘤的神经血管介入手术常用于术前肿瘤的栓塞，偶尔也用于治疗由肿瘤本身或治疗引起的急性并发症。通常从血管栓塞术治疗受益最大的原发性颅底肿瘤是脑膜瘤、青少年纤维血管瘤和副神经节瘤[1]。但其他一些富血供肿瘤(血管外皮细胞瘤、脊索瘤、浆细胞瘤、嗅神经母细胞瘤和转移瘤，特别是肾癌和甲状腺癌来源的转移瘤)也可能获益。肿瘤栓塞术的目的是减少肿瘤的血供[2]。多种多样的栓塞药剂已被广泛使用。最常见的药剂包括临时或半永久性的栓塞剂如聚乙烯醇(polyvinyl alcohol，PVA)和吸收性明胶海绵，永久性液体栓塞剂如氰基丙烯酸正丁酯(n-butyl-cyanoacrylate，NBCA)、聚乙烯醇(Onyx)，以及在某些情况下使用的各种栓塞圈[3]。术前行栓塞后，建议手术在72h内进行，以便在侧支和肿瘤新生血管重新灌注肿瘤之前使其效果最大化。术前栓塞的目的是通过限制术中出血，减少输血需求，增加手术视野的可视性，缩短住院时间，从而提高后续手术的安全性。

　　栓塞治疗通常从血管造影术开始，显示肿瘤血供并评估侧支循环。之后，对被栓塞的血管进行专门的血管造影术以排除危险吻合的存在。当发现这种吻合，可以用弹簧圈和栓塞剂封闭吻合通路，之后就可以安全地进行栓塞，或者可以放弃血管蒂。一旦建立了安全的通路，就可以在透视下注射选择的栓塞材料。如在涉及大动脉的情况下，如颈内动脉(internal carotid artery，ICA)或椎动脉可能会意外栓塞一些血管，或需要栓塞一些血管，建议术前进行球囊闭塞试验。

　　神经血管介入栓塞也可用于颅底肿瘤的自发性出血(例如鼻出血)或治疗后的血管损伤，如颈动脉爆裂/大动脉撕裂。在这种情况下行开放性手术探查和血管内凝固/结扎术有很高的并发症发生率。因此，在可行的情况下，血管内栓塞技术现在是解决此类问题的首选方式。

　　本章将讨论与最常见的原发性颅底肿瘤(脑膜瘤、青少年鼻咽纤维血管瘤、副神经节瘤)术前栓塞有关的临床和放射学问题，然后详述应用于其他肿瘤的神经介入手术方案。

7.2　脑膜瘤

　　脑膜瘤是最常见的脑外肿瘤，来源于蛛网膜帽状细胞变性或者硬脑膜的成纤维细胞。源自蛛网膜细胞导致脑膜瘤常发生在硬膜下[4]；但其也可以发生在颅底，或罕见情况下沿着颈动脉鞘发生在颈部。脑膜瘤一般是良性病变，经常在尸检时偶然发现，随着时间的推移恶变的可能性很小。作为最常见的良性颅内肿瘤，脑膜瘤约占中枢神经系统(central nervous system，CNS)肿瘤的15%，女性发病率略高(女性:男性为2:1)，部分是由于雌激素和(或)孕激素受体的存在[5]。脑膜瘤与2型神经纤维瘤病(neurofibromatosis，NF)有明确的遗传相关性，在这种情况下，其可能在常染色体显性遗传模式下与双侧听神经瘤和神经鞘瘤合并存在，也可以是家族性的，与NF-2无关。脑膜瘤最常见于 25~65 岁的中年患者，45 岁时发病率最高。多发脑膜瘤的发生率较低，占 1%~2%，主要以 NF 的形式存在。脑膜瘤也可见于头颅放射治疗后，最长 25 年，并且这些脑膜瘤更具侵袭性且数量更多，且复发率更高。

这些惰性的肿瘤通常不会侵犯大脑局部结构，但如果累及垂体，会导致压迫症状，包括视力改变、头痛、癫痫发作和激素失调。他们也可包绕血管并使其狭窄。恶性脑膜瘤是一种罕见但具侵袭性的肿瘤，可以侵犯大脑和产生远处转移。脑膜瘤病是一种亚型，具有多灶性、早期不典型性和侵袭性的特点。血管外皮细胞瘤是另一种具有血管瘤性特征的变异体，但目前的观点认为其可能属于孤立性纤维肿瘤谱的一种疾病。眼眶扁平肥厚型脑膜瘤在女性中发病率高，有特征性的成骨性改变，压迫症状轻微。

脑膜瘤可发生在许多部位，包括凸面硬脑膜、硬脑膜窦、颅前窝、鞍旁、蝶骨翼、海绵窦和后颅窝。脑室内脑膜瘤非常罕见，多数常位于侧脑室。眼眶脑膜瘤通常累及视神经鞘，可导致视力下降，视神经萎缩/轻瘫和眼球突出。

中颅底和海绵窦的脑膜瘤值得特别关注，因为其可能包裹了脑神经 Ⅲ~Ⅵ、颈内动脉（internal carotidartery，ICA）、鞍内容物和视觉结构等重要结构而难以手术。

这个位置的肿瘤血供通常不仅来自颈外动脉（external carotid artery，ECA）分支，而且还直接来自 ICA 的脑膜分支动脉，包括下外侧支和脑膜垂体干支。ECA 供血动脉可以被栓塞，但 ICA 供血动脉的栓塞不太安全，因为通常无法直接选择这些小的硬脑膜供血动脉，并且还存在栓塞材料反流入 ICA 的风险。偶尔可在这些分支远端的海绵窦处膨开一个气囊，使栓塞颗粒重新导向肿瘤，但这种操作的风险收益比仍存在争议。如果栓塞材料无意中移动到供应脑实质或脑神经的血管分支中，则会发生缺血并发症，导致神经功能障碍。供应面部或头皮皮肤的动脉也可能发生闭塞，导致缺血坏死。值得注意的是，脑神经和头皮的缺血坏死可能

更常见于液体性栓塞剂，如 Onyx 或 NBCA，其比颗粒剂更能够深入微血管系统。

如果预期在手术过程中有 ICA 闭塞或撕裂的可能性，则可以进行术前阻塞测试。在通过测试的患者中，无论是通过术前介入栓塞或术中结扎 ICA 进行肿瘤整体切除都比尝试从动脉上剥离肿瘤更好。如术前阻塞测试未通过的患者，可以进行次全切除术，有意留下沿着血管的一圈肿瘤，或者可以考虑结扎血管并行旁路手术（但有较高的并发症）。

栓塞后的肿瘤由于病灶内严重的缺血性坏死，瘤体肿胀和肿瘤内出血也是众所周知的并发症[6]。脑膜瘤断流术的并发症发生率在 2.5%~6.4%[7]。并发症包括过度缺血性坏死引起的术后出血，以及常通过硬脑膜和非实质结构之间的动脉吻合游走的栓塞剂导致的神经实质或颅外组织缺血[8]。出血性并发症通常是由于栓塞物质或水肿引起的静脉阻塞，或者脆弱的供血血管破裂。

表 7.1 列出了不同解剖部位脑膜瘤常见的供血血管。

表 7.1　脑膜瘤血管供应的解剖部位

脑膜瘤位置	主要血供来源预测
大脑凸面	脑膜中动脉
矢状窦旁	脑膜中动脉
嗅沟	颈内动脉硬脑膜分支、眼动脉和筛骨分支
小脑幕和斜坡	海绵窦段颈内动脉、脑膜中动脉、小脑幕动脉、Davidoff/Schecter 动脉
后颅窝后内侧	枕动脉脑膜支、咽升动脉
后颅窝外侧	脑膜中动脉、大脑镰分支
大脑镰旁	脑膜中动脉的远端分支、大脑镰前动脉分支
脑室	脉络丛动脉
蝶窦和鞍区	脑膜中动脉

术前脑膜瘤栓塞的益处在很大程度上取决于其解剖位置，这反过来又影响其血管供应。栓塞的目的是减少围手术期失血。大部分凸面脑膜瘤不需要栓塞，因为其位置表浅，很容易通过手术截断血供（例如颞浅动脉、枕动脉、脑膜中动脉、脑膜后动脉）[9]。脑膜瘤

术前栓塞的目的与颅底肿瘤的目的基本相同，包括但不限于减少肿瘤的血供，减少失血量，改善手术视野和缩小肿瘤。通常优先使用PVA颗粒，如果侧支闭塞和坏死的风险较低则从50~150μm的小微粒开始使用；如果静脉分流量很高则需要增大尺寸。血管栓塞在手术无法截断血管的情况下有较大作用（图7.1）。

脑膜中动脉（middle meningeal artery，MMA）的岩段分支与面神经（CN Ⅶ）的神经血管吻合，处理时需要特别注意。咽升动脉的神经脑膜干支供应下位脑神经，栓塞时也会出现类似的问题。在这些情况下一定要避免使用较小的微粒和液体栓塞剂，这种血管蒂建议使用大于150μm的颗粒。

有关脑膜瘤栓塞的大样本研究表明并发症发生率低于2%[8]。脑缺血（非靶向栓塞）是

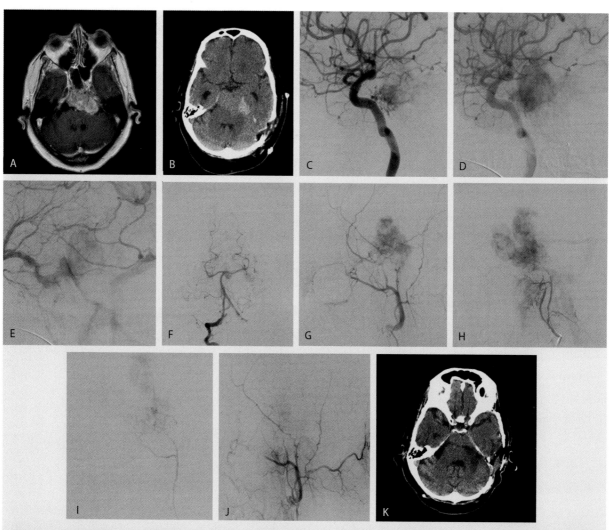

图7.1 颅底脑膜瘤的术前栓塞。（A）轴位T1增强扫描显示巨大岩骨斜坡脑膜瘤，累及左侧海绵窦和美克氏腔，脑干受压症状明显。（B）初次分期切除发现肿瘤血管密集。术后CT平扫显示手术床出血，肿瘤体积变化不大。患者在进一步切除之前进行了栓塞。（C-E）左侧ICA血管造影的动脉早期、晚期及静脉期显示肿瘤血供来自ICA的硬膜分支（脑膜垂体和斜坡）。注意动脉早期充盈，并持续至静脉期，典型的脑膜瘤征象（"岳母征"：来得早，走得晚）。对超选导管来讲，这些分支血管太小。颗粒栓塞可在海绵窦ICA远端膨胀球囊，然后在球囊放气之前进行强力抽吸；但这并非没有发生意外栓塞的风险。（F）右椎动脉造影显示肿瘤很少的血供来自基底动脉和大脑后动脉的小分支（posterior cerebral artery，PCA；不适合栓塞）。（G）左侧ECA造影显示肿瘤的大量血供来自MMA和ECA远端分支。（H）左侧咽升动脉造影显示肿瘤另外的大供血分支。（I）在用PVA颗粒和吸收性明胶海绵栓塞之前，用超选微导管进行血管造影术显示咽升动脉分支对肿瘤的血供。随后的栓塞在MMA和远端ECA中进行（未显示）。（J）最后的全左侧ECA造影显示来自该血管蒂的肿瘤血供明显中断。（K）术后CT显示肿瘤明显缩小

最令人担忧的并发症，一般很少见。血管栓塞的程度及其带来的手术益处可能取决于肿瘤的大小。以前的研究显示，小于 6cm 的颅底脑膜瘤经栓塞术可显著减少失血量，而大于 6cm 的脑膜瘤未见显著差异。这可能是由于较大的肿瘤有大量的侧支血液供应[10]。然而，因为颅底脑膜瘤往往由 ICA 和椎基底动脉系统的分支供血，无法安全栓塞这些血管蒂，可能会使血管栓塞不成功，这也解释了脑膜瘤较大的情况下血管栓塞不是很有效的原因。

在一些更具侵袭性或晚期病例中，如果肿瘤无法切除或会造成严重的无法预料的并发症，积极的栓塞策略可能是合适的。如果安全的血管蒂容易获得，用酒精或 NBCA 栓塞可诱导肿瘤明显坏死。有时这甚至可以达到避免手术的效果，但这种方法的安全性或有效性方面的数据仍十分缺乏。

射频和冷冻消融技术也对那些不适合手术或手术治疗和随后的放化疗失败的患者显示出其应用前景。其他类型的微创消融疗法已被接受，如 MR 引导激光消融，激光间质热疗法[11]和化疗栓塞，其中一些技术也被应用于其他肿瘤类型[12]。

7.3　青少年鼻咽纤维血管瘤

青少年鼻咽纤维血管瘤（Juvenile nasopharyngeal angiofibroma，JNA）是罕见的良性头颈部肿瘤[13]，其好发于 7~29 岁的青少年男性，在 14~17 岁时发病率最高[14]。目前的文献没有显示出种族或地理聚集性，女性或老年男性患者需要进行更广泛的鉴别诊断。

JNA 由纤维基质中结构扭曲的不规则血管组成。JNA 是良性的，但可以表现出局部侵袭性。未经放射治疗的肿瘤转变成恶性肿瘤的情况极为罕见。JNA 的起源仍然存在争议，但这些肿瘤大多来源于后鼻腔，靠近蝶腭孔。病变可逐渐重塑，但不会直接侵犯邻近骨质。典型的蔓延是通过蝶腭窝、翼腭窝和窦后颞下区侧向延伸，形成特征性的"窦弓征"。随着肿瘤的生长，局部可以侵入到口咽、鼻腔、上颌窦

或筛窦，也可能侵犯到眼眶。同样，向上侵入到蝶窦、蝶鞍、海绵窦和颅中窝也是有可能的。侵入眼眶的肿瘤通常是来自肌锥外的，侵入到颅内通常是硬膜外的。

轴位和冠状位骨窗 CT 图像可以很好地描述骨重塑和侵蚀的程度。增强 MRI 有助于评估肿瘤的血管和局部的扩展[15]。尽管 JNA 有局部扩展的倾向，增强扫描明显强化，并可以看到血管流空影，但病灶通常是局限性的。JNA 血管造影术通常显示肿瘤的血流丰富，有密集的毛细血管充盈，并分流进入扩张的静脉。有时鼻腔鼻窦恶性肿瘤可与 JNA 或其他良性肿块混淆。诊断困难的病例往往需要同时仔细观察 CT 和 MRI。一般来说，侵袭性病灶边界模糊，并会侵犯邻近组织和破坏骨质，而良性肿块则表现为骨的重塑和膨胀（图 7.2）[16]。

临床上，JNA 往往具有丰富的血管，并可能出现复发性的鼻出血（典型的是单侧）。由于 JNA 血管丰富，有严重出血的风险，在诊断时应避免影像导航的活检[17]。应当注意的是，其他鼻腔鼻窦肿瘤，如鳞状细胞癌和血管转移性疾病可有反复的鼻出血和压迫症状，临床表现与 JNA 相似。

JNA 的血液供应通常来源于上颌动脉的分支，即蝶腭动脉、降腭动脉、咽升动脉和面动脉。另外的血供可能来源于 ICA 的硬脑膜分支，包括脑膜垂体和下外侧干，以及眼动脉筛支。

术前栓塞的目标与本章描述的其他肿瘤相同。目的是为了减少术中出血，这可能有助于更完全地切除肿瘤和更快地恢复。在完全切除被认为风险太大的情况下，放疗是另一种辅助手段，但据报道这样会增加恶变的风险。

一般来说，超选择性微导管栓塞肿瘤的个别供血血管要从更近端的位置进行栓塞，即使后者包括紧邻肿瘤的所有血管。除了改善栓塞材料进入肿瘤毛细血管床的通透性（对于栓塞的有效性非常重要），以及减少通过吻合处意外非靶向栓塞的机会。必须注意的是，在这些肿瘤中，经常需要进行广泛的后鼻腔重建。颞浅和颞深动脉为软组织愈合和重建中可能用到

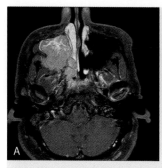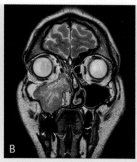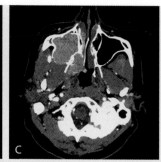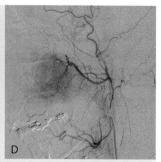

图7.2 酷似青少年鼻咽纤维血管瘤（juvenile nasopharyngeal angiofibroma, JNA）的恶性鼻腔鼻窦肿瘤。37岁男性反复性鼻出血，（A）T1增强，（B）冠状T2WI和（C）轴位计算机断层扫描血管造影图像显示一个明显强化的巨大肿块，累及鼻腔、鼻咽和上颌窦，延伸到窦后间隙，但是年龄和无"窦弓"征不是典型的JNA表现。（D）准备用于栓塞的右侧颈外动脉造影显示，血管分支比JNA少很多，但仍进行了栓塞；病理诊断为EBV（Epstein-Barr病毒）阳性浆细胞淋巴瘤

的颞肌瓣提供重要的血管供应。这些分支不必要的栓塞（其他栓塞过程中可能是需要的，例如特发性鼻出血）可能引起患者伤口愈合不良或组织坏死，特别是使用液体栓塞剂时。

术前栓塞可缩短手术时间，提高术中可见度，并降低并发症发生率。先前的系统性分析已经说明了这一点，经过栓塞后，内镜手术切除的失血量从大于800mL减少到约400mL。在开放性手术中也见到了类似的效果，术前血管介入栓塞后，术后的失血量从大于1900mL减少到700mL[13]。由于这些肿瘤有大量侧支循环供应，尽管栓塞了安全的血管蒂，仍然存在明显的残余血管[18]。虽然这可能预示更多的术中出血，但过度栓塞可能会使患者因栓塞剂通过侧支循环进入颅内循环而发生卒中，以及因栓塞材料意外阻塞神经滋养血管而引起脑神经麻痹[8]，因此必须权衡栓塞术的辅助特性。

图7.3描绘了手术切除前的栓塞前后JNA侵犯左侧鼻腔和咀嚼肌间隙的表现。将PVA颗粒和吸收性明胶海绵栓塞到左侧远端内侧上颌动脉，导致肿瘤血管显著减少。

由于技术原因不能进行满意的动脉栓塞术时，也有使用直接穿刺并注射液体栓塞剂如NBCA和Onyx的报道。超声或CT引导可让肿瘤内穿刺针放置更准确，同时避免了损伤重要结构[19]。可在荧光透视（有时也在CT控制下）下进行注射。

7.4 副神经节瘤

副神经节瘤（paraganglioma, PGL）也称为血管球瘤、化学感受器瘤和非嗜铬性PGL，其起源于神经嵴组织并分泌血管活性物质，包括儿茶酚胺和血清素。副神经节瘤占所有头颈部肿瘤的0.6%[20]。肾上腺素能症状需要通过查尿VMA和5-HIAA分别检测儿茶酚胺和5-羟色胺的含量。一般来说，副神经节瘤常见于颈动脉体（在颈动脉分叉处）、颈静脉鼓室区肿瘤内，迷走神经肿瘤或其他位置如眼眶、鼻腔、甲状腺和交感神经干很少见[21]。最好发的位置依次为颈动脉、鼓室、颈静脉、迷走神经、喉、眼眶和鼻咽部。一些鼓室和颈静脉肿瘤作为统一的实体被称为颈静脉球瘤或颞部副神经节瘤[22]。据报道有2%~19%的副神经节瘤可能发生恶变，恶变的可能性与肿瘤位置密切相关[23]。恶变的概率与发病率相反，鼻咽部肿瘤的恶性可能性最高。许多亚型没有性别差异，但鼓室、颈静脉、迷走神经和鼻咽肿瘤在女性中更为常见。PGL与其他胺前体摄取和脱羧（amine precursor uptake and decarboxylation, APUD）系统肿瘤有关，如垂体腺瘤、甲状腺癌和嗜铬细胞瘤。这些肿瘤通常是常染色体显性方式遗传，表现各异。大约30%的病例是多中心性疾病，大部分包含2种肿瘤（84%），其次是3种（13%）和4种（2%）。那些具有分泌功能并且多中心发生

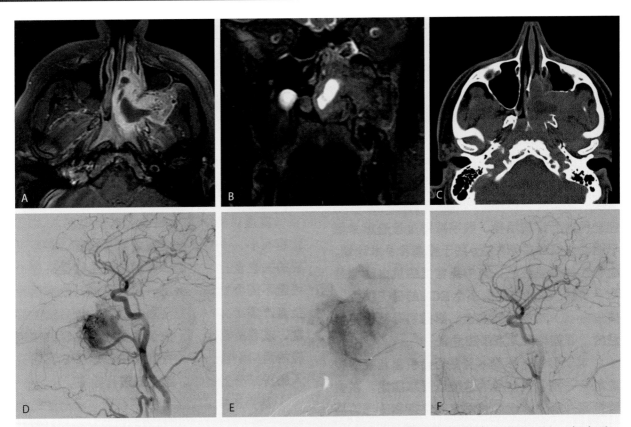

图 7.3　青少年鼻咽纤维血管瘤的栓塞。18 岁男性患者复发鼻出血。（A）轴位 T1 抑脂增强扫描，（B）冠状 T2WI 抑脂和（C）轴位计算机断层扫描图像显示后鼻腔中心一明显强化的部分囊、实性肿块，病变延伸进入鼻咽，侧向通过扩大蝶腭孔进入颞下窝，上颌骨后壁重塑（"实弓"征）。（D）左侧颈总动脉（left common carotid, LCCA）血管造影显示显著的血管增生。（E）在用 PVA 颗粒和吸收性明胶海绵栓塞之前，在上颌内动脉远端进行微导管血管造影。（F）最终 LCCA 血管造影显示肿瘤血管阻断，手术很顺利

的患者恶性可能性更高。

　　鼓室副神经节瘤常伴有搏动性耳鸣，传导性听力损失、出血、面神经（CN Ⅶ）麻痹和鼓膜变色也是常见的表现。生长入乳突也可能表现为耳后不适[24]。

　　颈静脉变异的早期表现可能仅仅是与 CN Ⅸ有关的孤立性舌痉挛、伴随的舌下神经痛、伴有或不伴有间歇性耳鸣[8]。后期的表现包括 CN Ⅸ、Ⅹ 和 Ⅺ 的瘫痪，导致声音嘶哑、软腭偏离、吞咽困难，以及斜方肌与胸锁乳突肌的肌无力（Vernet 综合征）。随着病变的不断发展，CN Ⅶ 和Ⅻ 也可能会受累，导致同侧面部肌肉和舌瘫痪，除此之外，舌前 2/3 会失去味觉。如果病变进入鼓室，可能出现与鼓室副神经节瘤相似的症状。病变也可以导致颈内静脉受压，但这通常是无症状的。颈静脉区 PGL 是第二常见的头颈部副神经节瘤，仅次于颈动

脉体瘤[25]。

　　颈动脉体瘤表现为可触及的搏动肿块，肿瘤生长可累及口腔、喉或咽旁间隙。症状包括疼痛、吞咽困难、声音嘶哑、CN Ⅻ 障碍、霍纳综合征和晕厥。颈动脉体瘤是最常见的头颈部副神经节瘤，占所有病变的 60% 以上[20]。

　　迷走神经副神经节瘤通常表现为颈部或咽部肿块，约 30% 的患者会累及脑神经。最常受压的神经依次为第 Ⅹ、Ⅻ、Ⅸ 和 Ⅺ 对脑神经，迷走神经内亚型病灶位于神经节或神经节下方，症状发生快[22]。后期出现症状提示迷走神经外的亚型，其可以延伸到颅内或颅底，显然来源于其他周围副神经节[26]。

　　在 CT 或 MRI 图像上，副神经节瘤通常表现为沿着颈动脉鞘的明显强化的肿块，压迫邻近结构。颈动脉体瘤位于颈动脉分叉处。颈静脉鼓室区病变位置更高，累及颈静脉孔，通常

会导致穿凿样扩大或颈静脉孔和邻近骨质的破坏，其也可以延伸到中耳腔。在 MRI 成像上 T1 表现为经典的 "胡椒盐" 外观，指邻近流空血管的血液成分在 T1 加权像上的外观[27]。

血清/尿儿茶酚胺或肾上腺素增高通常可明确诊断。如果仍有疑问，如无症状患者或正在使用抗胆碱能药物（如三环类抗抑郁药），则可考虑使用 MIBG（间碘苯甲胍）或奥曲肽扫描成像。由于存在出血风险，如果容易诊断应避免进行穿刺活检。数字减影血管造影术用于明确肿瘤的血管供应，用于栓塞和手术计划。血管性肿瘤呈红色，其中最常见的供血动脉是咽升动脉；然而也常由多个 ECA 的分支供血，偶尔由 ICA 或椎动脉供血。影像引导活检是禁忌的，可能导致儿茶酚胺危象。

对于静脉造影剂本身是否会引起儿茶酚胺危象有一些争议，虽然这难以可靠描述。在血管栓塞过程中，建议使用麻醉支持和适当的药物治疗来提供血流动力学支持，推荐使用 α 受体阻滞剂。

富血供肿瘤的术前栓塞包括直接瘤内注射聚合剂或供血动脉分支超选择性插管经动脉栓塞（图7.4）。主要的供血动脉通常是咽升动脉。咽升动脉的神经脑膜分支为 CN Ⅸ ~CN Ⅻ供血；因此，强烈推荐使用大颗粒（至少 >150μm），而不是小颗粒或液体来栓塞血管蒂。

对于颈内动脉或椎动脉存在小分支血管微循环的情况，导管无法直接进入时，可直接进行肿瘤内注射和栓塞[20]。虽然乙烯醇共聚物（Onyx）经皮肿瘤消融在小样本研究中已取得成功，但仍有待与传统方法进行比较[3,28]。

7.5 颅底肿瘤神经血管介入治疗的技术问题

7.5.1 栓塞前影像检查

颅底肿瘤患者欲行手术和（或）栓塞治疗前通常需要进行 CT 和 MRI 检查。CT 可以很好地显示骨骼解剖结构，与 CT 血管造影术（CT angiography，CTA）结合可以在术前评估血管

解剖和任何潜在的血管通路障碍（迂曲、狭窄）。CTA 对于评估动脉期强化的程度非常有价值，与血管造影术相关性很好。MRI 能很好地显示软组织结构，并且能更好地描述肿瘤的局部侵犯。在随访中，MRI 可以显示肿瘤坏死的区域，也可以更好地显示肿瘤水肿、占位效应和栓塞引起的颅内并发症等，如缺血性卒中。

7.5.2 栓塞的决策

富血供的肿瘤本身确实需要栓塞。如果肿瘤很小，主要血供表浅或容易接近，并且预期的失血量是可控的，预期的耐受性也良好，可能不需要栓塞。相反，如果不进行栓塞预计会有严重出血，可能会影响患者的预后或生存期，或者肿瘤较大，位于重要神经血管结构包绕的危险解剖区域，并且是由许多手术无法进入的深部分支供血，则应该进行栓塞。

是否选择术前栓塞必须权衡本章前述的利与弊，最大的风险是由于血栓栓塞导致的卒中。这可能导致暂时或永久性神经功能缺损、视力丧失甚至死亡。其他重要风险是脑神经损伤、组织坏死、医源性血管损伤（夹层、假性动脉瘤和腹股沟血肿）、感染、过敏反应、麻醉反应和治疗失败（栓塞不成功或栓塞后仍有严重出血）。

作出决定前应考虑以下标准[7]：
- 病灶大小、位置、血管、水肿。
- 供血动脉的手术可行性。
- 供血动脉血管内通畅。
- 栓塞时邻近重要血管有损伤风险。
- 危险的血管侧支循环和吻合。
- 病灶内的血流动态。
- 动脉粥样硬化和血管迂曲。
- 基本医疗状况和麻醉风险。
- 开放性手术计划和相关风险。
- 患者的偏好。

7.5.3 栓塞术的细节

栓塞通常采用经股动脉入路，但经桡动脉或头臂动脉入路也可以考虑。

诊断性血管造影术常选择颈内、外动脉和椎动脉进行，但也可以基于肿瘤的位置进行个

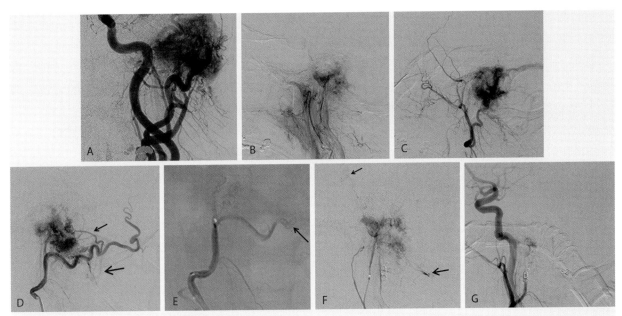

图 7.4　颈静脉球栓塞术。颈静脉球瘤栓塞术中的危险吻合。（A）左颈总动脉造影显示富血供的颅底肿瘤。（B）咽升动脉供血。（C）耳后动脉供血。（D）枕动脉供血。大箭头显示 C_1 枕 - 椎动脉吻合。近端栓塞会有很高的风险。因此将微导管放置在由小箭头标记的远端小分支内进行聚乙烯醇栓塞。（E）在枕 - 椎动脉吻合的跨越处近端将枕动脉用弹簧圈栓塞（箭头）。排除颗粒栓塞椎动脉的风险之后，就可以安全地进行下一步的颗粒栓塞。用弹簧圈闭合枕动脉根部，从下方闭塞剩余的小分支血管（未显示）。（F）耳后动脉的供血也被顺利地栓塞（未显示）。接下来微导管选择进入咽升动脉，在用 150μm 颗粒部分栓塞后，操作者决定做一次造影，可以看到颈内动脉（小箭头）和椎动脉（大箭头）的吻合出现快闪充盈，此时栓塞过程终止。在栓塞高风险血管蒂期间，定期进行血管造影术寻找危险吻合至关重要。回看先前的图像，危险吻合在原始血管造影（B）上隐约可见，但随着栓塞治疗的进展以及其他血管竞争性血流减少而变得更加明显。在血管蒂中大量注射颗粒剂将是发生卒中并发症的高危因素。（G）最终的颈总动脉血管造影显示满意的血管阻断，部分残余充盈主要来自部分栓塞的咽升动脉的供血，患者醒来时没有任何神经缺陷

体化选择。通过导管血管造影术评估静脉侵犯曾经具有重要意义，但是现在 MR 静脉造影和 CT 静脉造影可以更好地显示肿瘤侵犯硬脑膜窦或颈静脉球[7,8]。

一旦决定进行经动脉栓塞术，通常会使患者进入睡眠状态。除非是栓塞特别容易到达的单个病变，并需要患者高度配合，否则建议全身麻醉使患者安全和舒适，并确保清楚显示血管解剖结构且不受运动影响。

患者应肝素化至 ACT 为 250~350s，以降低留置导管带来的血栓栓塞并发症的风险。用导引导管替换诊断导管，其中微导管通过导引导管推进用于选择肿瘤供血血管。建议使用 0.021 或更大的微导管进行颗粒或吸收性明胶海绵栓塞以防止导管堵塞（较小的导管可用于液体栓塞剂）。每个肿瘤供血分支都经过精心插管，并进行微导管血管造影以确认肿瘤供血，

并确保没有到达颅内循环的危险吻合。理想的状态是通过非肿瘤分支导航，减小软组织中非靶向目标的栓塞。一旦获得满意的位置，在荧光透视控制下注射栓塞材料（如最常见的是的 PVA 颗粒与对比剂混合，一些医生也使用栓塞微球体），注意观察回流或非靶向栓塞。通常使用"空白"的减影路线图来提高可视性。一旦发现持续性反流，立即终止注射。如果遇到危险吻合，可导向远端或用弹簧圈闭塞连接通道，然后再进行栓塞。如果没有危险吻合，注射进入血管蒂则终止。

动脉栓塞术的目标是进入肿瘤的微血管实现远端栓塞，因为这是最有效的血管阻断。按照一般指导原则，较小的颗粒（如小于 150μm 的 PVA）具有更好的穿透力并形成更长和更广泛的血管阻断，但这会引起拟切除肿瘤的中心坏死和软化，这种表现可以在 MRI 增强

扫描的图像上观察到。此种获益的代价是组织坏死、进入侧支循环以及损伤某些蒂的神经滋养血管的风险增加。反之亦然，使用较大的颗粒（150~500μm）通常组织坏死减少，并且减少神经滋养血管的损害带来的神经病变，当然代价是目标栓塞减少。中等大小的颗粒（150~350μm）常常具有令人满意的肿瘤穿透力，并且其尺寸栓塞到小血管造影不显示的危险吻合或神经滋养血管可能性较小。在有动静脉分流的情况下，建议使用大颗粒来减小肺栓塞的可能性。在栓塞结束时吸收性明胶海绵可能用于临时阻塞供血动脉的主干。如前所述，弹簧圈偶尔被用于封闭不需要的血管或吻合通道，但对肿瘤栓塞来说并不理想，因为其只在血管近端阻塞，这常常是无效的。

颗粒的替代品是使用液体栓塞剂如 NBCA 和 Onyx。NBCA 可以与碘油混合，产生不同的黏度，使肿瘤血管构架个性化。添加钽是为了提高在很高的胶体浓度下的可见度。与 PVA 或微球相比，使用液体栓塞将产生更大程度的血管闭塞，但是这些药物在注射期间将不可逆地闭塞母动脉。因此，如果发生早期反流，肿瘤穿透可能会很小，小到足以栓塞血管造影不显示的吻合通道。因此与颗粒剂相比，其非靶向栓塞并发症、脑神经损伤和组织坏死的风险更高。

为了尽可能完成血流阻断并同时最大限度地减少并发症，合理选择侵入性治疗和术前栓塞至关重要。当重点放在避免并发症上时，介入医生的操作应该遵循以下指导原则：

• 在开始栓塞之前应进行微导管血管造影术，并在栓塞期间定期识别血管异常、血管吻合或正常侧支循环，可在开始时或仅在栓塞期间大的供血动脉血流阻断后出现（图 7.4）。

• 示例：当考虑 MMA 阻断时，必须在术前进行 ICA 血管造影术，记录眼动脉解剖和脉络膜充盈，并确定解剖变异的起源。在栓塞之前和栓塞期间，扩大手术范围来寻找可能威胁视力的脑膜动脉与眼动脉吻合。

• 示例：在注入枕动脉之前，需要对枕动脉和椎动脉进行检查，观察是否存在枕 - 椎动脉吻合的快速充盈。即使没看见，也应该假定其存在，并且应该采取措施来降低风险。

• 介入医生应该熟悉供应脑神经的神经滋养血管和动脉（最重要的是 MMA 的岩支、耳后或枕部的茎乳突分支、咽升动脉、脑膜副动脉），并认识到这些分支被较小的微粒或液体栓塞可能会引起脑神经麻痹[29]。

• 微导管必须牢固定位，以保证在闭塞时的注射力不会使导管移位并引起非目标血管栓塞。这应该在注射栓塞材料之前用不同的力度注射对比剂进行测试。栓塞材料的移位或回流可导致关键血管的意外栓塞。

• 现代双平板 DSA 血管造影术装置有很好的可见度和安全性。

7.5.4　直接经皮穿刺

直接经皮影像引导通路可以用于肿瘤活检，适用于确定性治疗之前需要先病理诊断的情况，或可作为肿瘤内注射栓塞的替代方法。通常使用 16~20 号针头，CT、超声或荧光透视引导血管造影术可用于引导放置穿刺针，并避开重要结构。液体制剂如 NBCA、Onyx 或酒精可用于病灶内消融。这种手术的风险与经动脉栓塞的风险相似。在注射过程中，应确保没有通过瘤内血管或渗入瘤旁组织而意外栓塞瘤外血管。偶尔会出现沿通道出血，因此应该准备好输血产品[30]。直接穿刺和注射液态聚合剂似乎对 PGL 有特别好的效果[30]。经皮颈侧入路进行栓塞用于局限于颈部而不累及颅底的 PGL[30]。累及颅底和后颅窝的肿瘤采用岩后入路手术，最常见的是通过颈静脉孔。在手术干预之前应考虑仔细监测（由麻醉医生）和预防性使用 α 受体阻滞剂。

7.5.5　随访和监测

经动脉栓塞后，腹股沟穿刺点常使用直接按压封闭，使用鱼精蛋白逆转肝素或使用闭合装置。拔管后应仔细地对患者进行神经学检查，以评估缺血并发症及脑神经损伤。在许多中心，患者应在栓塞术后或外科手术前进入重症监护病房（intensive care unit，ICU）或病房观察

2~48h，常可观察到局部疼痛和发热[31]。需要准备镇痛药，可以给予皮质类固醇（如地塞米松）以减轻栓塞后肿瘤的肿胀。理想情况下，手术应在术前栓塞术后72h内完成。术后影像检查通常针对治疗后病变的随访观察开展。

7.6　球囊闭塞试验和医源性血管损伤的处理

对于靠近或包绕颈动脉或椎动脉的颅底肿瘤患者，球囊闭塞试验（balloon test occlusion，BTO）是一种重要的诊断工具。该试验在患者清醒时进行。经双侧腹股沟入路，在全身肝素化的情况下，临时闭塞气囊通过导管导航到达目标血管中，并在预备栓塞点的远端膨胀气囊。这将尽可能模拟计划闭塞的水平。通过另一侧腹股沟，剩余的颈部血管进行诊断性血管造影术来评估侧支循环（图7.5）。

如果被测区域有临床缺血的迹象，则气囊放气并结束操作（测试失败）。一些团队进行辅助测试，如低血压挑战、使用球囊扩张后进行首过核医学灌注示踪剂［例如 $^{99}Tc^m$ 乙基半胱氨酸二聚体（$^{99}Tc^m$ECD）］单光子发射计算机断层扫描（single-photon emission computed tomography，SPECT）对大脑进行灌注成像，或氙增强计算机断层扫描（XE-CT）或计算机断层扫描灌注球囊充气，30min后球囊放气。在有或没有辅助试验标准的情况下，认为通过临床、血管造影的患者在血管闭塞后发生梗死的风险较低（<5%）。然而最近的研究表明，即刻或迟发的同侧卒中发生率可能比先前认为的高（10%~15%）[32]。BTO本身引起的并发症（包括卒中在内）的风险很小（为2%~4%）[33]。

大型动脉血管损伤是颅底手术后不常见的并发症。处理方案包括BTO后栓塞血管（图7.6）、

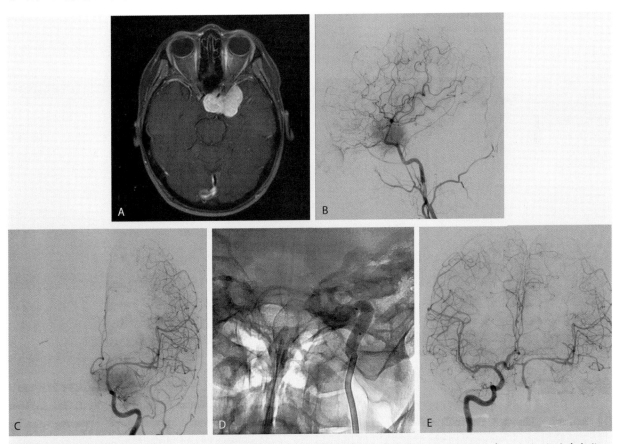

图7.5　左颈内动脉闭塞试验。（A）轴位T1脂肪饱和后钆增强扫描图像显示左侧床突旁一个大脑膜瘤包绕ICA并使其轻度变窄。（B，C）ICA血管造影显示床突旁ICA变窄，M1和A1血管抬高，肿瘤充盈。（D，E）左侧ICA球囊扩张后，右侧ICA注射造影显示出显著地穿过前交通动脉的交叉流动，有着几乎对称的静脉期（未显示），无临床病情恶化。这是一个临床和血管造影通过证实的病例

手术修复或旁路，采用弹簧圈、支架支撑的弹簧圈和导流支架进行血管内重建[32, 34, 35]（图7.7）。

7.7 总　结

神经介入手术可以在颅底肿瘤的治疗中发挥重要作用。所执行的手术包括经动脉和经皮肿瘤栓塞、组织活检、术前动脉闭塞测试和栓塞血管，以及肿瘤及肿瘤治疗相关的出血和血管并发症的血管内处理。

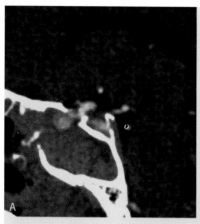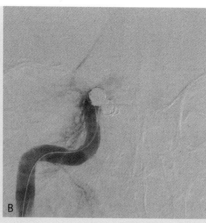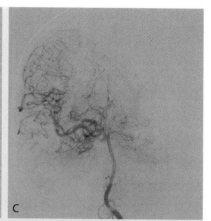

图7.6　经蝶窦手术后颈内动脉虹吸部损伤。该患者在经蝶窦垂体腺瘤切除术时出现大出血。患者在活动性出血时经鼻腔鼻窦填塞后行计算机断层扫描血管造影。（A）矢状CT显示颈内动脉前膝部撕裂伴假性动脉瘤形成，蝶窦内可见大量积血。（B）血管造影球囊闭塞试验通过（未显示）之后，进行包括动脉瘤闭塞和牺牲颈内动脉（internal carotid artery，ICA）主干的血管内治疗。（C）右侧大脑中动脉区域经后交通动脉通过椎动脉循环灌注，并且右侧大脑前动脉经前交通动脉通过左ICA灌注。填塞去除后未见再出血，临床顺利痊愈

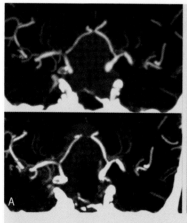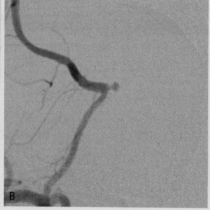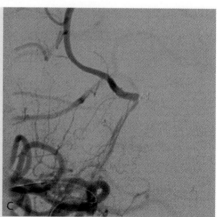

图7.7　蝶窦手术后前交通动脉（anterior communicating artery，ACOM）撕裂。（A）经蝶窦垂体腺瘤切除术后合并蛛网膜下腔出血的术前（上）和术后（下）计算机断层扫描血管造影，可见ACOM的张开（考虑为撕脱性损伤）。（B）右侧颈内动脉造影证实为假性动脉瘤。（C）采用弹簧圈血管内修复成功

参考文献

[1] Sekhar LN, Biswas A, Hallam D, et al. Neuroendovascular management of tumors and vascular malformations of the head and neck. Neurosurg Clin N Am, 2009, 20(4):453–485

[2] Dmytriw AA, Ter Brugge KG, Krings T, et al. Endovascular treatment of head and neck arteriovenous malformations. Neuroradiology, 2014, 56(3): 227–236

[3] Quadros RS, Gallas S, Delcourt C, et al. Preoperative embolization of a cervicodorsal paraganglioma by direct percutaneous injection of onyx and endovascular delivery of particles. AJNR Am J Neuroradiol, 2006, 27(9):1907–1909

[4] Nagashima G, Fujimoto T, Suzuki R, et al. Dural invasion of meningioma: a histological and immunohistochemical

study. Brain Tumor Pathol, 2006, 23(1), 13–17

[5] Iplikcioglu AC, Hatiboglu MA, Ozek E, et al. Is progesteron receptor status really a prognostic factor for intracranial meningiomas? Clin Neurol Neurosurg, 2014, 124:119–122

[6] Hishikawa T, Sugiu K, Hiramatsu M, et al. Nationwide survey of the nature and risk factors of complications in embolization of meningiomas and other intracranial tumors: Japanese Registry of NeuroEndovascular Therapy 2 (JRNET2). Neuroradiology, 2014, 56(2):139–144

[7] Morris P. Interventional and Endovascular Therapy of the Nervous System: A Practical Guide. New York, NY: Springer, 2001

[8] Connors JJ, Wojak JC. Interventional Neuroradiology: Strategies and Practical Techniques. Philadelphia, PA: Saunders, 1999

[9] James RF, Kramer DR, Page PS, et al. Strategic and technical considerations for the endovascular embolization of intracranial meningiomas. Neurosurg Clin N Am, 2016, 27(2):155–166

[10] Oka H, Kurata A, Kawano N, et al. Preoperative superselective embolization of skull-base meningiomas: indications and limitations. J Neurooncol, 1998, 40 (1):67–71

[11] Passacantilli E, Antonelli M, D'Amico A, et al. Neurosurgical applications of the 2-μm thulium laser: histological evaluation of meningiomas in comparison to bipolar forceps and an ultrasonic aspirator. Photomed Laser Surg, 2012, 30(5):286–292

[12] Owen RP, Ravikumar TS, Silver CE, et al. Radiofrequency ablation of head and neck tumors: dramatic results from application of a new technology. Head Neck, 2002, 24(8):754–758

[13] Boghani Z, Husain Q, Kanumuri VV, et al. Juvenile nasopharyngeal angiofibroma: a systematic review and comparison of endoscopic, endoscopic-assisted, and open resection in 1047 cases. Laryngoscope, 2013, 123(4):859–869

[14] Pellitteri PK, McCaffrey TV. Endocrine Surgery of the Head and Neck. Clifton Park, NY: Thomson Delmar Learning, 2003

[15] Gupta S, Gupta S, Ghosh S, et al. Juvenile nasopharyngeal angiofibroma: case report with review on role of imaging in diagnosis. Contemp Clin Dent, 2015, 6(1):98–102

[16] Eggesbø HB. Imaging of sinonasal tumours. Cancer Imaging, 2012, 12:136–152

[17] Lutz J, Holtmannspotter M, Flatz W, et al. Preoperative embolization to improve the surgical management and outcome of juvenile nasopharyngeal angiofibroma

(JNA) in a single center: 10-year experience. Clin Neuroradiol, 2016, 26(4):405–413

[18] Parikh V, Hennemeyer C. Microspheres embolization of juvenile nasopharyngeal angiofibroma in an adult. Int J Surg Case Rep, 2014, 5(12):1203–1206

[19] Hurst RW, Rosenwasser RH. Neurointerventional Management: Diagnosis and Treatment. 2nd ed. Boca Raton, FL: Taylor & Francis, 2012

[20] Moore MG, Netterville JL, Mendenhall WM, et al. Head and neck paragangliomas: an update on evaluation and management. Otolaryngol Head Neck Surg, 2016, 154(4):597–605

[21] Papaspyrou K, Mann WJ, Amedee RG. Management of head and neck paragangliomas: review of 120 patients. Head Neck, 2009, 31(3):381–387

[22] Berenstein A, Lasjaunias P, Brugge KG. Paragangliomas. Surgical Neuroangiography. Vol 2: Clinical and Endovascular Treatment Aspects in Adults. Berlin, Germany: Springer, 2004:227–264

[23] Burnichon N, Buffet A, Gimenez-Roqueplo AP. Pheochromocytoma and paraganglioma: molecular testing and personalized medicine. Curr Opin Oncol, 2016, 28(1):5–10

[24] Offergeld C, Brase C, Yaremchuk S, et al. Head and neck paragangliomas: clinical and molecular genetic classification. Clinics (Sao Paulo), 2012, 67 (Suppl 1):19–28

[25] Karaman E, Yilmaz M, Isildak H, et al. Management of jugular paragangliomas in otolaryngology practice. J Craniofac Surg, 2010, 21(1):117–120

[26] Makeieff M, Thariat J, Reyt E, et al. Treatment of cervical paragangliomas. Eur Ann Otorhinolaryngol Head Neck Dis, 2012, 129(6):308–314

[27] Lee KY, Oh YW, Noh HJ, et al. Extraadrenal paragangliomas of the body: imaging features. AJR Am J Roentgenol, 2006, 187(2):492–504

[28] Martínez-Galdámez M, Saura P, Cenjor C, et al. Percutaneous onyx embolization of cervical paragangliomas. J Vasc Interv Radiol, 2011, 22(9):1271–1274

[29] Geibprasert S, Pongpech S, Armstrong D, et al. Dangerous extracranialintracranial anastomoses and supply to the cranial nerves: vessels the neurointerventionalist needs to know. AJNR Am J Neuroradiol, 2009, 30(8):1459–1468

[30] Ozyer U, Harman A, Yildirim E, et al. Devascularization of head and neck paragangliomas by direct percutaneous embolization. Cardiovasc Intervent Radiol, 2010, 33(5):967–975

[31] Borg A, Ekanayake J, Mair R, et al. Preoperative particle and glue embolization of meningiomas: indications, results and lessons learned from 117

195

consecutive patients. Neurosurgery, 2013, 73(2 Suppl Operative):244–251; discussion 252

[32] Whisenant JT, Kadkhodayan Y, Cross DT Ⅲ, et al. Incidence and mechanisms of stroke after permanent carotid artery occlusion following temporary occlusion testing. J Neurointerv Surg, 2015, 7(6):395–401

[33] Mathis JM, Barr JD, Jungreis CA, et al. Temporary balloon test occlusion of the internal carotid artery: experience in 500 cases. AJNR Am J Neuroradiol, 1995, 16(4):749–754

[34] Sylvester PT, Moran CJ, Derdeyn CP, et al. Endovascular management of internal carotid artery injuries secondary to endonasal surgery: case series and review of the literature. J Neurosurg, 2016, 125(5):1256–1276

[35] Mathis JM, Barr JD, Horton JA. Therapeutic occlusion of major vessels, test occlusion and techniques. Neurosurg Clin N Am, 1994, 5(3):393–401

第 8 章　颅底断层 CT 及 MRI 图集

Almudena Perez-Lara，Eugene Yu，Reza Forghani

8.1　前　言

颅底病变的最佳诊断、评估及治疗计划取决于对病变解剖的精准判断和确定。横断面成像技术，如计算机断层扫描（CT）和磁共振成像（MRI），能够准确地观察复杂的颅底解剖结构和病变范围，并在诊断性评估和监测颅底病变方面具有非常重要的作用。颅底解剖结构复杂，包括不同的骨、软组织和含气腔隙。这些复杂的解剖关系是颅底病变向周围蔓延的潜在途径。因此，熟悉这些区域的详细解剖是进行最佳诊断性评估的先决条件，为了准确诊断和治疗，也有必要将不同的检查学方法相结合，如 CT 和 MRI 的结合。

CT 扫描具有非常高的空间分辨率，并且扫描时间短。除了对软组织进行评估外，CT 还能够很好地显示微小的骨细节和解剖结构。采用高分辨率 CT 扫描能观察颅底主要裂孔、解剖结构和变异等细节。CT 也是显示和确定鼻窦解剖变异的重要方法，有助于指导鼻窦内镜手术和避免并发症。MRI 检查时间比 CT 检查时间长，但具有良好的软组织分辨率，能够对颅底解剖和病变进行详细的评估，特别是对软组织异常、疾病颅内侵犯、不同腔隙间的扩展及沿神经蔓延的显示具有优势。

本图集的目的是通过 CT 和 MRI 对颅底的影像解剖进行概述。我们希望其既能为一般读者提供基本的必要的信息，又能为专业读者提供更详细、更复杂的解剖学信息，且可以作为教学工具或临床实践的参考。在该图集中，CT 主要用于展示详细的骨解剖和相关的重要解剖关系，而 MRI 用于展示正常软组织的解剖及邻近结构和腔隙，如蝶鞍、海绵窦、破裂孔和后颅窝。

8.2　颅底骨解剖图集

8.2.1　轴位图集

横断面 CT 图像（平扫）

高分辨率 CT 平扫横断面图像（图 8.1~图 8.4）。颅底和鼻窦是由多块骨融合形成的，如图所示，前颅底广义上由前颅底底部、鼻根部、筛窦和眼眶构成。这些解剖关系十分重要，并构成疾病蔓延的潜在途径。一些关键解剖结构是恒定的，而其他结构（如鼻窦）在解剖细节上存在明显变异。例如额窦，通常有窦间隔，可能位于中线或偏离中线的位置。另外，额窦内也可能有窦内隔膜。

高分辨率 CT 平扫横断面图像（图 8.5~图 8.8）。颅底和鼻窦是由多块骨融合形成的，如图所示，前颅底包括颅内隔室、眼眶、鼻腔等不同的隔室，鼻窦部分相互毗邻。这些解剖关系十分重要，并构成疾病蔓延的潜在途径。CT 对颅底骨解剖细节的显示效果很好，包括主要的裂孔和裂隙，如眶上裂，该裂位于蝶骨大翼和小翼之间，脑神经（Ⅲ，Ⅳ，Ⅵ）、V1 和眼上静脉从此通过。

高分辨率 CT 平扫横断面图像（图 8.9~图 8.12）。颅底和鼻窦是由多块骨融合形成的，如图所示，在前颅底区，包括颅内隔室、眼眶、鼻腔等不同的隔室，鼻窦部分相互毗邻。

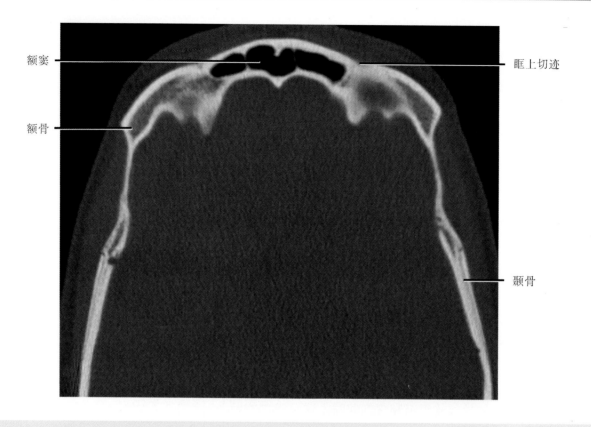

图 8.1

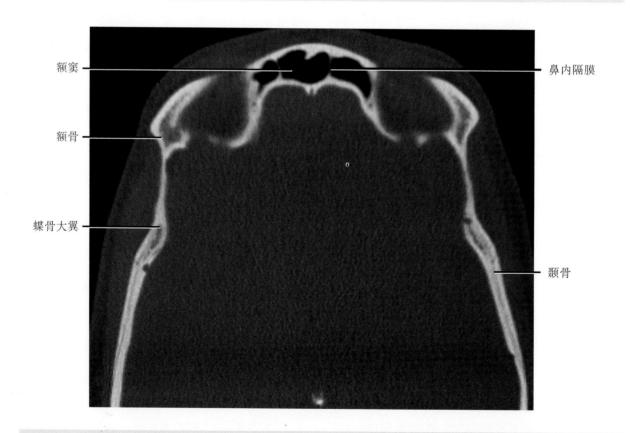

图 8.2

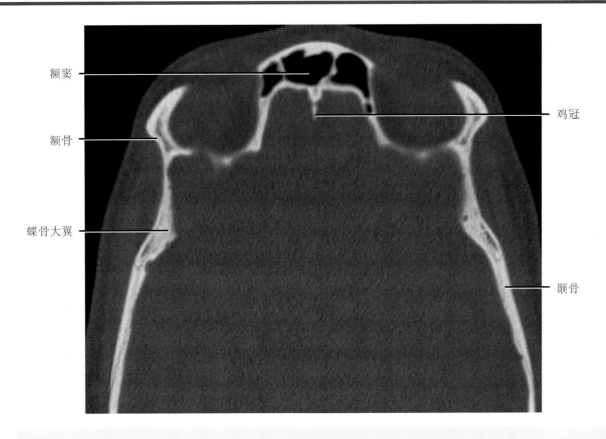

额窦

鸡冠

额骨

蝶骨大翼

颞骨

图 8.3

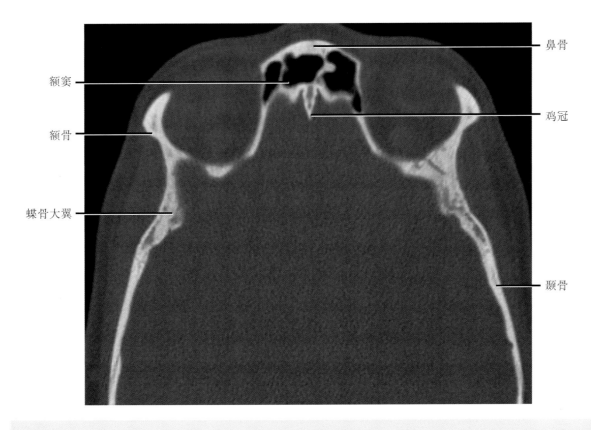

鼻骨

额窦

鸡冠

额骨

蝶骨大翼

颞骨

图 8.4

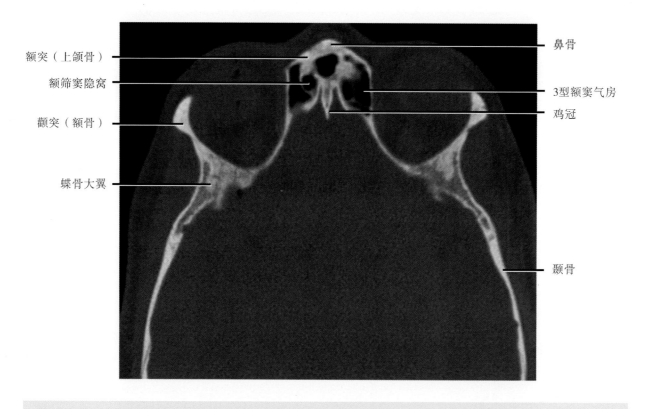

额突（上颌骨）
额筛窦隐窝
颧突（额骨）
蝶骨大翼

鼻骨
3型额窦气房
鸡冠
颞骨

图 8.5

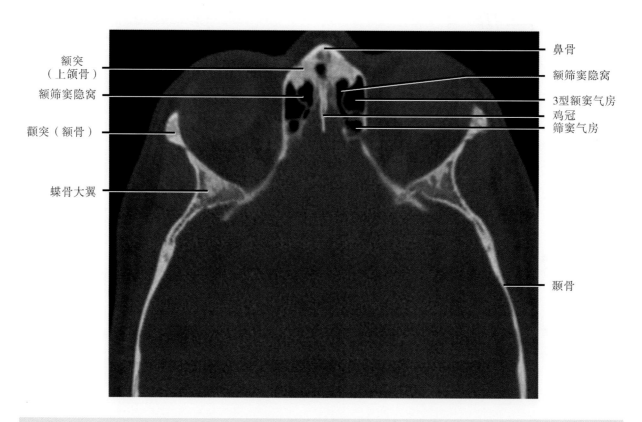

额突（上颌骨）
额筛窦隐窝
颧突（额骨）
蝶骨大翼

鼻骨
额筛窦隐窝
3型额窦气房
鸡冠
筛窦气房
颞骨

图 8.6

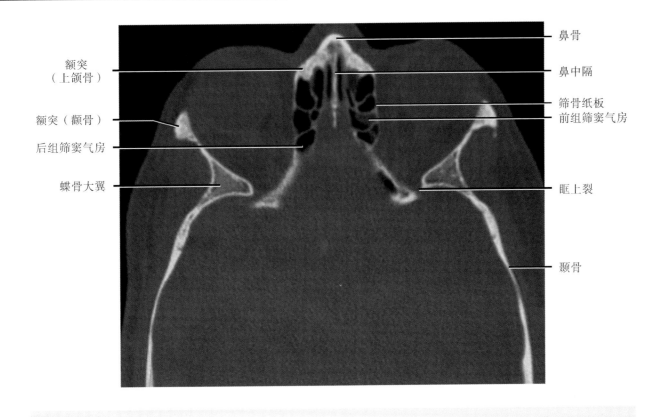

额突
（上颌骨）

额突（颧骨）

后组筛窦气房

蝶骨大翼

鼻骨

鼻中隔

筛骨纸板

前组筛窦气房

眶上裂

颞骨

图 8.7

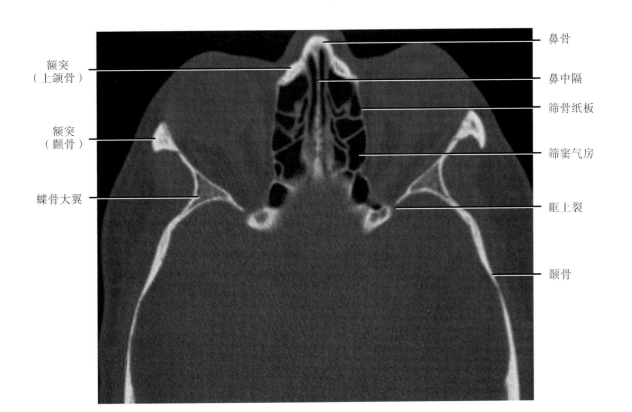

额突
（上颌骨）

额突
（颧骨）

蝶骨大翼

鼻骨

鼻中隔

筛骨纸板

筛窦气房

眶上裂

颞骨

图 8.8

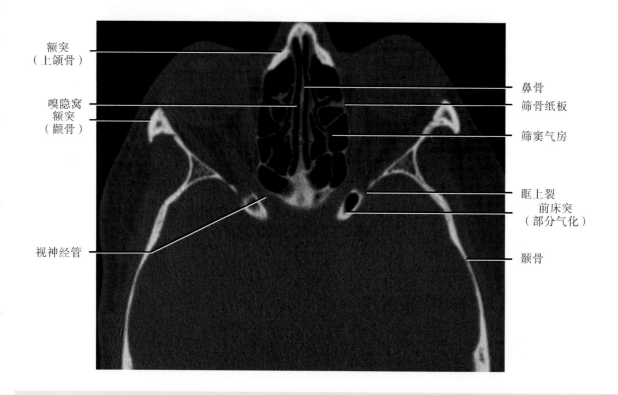

额突
（上颌骨）

嗅隐窝
额突
（颧骨）

视神经管

鼻骨
筛骨纸板

筛窦气房

眶上裂
前床突
（部分气化）

颞骨

图 8.9

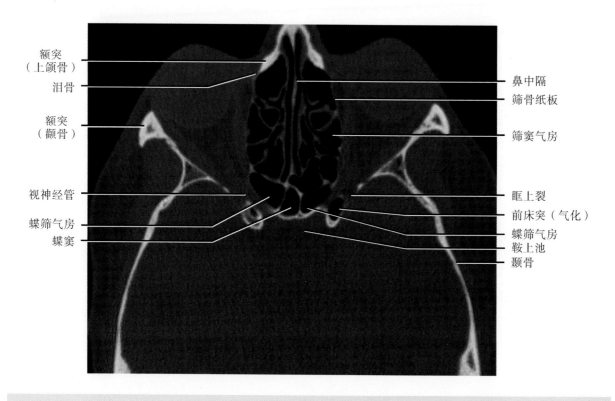

额突
（上颌骨）

泪骨

额突
（颧骨）

视神经管

蝶筛气房

蝶窦

鼻中隔
筛骨纸板

筛窦气房

眶上裂
前床突（气化）
蝶筛气房
鞍上池
颞骨

图 8.10

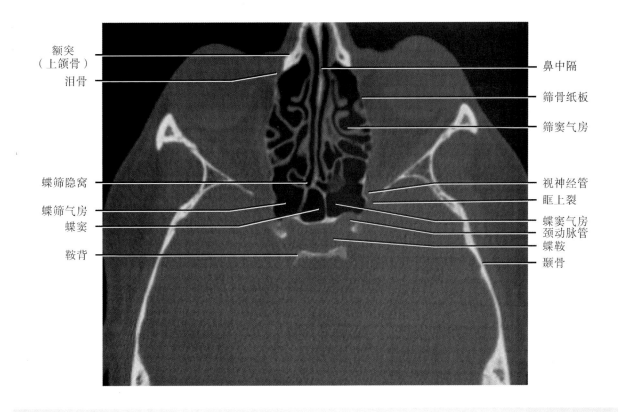

额突
（上颌骨）

泪骨

蝶筛隐窝

蝶筛气房

蝶窦

鞍背

鼻中隔

筛骨纸板

筛窦气房

视神经管

眶上裂

蝶窦气房

颈动脉管

蝶鞍

颞骨

图 8.11

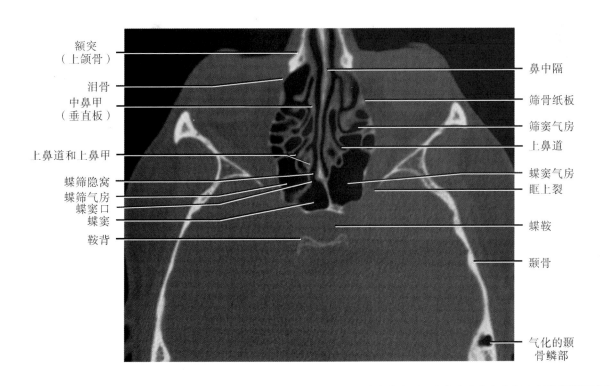

额突
（上颌骨）

泪骨

中鼻甲
（垂直板）

上鼻道和上鼻甲

蝶筛隐窝

蝶筛气房

蝶窦口

蝶窦

鞍背

鼻中隔

筛骨纸板

筛窦气房

上鼻道

蝶窦气房

眶上裂

蝶鞍

颞骨

气化的颞
骨鳞部

图 8.12

这些解剖关系十分重要，并构成疾病蔓延的潜在途径。CT 对颅底骨解剖细节的显示效果很好，包括主要的裂孔和裂隙。眶上裂是蝶骨小翼和大翼之间的裂隙，脑神经（Ⅲ、Ⅳ、Ⅵ）、V1 和眼上静脉从此穿过。视神经和眼动脉通过视神经管，视神经管的变异，如前床突的裂开和（或）气化等，都会增加视神经的暴露，被认为是在鼻窦内镜手术中视神经易损性的一个危险因素。

高分辨率 CT 平扫横断面图像（图 8.13~图 8.16）。CT 对颅底骨质解剖细节的显示效果很好，包括主要的裂孔和裂隙。眶上裂是蝶骨小翼和大翼之间的裂隙，脑神经(Ⅲ、Ⅳ、Ⅵ)、V1 和眼上静脉从此通过。眶下裂有 V2 的颧支（三叉神经上颌支）和眼下静脉通过。眶下裂也与翼腭窝的上部相通，是多个神经通路解剖汇合的重要部位。鼻旁窦的解剖变异的识别是相当重要的，如对蝶窦气房（冠状位上易观察）的识别。因为在鼻内镜手术时出现误判，将会使一些邻近的相关重要结构面临受损的风险，尤其是视神经。

高分辨率 CT 平扫横断面图像（图 8.17~图 8.20）。CT 对颅底骨解剖细节的显示效果很好，包括主要的裂孔和裂隙。翼腭窝为狭长、垂直走行的重要解剖结构，其主要由脂肪填充，位于鼻腔后部外侧，与颅底和鼻窦具有重要关系。翼腭窝是多神经通路解剖融合的一个重要部位，熟悉该结构十分重要，尤其对于可能沿周围神经扩散的肿瘤而言，这将影响其治疗计划的制定和实施。在翼腭窝外侧缘有一个开口称为翼腭裂，是其与颞下窝之间的细长垂直通道。翼腭窝上方与眶下裂相连，翼腭窝向下逐渐缩小，最终通腭大孔和腭小孔。蝶腭孔向后开口于上鼻道或中鼻道，该孔被覆黏膜。圆孔向后与中颅窝相通，圆孔内有三叉神经上颌支、圆孔动脉及导静脉通过。

高分辨率 CT 平扫横断面图像（图 8.21~图 8.24）。CT 对颅底骨解剖细节的显示效果很好，包括主要的裂孔和裂隙。翼腭窝为狭长、垂直走行的重要解剖结构，主要由脂肪填充，位于鼻腔后部外侧，与颅底和鼻窦有重要关系，是多神经通路解剖融合的重要部位，熟悉该

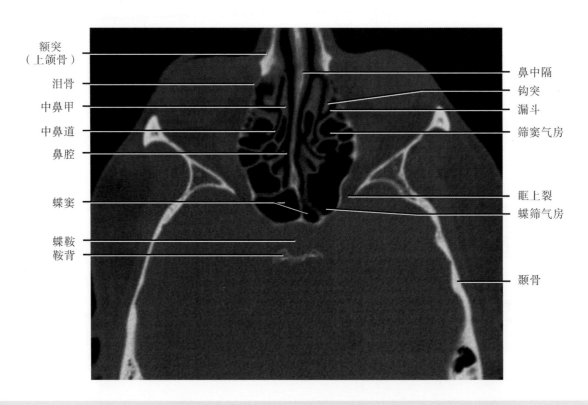

额突
（上颌骨）
泪骨
中鼻甲
中鼻道
鼻腔
蝶窦
蝶鞍
鞍背

鼻中隔
钩突
漏斗
筛窦气房
眶上裂
蝶筛气房
颞骨

图 8.13

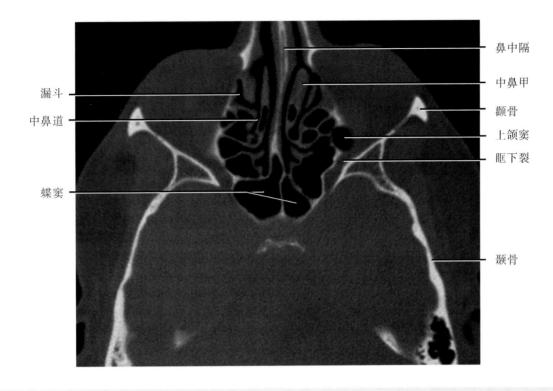

漏斗
中鼻道

蝶窦

鼻中隔
中鼻甲
颧骨
上颌窦
眶下裂

颞骨

图 8.14

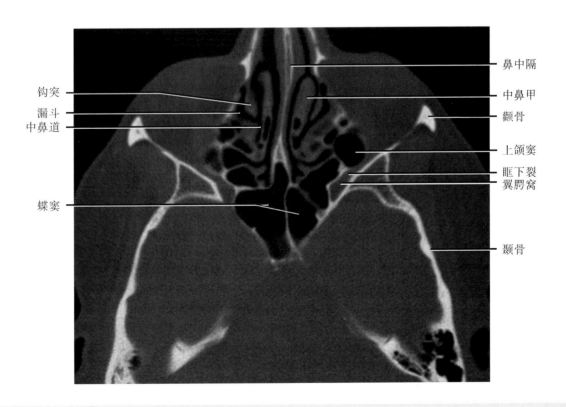

钩突
漏斗
中鼻道

蝶窦

鼻中隔
中鼻甲
颧骨
上颌窦
眶下裂
翼腭窝

颞骨

图 8.15

205

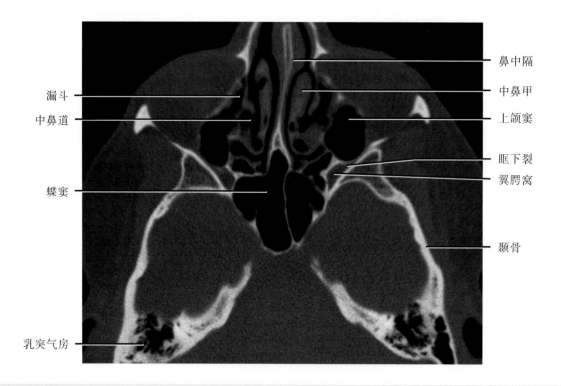

漏斗
中鼻道
蝶窦
乳突气房

鼻中隔
中鼻甲
上颌窦
眶下裂
翼腭窝
颞骨

图 8.16

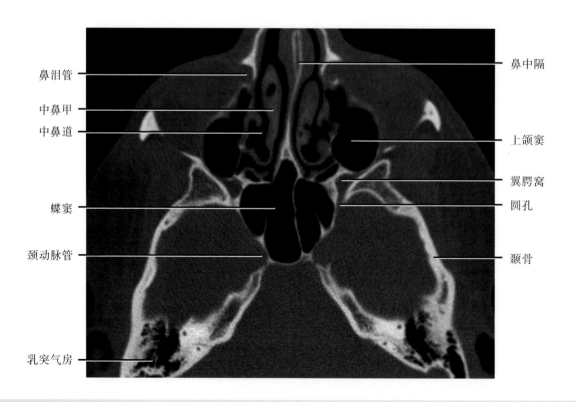

鼻泪管
中鼻甲
中鼻道
蝶窦
颈动脉管
乳突气房

鼻中隔
上颌窦
翼腭窝
圆孔
颞骨

图 8.17

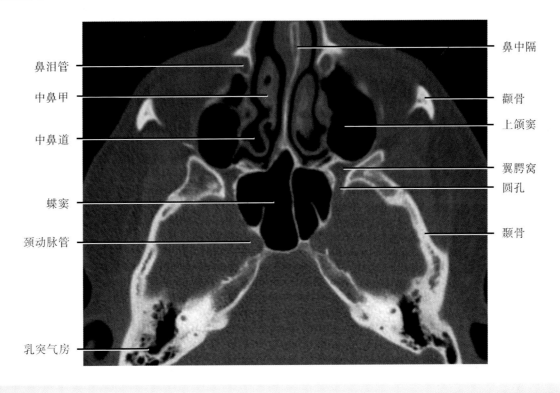

鼻泪管
中鼻甲
中鼻道
蝶窦
颈动脉管
乳突气房

鼻中隔
颧骨
上颌窦
翼腭窝
圆孔
颞骨

图 8.18

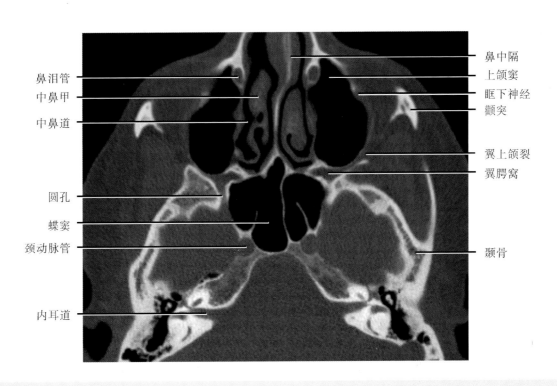

鼻泪管
中鼻甲
中鼻道
圆孔
蝶窦
颈动脉管
内耳道

鼻中隔
上颌窦
眶下神经
颧突
翼上颌裂
翼腭窝
颞骨

图 8.19

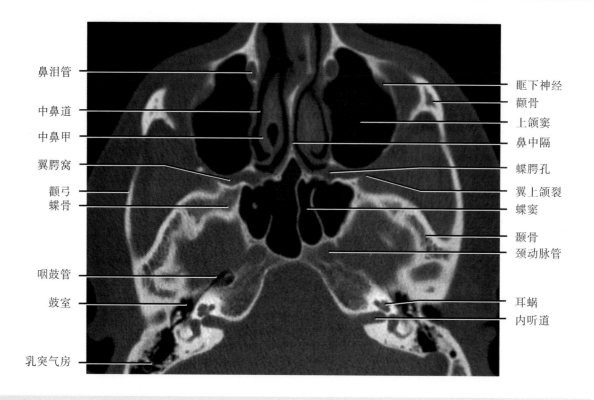

鼻泪管
中鼻道
中鼻甲
翼腭窝
颧弓
蝶骨
咽鼓管
鼓室
乳突气房

眶下神经
颧骨
上颌窦
鼻中隔
蝶腭孔
翼上颌裂
蝶窦
颞骨
颈动脉管
耳蜗
内听道

图 8.20

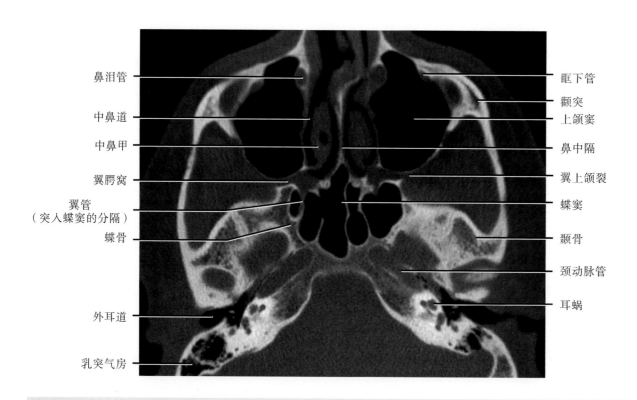

鼻泪管
中鼻道
中鼻甲
翼腭窝
翼管
（突入蝶窦的分隔）
蝶骨
外耳道
乳突气房

眶下管
颧突
上颌窦
鼻中隔
翼上颌裂
蝶窦
颞骨
颈动脉管
耳蜗

图 8.21

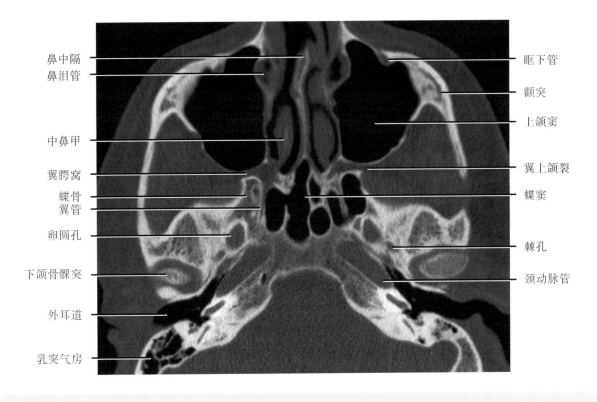

鼻中隔
鼻泪管
中鼻甲
翼腭窝
蝶骨
翼管
卵圆孔
下颌骨髁突
外耳道
乳突气房

眶下管
额突
上颌窦
翼上颌裂
蝶窦
棘孔
颈动脉管

图 8.22

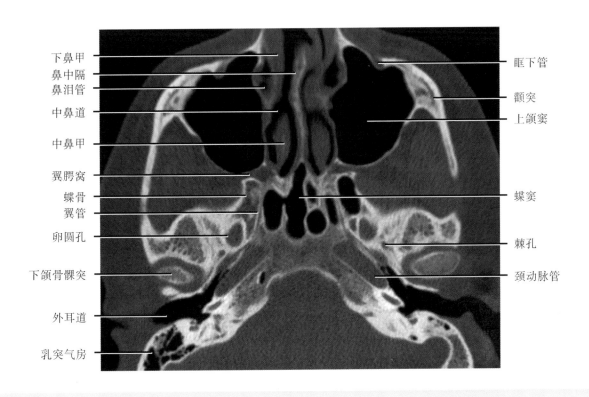

下鼻甲
鼻中隔
鼻泪管
中鼻道
中鼻甲
翼腭窝
蝶骨
翼管
卵圆孔
下颌骨髁突
外耳道
乳突气房

眶下管
额突
上颌窦
蝶窦
棘孔
颈动脉管

图 8.23

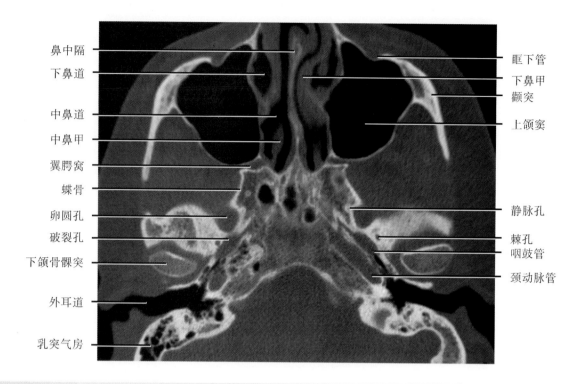

鼻中隔
下鼻道
中鼻道
中鼻甲
翼腭窝
蝶骨
卵圆孔
破裂孔
下颌骨髁突
外耳道
乳突气房

眶下管
下鼻甲
颧突
上颌窦
静脉孔
棘孔
咽鼓管
颈动脉管

图 8.24

解剖结构十分重要，尤其对于可能沿周围神经扩散的肿瘤而言，这将影响其治疗计划的制定和实施。在翼腭窝外侧缘有一个开口称为翼腭裂，是其与颞下窝之间的细长垂直连通道。翼腭窝上方与眶下裂相连，翼腭窝向下逐渐缩小，最终通腭大孔和腭小孔。蝶腭孔向后开口于上鼻道或中鼻道，该孔被覆黏膜。圆孔向后与中颅窝相通，圆孔内有三叉神经上颌支、圆孔动脉及导静脉通过。翼腭管位于后方，并延伸至破裂孔，其内走行翼管神经。卵圆孔位于中颅底后部，为另一重要孔道，其内走行三叉神经下颌支（V3）、岩小神经、上颌动脉脑膜支和导静脉，为颅腔和咀嚼肌间隙的直接交通。

高分辨率 CT 平扫横断面图像（图 8.25~图 8.28）。CT 对颅底骨解剖细节的显示效果很好，包括主要的裂孔和裂隙。

翼腭窝向下逐渐变细进入大腭管，最终通腭大孔和腭小孔。后颅窝的颈静脉孔有两个部分，神经部分和血管部分，两者借颈棘分界。内侧和前部神经部包括第Ⅸ对脑神经、Jacobson神经和岩下窦。外侧和后方较大的血管部包括

第Ⅹ、Ⅺ对脑神经、Arnold 神经、颈静脉球和脑膜后动脉。茎突乳突孔位于乳突尖端和茎突之间，是第Ⅶ对脑神经从颞骨出颅的部位。

高分辨率 CT 平扫横断面图像（图 8.29~图 8.32）。CT 对颅底骨解剖细节的显示效果很好，包括主要的裂孔和裂隙。翼腭窝向下逐渐变细进入腭大管，最终通腭大孔和腭小孔。腭大孔内走行腭大神经和腭血管下行支。腭小孔内走行腭小神经，腭小孔通常是单一的，但偶尔可见两个甚至多个腭小孔。在后颅底后方，舌下神经管内有第Ⅻ对脑神经走行。茎突乳突孔位于乳突尖端和茎突之间，是第Ⅶ脑神经从颞骨出颅的部位。髁状突（或后髁）管内走行导静脉，并为颈静脉球和枕下静脉丛之间提供吻合。这些是颅骨中最大的导血管孔，不应被误认为病理改变。

高分辨率 CT 平扫横断面图像（图 8.33~图 8.36）。CT 对颅底骨解剖细节的显示效果很好，包括主要的裂孔、裂隙和颅底的其他结构。腭大孔内走行腭大神经和腭血管下行支。腭小孔内走行腭小神经，腭小孔通常是单个的，

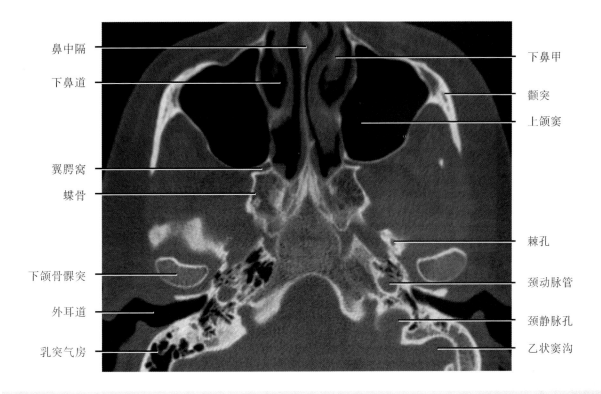

鼻中隔　　　下鼻甲

下鼻道　　　颧突

　　　　　　上颌窦

翼腭窝

蝶骨

　　　　　　棘孔

下颌骨髁突　颈动脉管

外耳道　　　颈静脉孔

乳突气房　　乙状窦沟

图 8.25

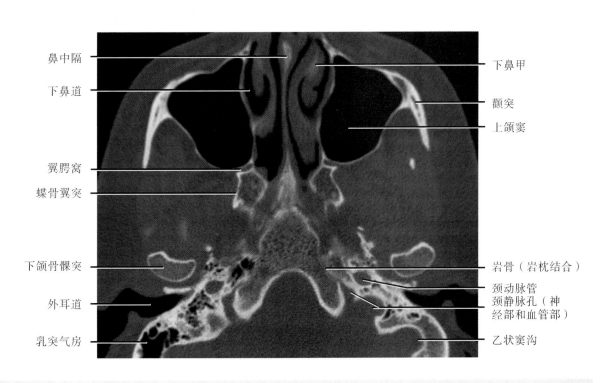

鼻中隔　　　下鼻甲

下鼻道　　　颧突

　　　　　　上颌窦

翼腭窝

蝶骨翼突

下颌骨髁突　岩骨（岩枕结合）

　　　　　　颈动脉管
　　　　　　颈静脉孔（神
外耳道　　　经部和血管部）

乳突气房　　乙状窦沟

图 8.26

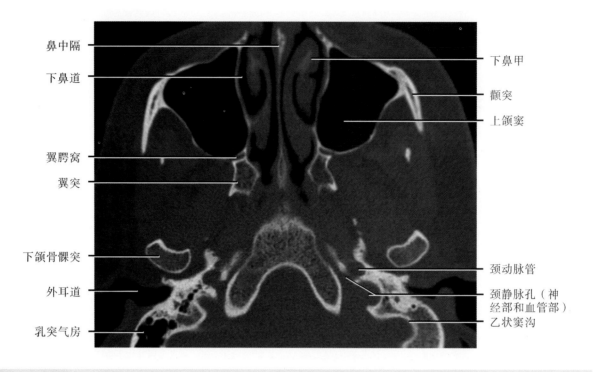

鼻中隔
下鼻道
翼腭窝
翼突
下颌骨髁突
外耳道
乳突气房

下鼻甲
颧突
上颌窦
颈动脉管
颈静脉孔（神经部和血管部）
乙状窦沟

图 8.27

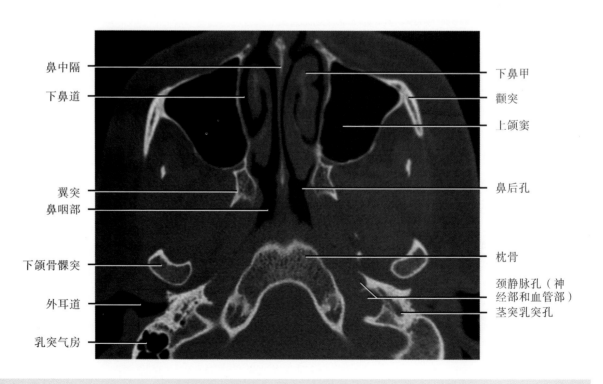

鼻中隔
下鼻道
翼突
鼻咽部
下颌骨髁突
外耳道
乳突气房

下鼻甲
颧突
上颌窦
鼻后孔
枕骨
颈静脉孔（神经部和血管部）
茎突乳突孔

图 8.28

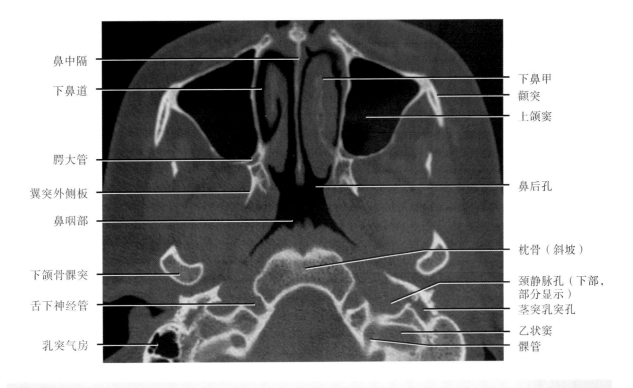

鼻中隔
下鼻道

腭大管
翼突外侧板
鼻咽部

下颌骨髁突
舌下神经管
乳突气房

下鼻甲
额突
上颌窦

鼻后孔

枕骨（斜坡）

颈静脉孔（下部，
部分显示）
茎突乳突孔

乙状窦
髁管

图 8.29

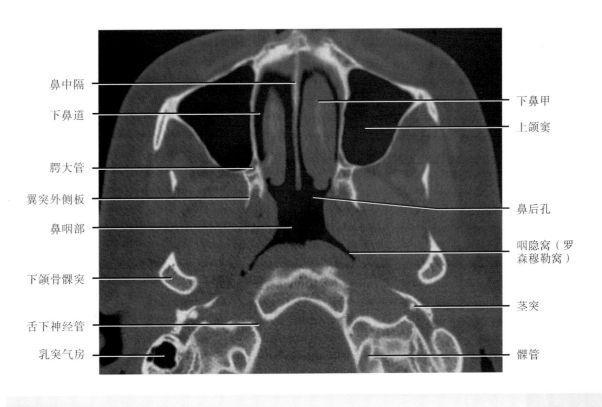

鼻中隔
下鼻道

腭大管
翼突外侧板
鼻咽部

下颌骨髁突
舌下神经管
乳突气房

下鼻甲
上颌窦

鼻后孔

咽隐窝（罗
森穆勒窝）

茎突

髁管

图 8.30

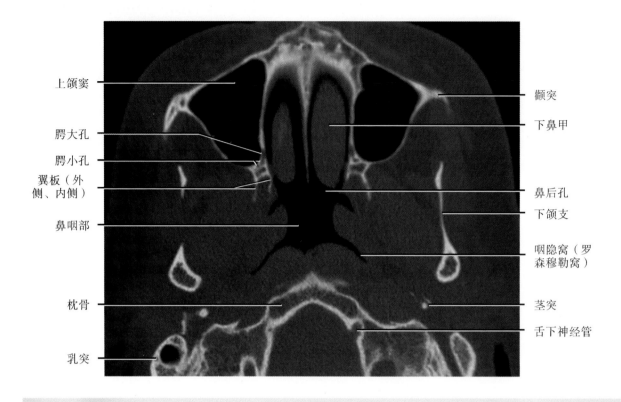

上颌窦

腭大孔

腭小孔

翼板（外
侧、内侧）

鼻咽部

枕骨

乳突

颧突

下鼻甲

鼻后孔

下颌支

咽隐窝（罗
森穆勒窝）

茎突

舌下神经管

图 8.31

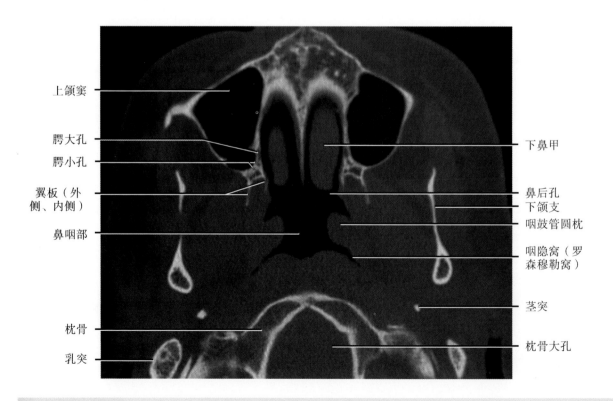

上颌窦

腭大孔

腭小孔

翼板（外
侧、内侧）

鼻咽部

枕骨

乳突

下鼻甲

鼻后孔

下颌支

咽鼓管圆枕

咽隐窝（罗
森穆勒窝）

茎突

枕骨大孔

图 8.32

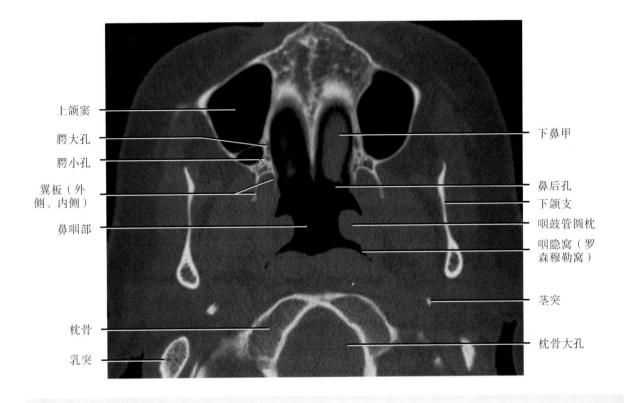

上颌窦
腭大孔
腭小孔
翼板（外侧、内侧）
鼻咽部
枕骨
乳突

下鼻甲
鼻后孔
下颌支
咽鼓管圆枕
咽隐窝（罗森穆勒窝）
茎突
枕骨大孔

图 8.33

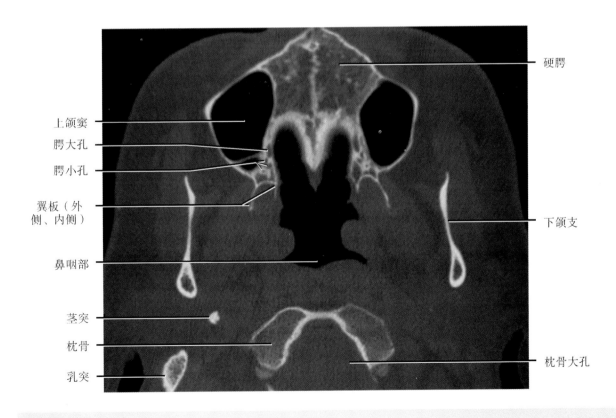

上颌窦
腭大孔
腭小孔
翼板（外侧、内侧）
鼻咽部
茎突
枕骨
乳突

硬腭
下颌支
枕骨大孔

图 8.34

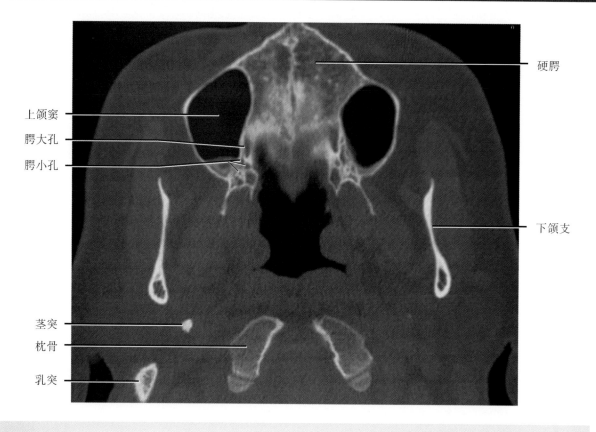

上颌窦

腭大孔

腭小孔

茎突

枕骨

乳突

硬腭

下颌支

图 8.35

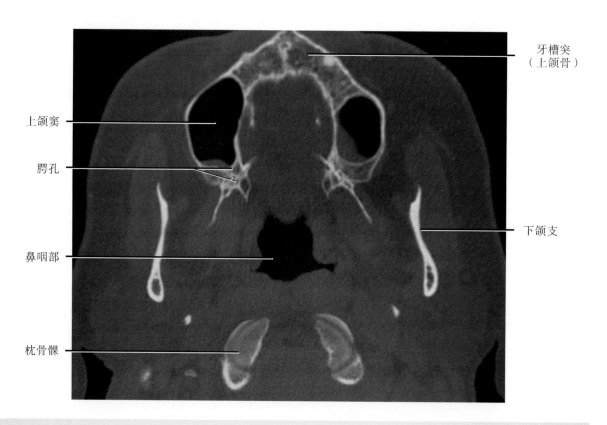

上颌窦

腭孔

鼻咽部

枕骨髁

牙槽突
（上颌骨）

下颌支

图 8.36

但偶尔可见两个甚至多个腭孔。颅底与邻近的空间和腔隙有重要的关系，包括鼻咽部。在鼻咽部可见咽鼓管圆枕（咽鼓管末端的软骨结构）和罗森穆勒窝（咽隐窝）。

高分辨率 CT 平扫横断面图像（图 8.37~图 8.40）。CT 对颅底骨解剖细节的显示效果很好，包括主要的裂孔、裂隙和颅底的其他结构。

8.2.2　CT 冠状位图像（平扫）

高分辨率 CT 平扫冠状位图像（图 8.41~图 8.44），颅底及鼻窦由多块骨融合而成。例如前颅底广义上包括前颅底底部、鼻顶、筛窦气房和眼眶，这些解剖关系十分重要，并构成了不同疾病蔓延的潜在途径。

高分辨率 CT 平扫冠状位图像（图 8.45~图 8.48）。CT 对颅底和鼻窦骨解剖评价具有明显优势。鼻腔顶部的中央水平部分由筛板构成。筛板由下方和中部的内侧板和垂直或倾斜的外侧板构成。外侧板是颅底最薄的结构，因此在外科手术中易受损。筛骨凹形成

筛骨迷路的顶部。认识筛板和筛骨凹的对称性、倾斜度和深度对于手术计划也很重要，该结构在冠状 CT 图像上显示很好。鼻窦不同解剖变异，包括鼻丘小房和额窦气房，在冠状位和矢状位上易于显示。眶下神经管内有眶下神经——三叉神经第二支（三叉神经上颌支）走行。

高分辨率 CT 平扫冠状位图像（图 8.49~图 8.52）对颅底和鼻窦骨解剖评价具有很好的优势。鼻腔顶部的中央水平部分由筛板构成。筛板由下方和中部的内侧板及垂直或倾斜的外侧板构成。外侧板是颅底最薄的结构，因此在外科手术中易受损。筛骨凹形成筛窦迷路的顶部。认识筛板和筛骨凹的对称性、倾斜度和深度对于手术计划也很重要，该结构在冠状 CT 图像上显示很好。嗅窝也由筛板构成，中间被鸡冠分隔。冠状位有利于显示鼻窦解剖，如窦口鼻道复合体（ostiomeatal unit，OMU）。OMU 是引流额窦、前组筛窦和上颌窦的结构，

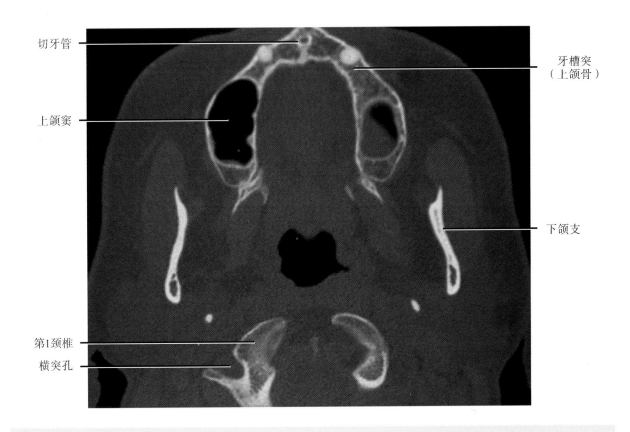

图 8.37

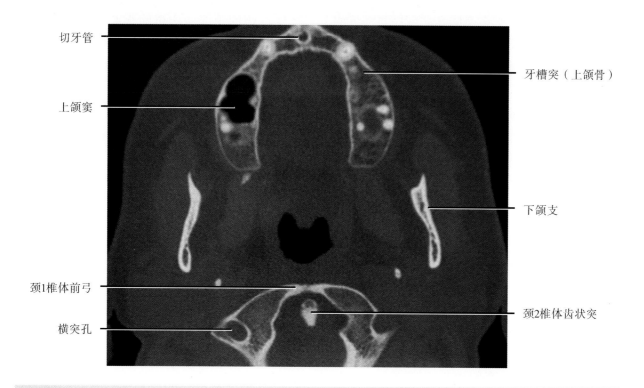

切牙管

上颌窦

颈1椎体前弓

横突孔

牙槽突（上颌骨）

下颌支

颈2椎体齿状突

图 8.38

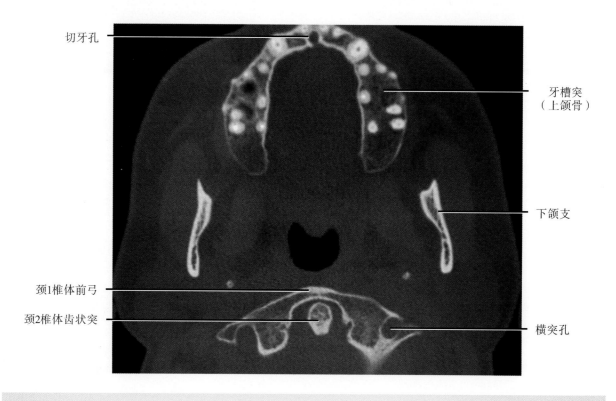

切牙孔

牙槽突
（上颌骨）

下颌支

颈1椎体前弓

颈2椎体齿状突

横突孔

图 8.39

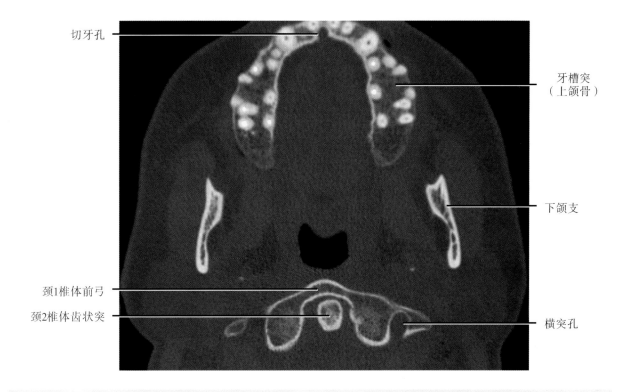

切牙孔

牙槽突
（上颌骨）

下颌支

颈1椎体前弓

颈2椎体齿状突

横突孔

图 8.40

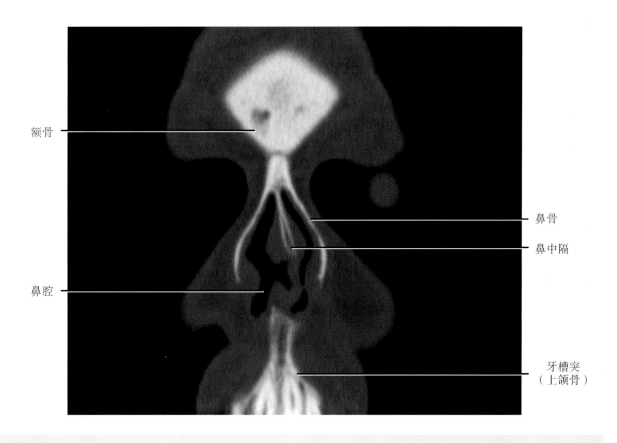

额骨

鼻骨

鼻中隔

鼻腔

牙槽突
（上颌骨）

图 8.41

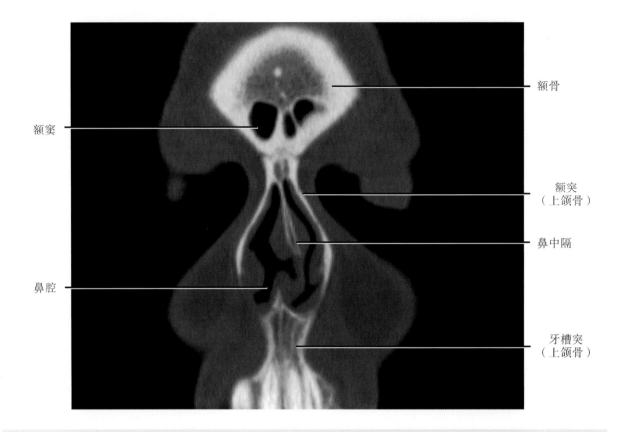

额骨

额窦

额突
（上颌骨）

鼻中隔

鼻腔

牙槽突
（上颌骨）

图 8.42

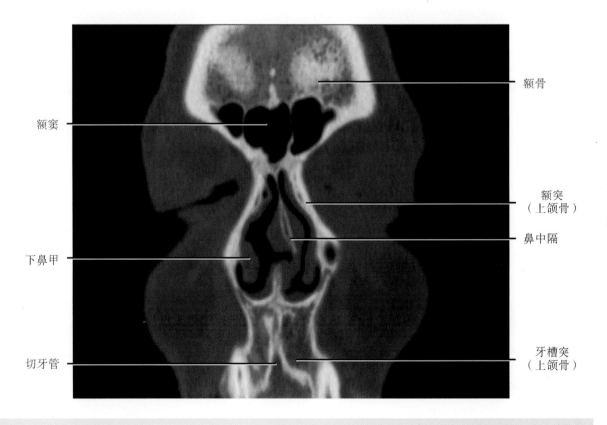

额骨

额窦

额突
（上颌骨）

鼻中隔

下鼻甲

切牙管

牙槽突
（上颌骨）

图 8.43

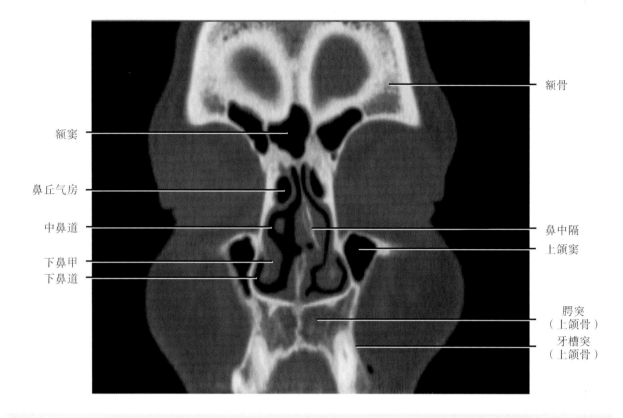

图 8.44

额窦　　　　　　　　　　　　　　　　　　　　　　　　额骨

鼻丘气房

中鼻道　　　　　　　　　　　　　　　　　　　　　　　鼻中隔

下鼻甲　　　　　　　　　　　　　　　　　　　　　　　上颌窦
下鼻道

膈突
（上颌骨）

牙槽突
（上颌骨）

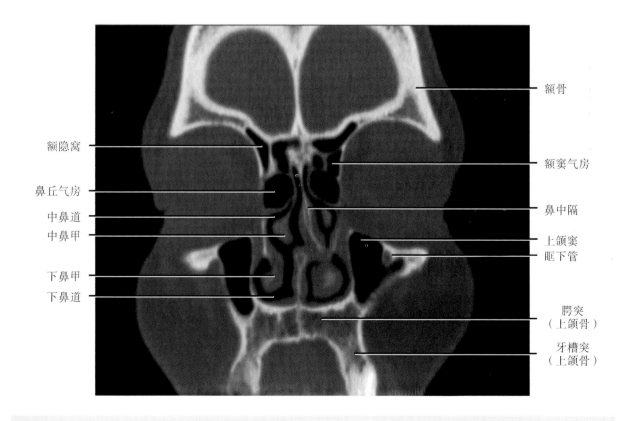

图 8.45

额隐窝　　　　　　　　　　　　　　　　　　　　　　　额骨

鼻丘气房　　　　　　　　　　　　　　　　　　　　　　额窦气房

中鼻道

中鼻甲　　　　　　　　　　　　　　　　　　　　　　　鼻中隔

下鼻甲　　　　　　　　　　　　　　　　　　　　　　　上颌窦
下鼻道　　　　　　　　　　　　　　　　　　　　　　　眶下管

膈突
（上颌骨）

牙槽突
（上颌骨）

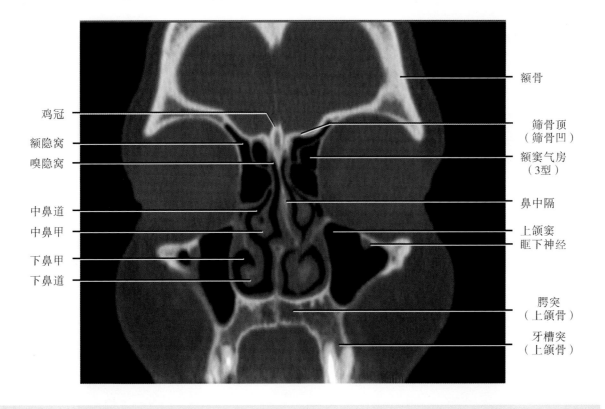

图 8.46

鸡冠
额隐窝
嗅隐窝

中鼻道
中鼻甲

下鼻甲
下鼻道

额骨

筛骨顶
（筛骨凹）
额窦气房
（3型）

鼻中隔

上颌窦
眶下神经

腭突
（上颌骨）
牙槽突
（上颌骨）

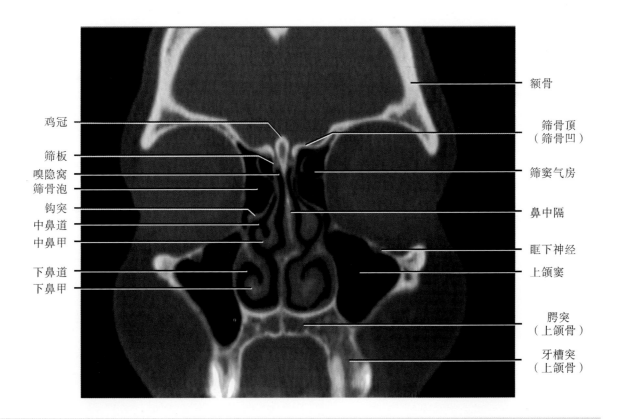

图 8.47

鸡冠

筛板
嗅隐窝
筛骨泡
钩突
中鼻道
中鼻甲

下鼻道
下鼻甲

额骨

筛骨顶
（筛骨凹）

筛窦气房

鼻中隔

眶下神经
上颌窦

腭突
（上颌骨）
牙槽突
（上颌骨）

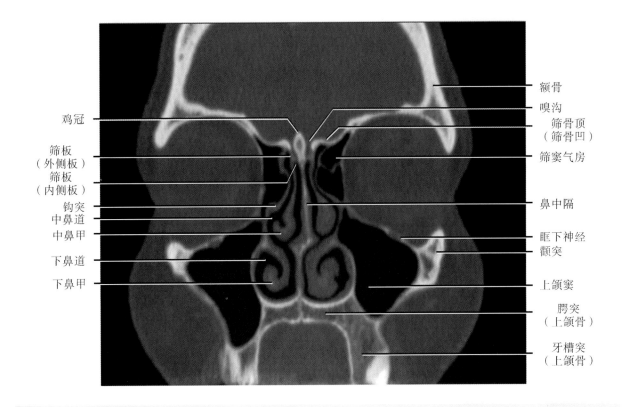

鸡冠

筛板
（外侧板）
筛板
（内侧板）

钩突
中鼻道
中鼻甲

下鼻道
下鼻甲

额骨
嗅沟
筛骨顶
（筛骨凹）
筛窦气房

鼻中隔

眶下神经
颧突

上颌窦

腭突
（上颌骨）

牙槽突
（上颌骨）

图 8.48

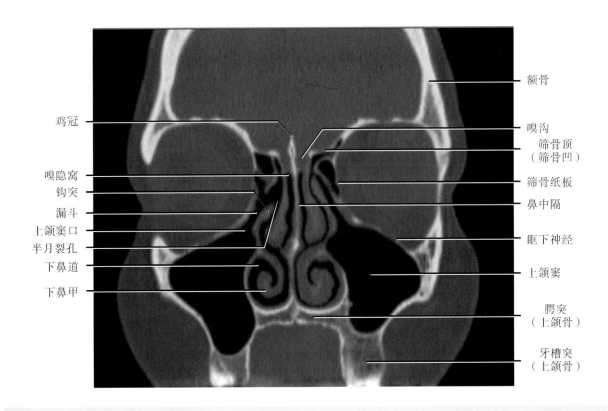

鸡冠

嗅隐窝
钩突

漏斗
上颌窦口
半月裂孔
下鼻道
下鼻甲

额骨
嗅沟
筛骨顶
（筛骨凹）
筛骨纸板

鼻中隔

眶下神经

上颌窦

腭突
（上颌骨）

牙槽突
（上颌骨）

图 8.49

223

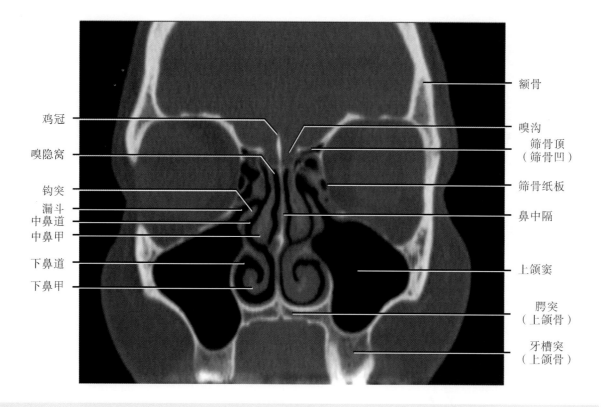

图 8.50

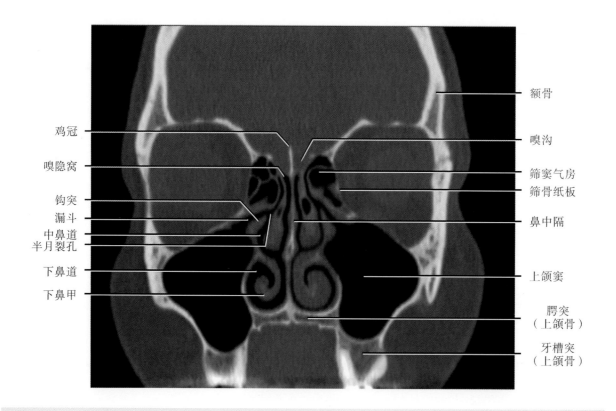

图 8.51

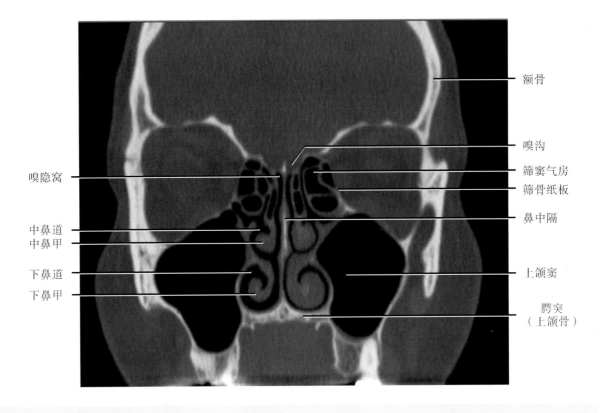

额骨

嗅沟

筛窦气房

筛骨纸板

鼻中隔

上颌窦

腭突
（上颌骨）

嗅隐窝

中鼻道

中鼻甲

下鼻道

下鼻甲

图 8.52

其包括中鼻道、筛泡、钩突、半月裂孔、漏斗、上颌窦 / 上颌窦口。半月裂孔是钩突和筛泡之间的区域，其接受前组筛窦气房和上颌窦的引流（通过漏斗）。

高分辨率 CT 平扫冠状位图像（图 8.53~图 8.56）对颅底和鼻窦骨解剖评价具有很好的优势。鼻腔顶部的中央水平部分由筛板构成。筛骨凹形成筛骨迷路的顶部。认识筛板和筛骨凹的对称性、倾斜度和深度对于手术计划也很重要，该结构在冠状 CT 图像上显示很好。冠状位图像能很好地显示鼻腔及鼻旁窦，如鼻甲及息肉。

高分辨率 CT 平扫冠状位图像（图 8.57~图 8.60）。CT 对颅底骨解剖细节的显示效果很好，包括主要的裂孔、裂隙。翼腭窝为狭长、垂直走行的重要解剖结构，主要由脂肪填充，位于鼻腔侧后方，与颅底和鼻窦具有重要关系，是多条神经通路汇合的一个重要解剖部位。

熟悉该解剖结构十分重要，尤其是对可能会沿周围神经扩散的肿瘤。翼腭窝在轴位上易

于显示，但在其他平面上熟悉该结构也相当重要，如冠状位，以不同的方式强调了其与周围结构的关系。翼腭窝上方与眶下裂相连，翼腭窝向下逐渐变细进入腭大管，最终通腭大孔和腭小孔。翼腭窝外侧缘为翼上颌裂，为狭长、垂直走行的结构，并与颞下窝相交通。冠状位也利于显示翼腭窝与其他重要的孔、裂隙和间隙的解剖关系，包括眶上裂、眶下裂、视神经管和眶尖。鼻窦的解剖变异如蝶筛气房也易于在冠状位上显示，其识别非常重要，在内镜手术中误识可能会导致潜在的风险，引起相关结构尤其是视神经的损伤。水平或近水平隔膜的存在提示蝶筛气房的存在，应在冠状位上寻找。

高分辨率 CT 平扫冠状位图像（图 8.61~图 8.64），CT 对颅底骨解剖细节的显示效果很好，包括主要的裂孔、裂隙。鼻窦的解剖变异如蝶筛气房也易于在冠状位上显示，其识别非常重要，在内镜手术中误识可能会导致潜在的风险，引起相关结构尤其是视神经的损伤。水平或近水平隔膜的存在提示蝶筛气房的存

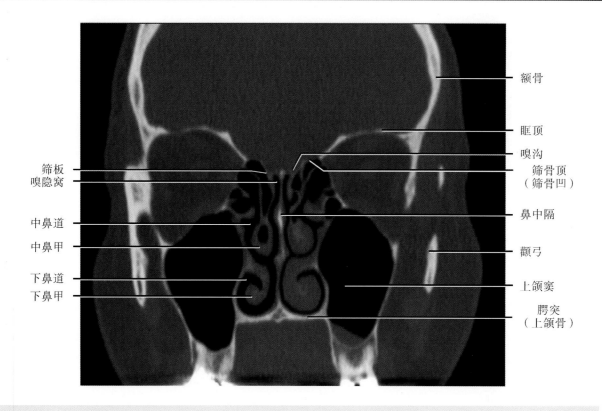

图 8.53

额骨
眶顶
嗅沟
筛骨顶
（筛骨凹）
鼻中隔
颧弓
上颌窦
腭突
（上颌骨）

筛板
嗅隐窝
中鼻道
中鼻甲
下鼻道
下鼻甲

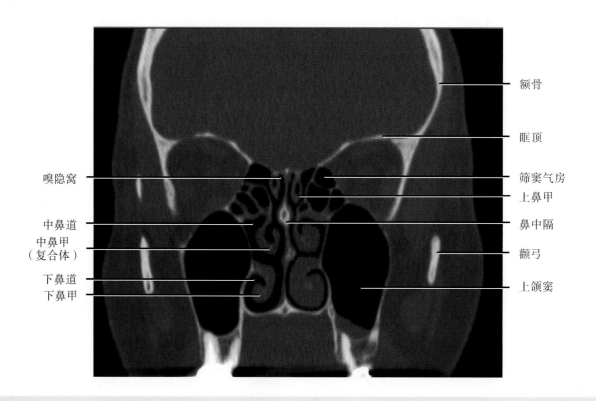

图 8.54

额骨
眶顶
筛窦气房
上鼻甲
鼻中隔
颧弓
上颌窦

嗅隐窝
中鼻道
中鼻甲
（复合体）
下鼻道
下鼻甲

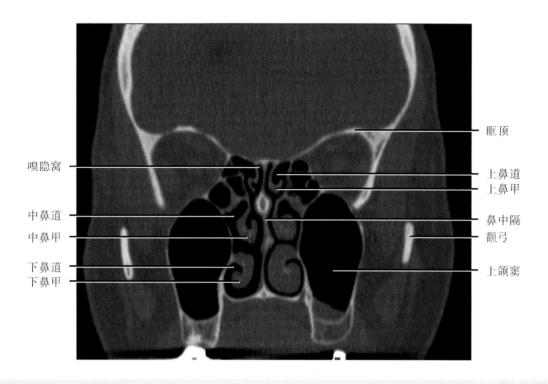

嗅隐窝

中鼻道

中鼻甲

下鼻道
下鼻甲

眶顶

上鼻道
上鼻甲

鼻中隔
颧弓

上颌窦

图 8.55

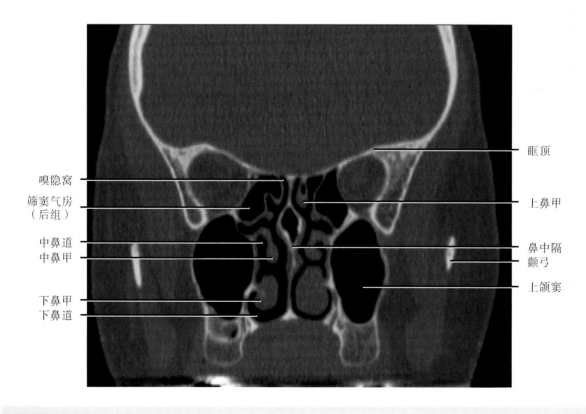

嗅隐窝

筛窦气房
（后组）

中鼻道
中鼻甲

下鼻甲
下鼻道

眶顶

上鼻甲

鼻中隔
颧弓

上颌窦

图 8.56

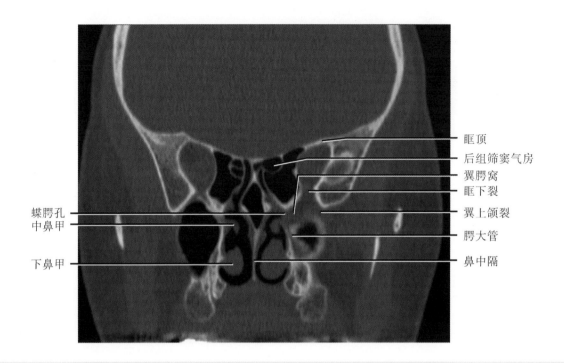

眶顶
后组筛窦气房
翼腭窝
眶下裂
翼上颌裂
腭大管
鼻中隔

蝶腭孔
中鼻甲

下鼻甲

图 8.57

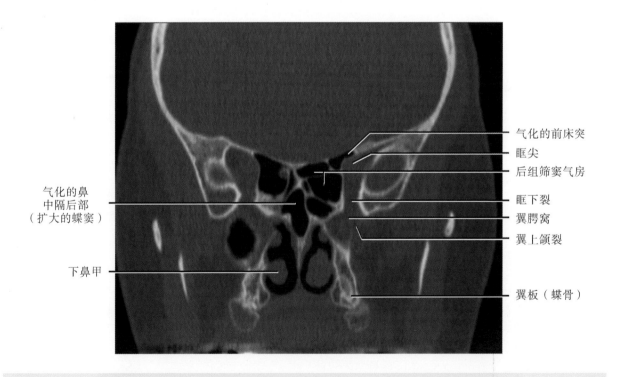

气化的前床突
眶尖
后组筛窦气房
眶下裂
翼腭窝
翼上颌裂

翼板（蝶骨）

气化的鼻
中隔后部
（扩大的蝶窦）

下鼻甲

图 8.58

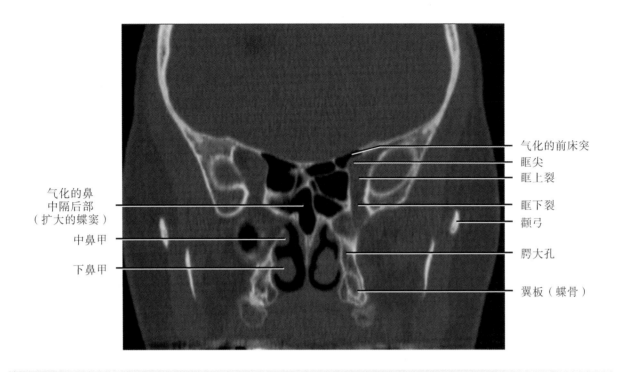

气化的鼻
中隔后部
（扩大的蝶窦）

中鼻甲

下鼻甲

气化的前床突

眶尖

眶上裂

眶下裂

颧弓

腭大孔

翼板（蝶骨）

图 8.59

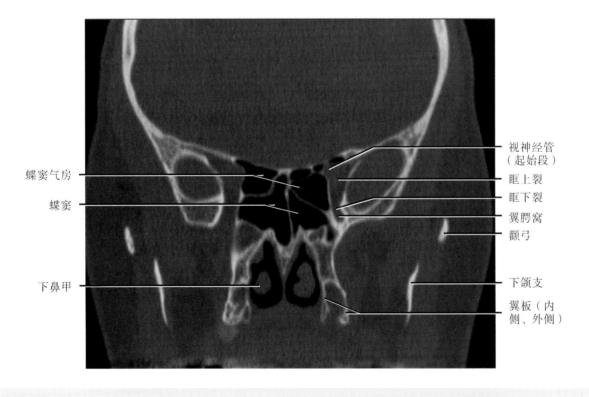

蝶窦气房

蝶窦

下鼻甲

视神经管
（起始段）

眶上裂

眶下裂

翼腭窝

颧弓

下颌支

翼板（内
侧、外侧）

图 8.60

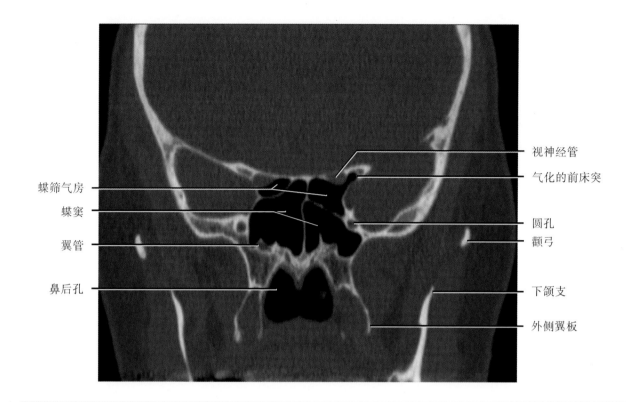

图 8.61

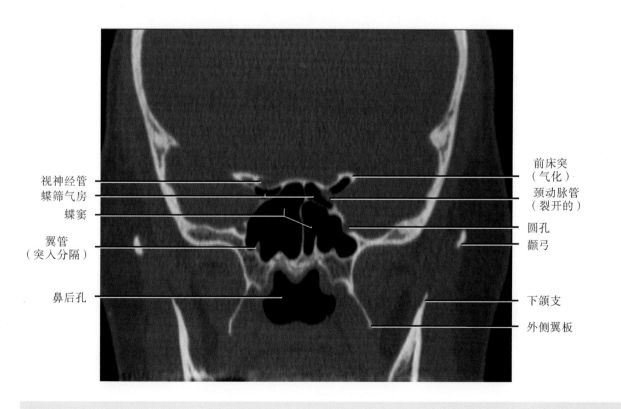

图 8.62

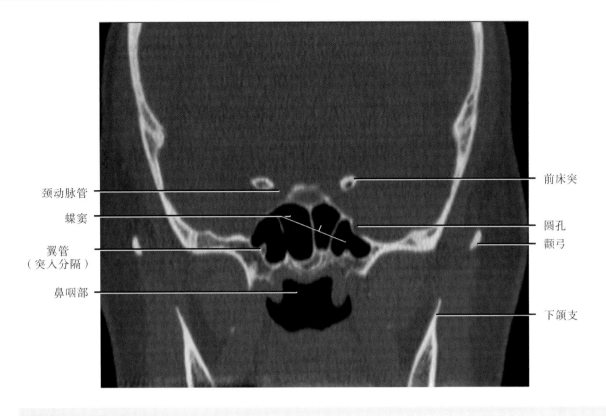

颈动脉管

蝶窦

翼管
（突入分隔）

鼻咽部

前床突

圆孔

颧弓

下颌支

图 8.63

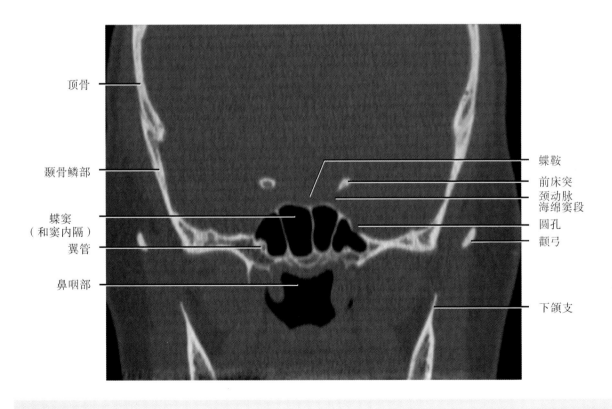

顶骨

颞骨鳞部

蝶窦
（和窦内隔）

翼管

鼻咽部

蝶鞍

前床突

颈动脉
海绵窦段

圆孔

颧弓

下颌支

图 8.64

在，应在冠状位上寻找。其他重要的解剖变异，例如前床突的气化也与视神经暴露和开裂密切相关，并被认为是鼻内镜手术中视神经易损的一个指标。这些解剖关系在冠状位上可良好显示，其中圆孔［包括三叉神经的上颌支（V2）、圆孔动脉和导静脉］和翼管（包含翼神经）在冠状面上可见。

平扫高分辨率CT冠状位图像（图8.65~图8.68）。CT对颅底骨解剖细节的显示效果很好，包括主要的裂孔、裂隙。在中颅底，卵圆孔内走行三叉神经下颌（V3）支、岩小神经、上颌动脉的脑膜支和导静脉，并直接沟通颅腔和咀嚼肌间隙。从高分辨率CT图像中也可以看到更小的孔隙。

平扫高分辨率CT冠状位图像（图8.69~图8.72），CT对颅底骨解剖细节的显示效果很好，包括主要的裂孔、裂隙。颅底其他结构，如颈动脉管、棘孔、破裂孔亦能清晰显示。颅底与相邻腔隙、孔洞之间的关系非常重要。

鼻咽部可见咽隐窝。

高分辨率CT平扫图像的冠状位重建图（图8.73~图8.76）。CT对复杂的颅底骨解剖、主要孔洞及裂缝的显示、评估有很大优势。在后颅底，颈静脉孔分为神经部和血管部两部分。神经部位于前内侧，其内有第 IX 对脑神经、Jacobson 神经和岩下窦。血管部较大，位于后外侧，其内有第 X、第 XI 对脑神经、Arnold 神经、颈静脉球及脑膜后动脉通过。内听道内有第 VII 和 VIII 对脑神经通过，第 VII 脑神经经位于乳突尖端和茎突之间的茎乳孔，从颞骨走行至颅外。舌下神经管走行第 XII 对脑神经。

高分辨率CT平扫的冠状位重建图（图8.77~图8.80）。CT对复杂的颅底骨解剖、主要孔洞及裂缝的显示、评估有很大优势。在后颅底，颈静脉孔分为神经部和血管部两部分。神经部位于前内侧，其内有第 IX 对脑神经、Jakobson 神经及岩下窦。血管部较大，位于后外侧，其内有第 X、第 XI 对脑神经、Arnold 神经、颈静脉球及脑膜后动脉通过。髁状突（或后髁）管走行导静脉，并为颈静脉球和枕下静

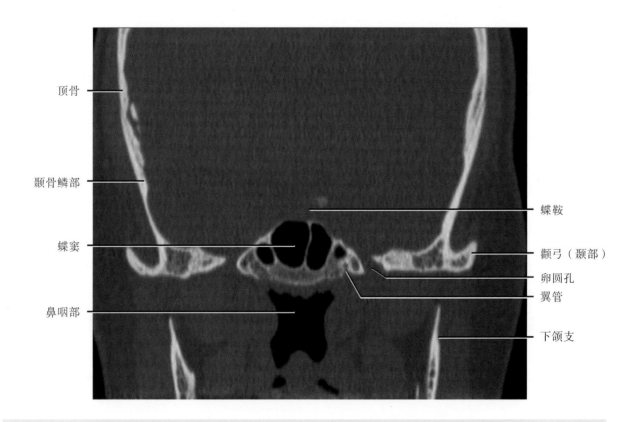

图 8.65

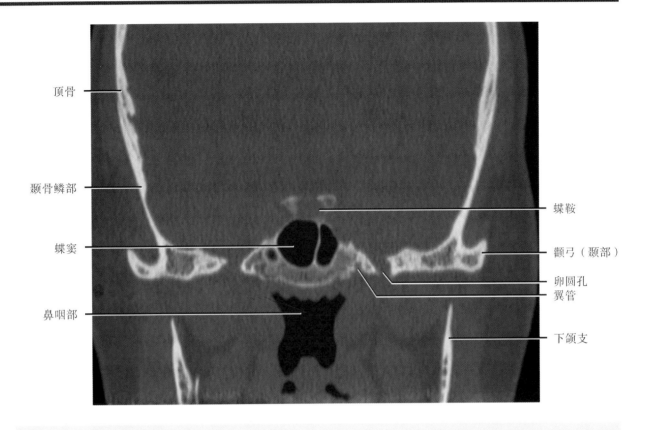

顶骨

颞骨鳞部

蝶窦

鼻咽部

蝶鞍

颧弓（颞部）

卵圆孔
翼管

下颌支

图 8.66

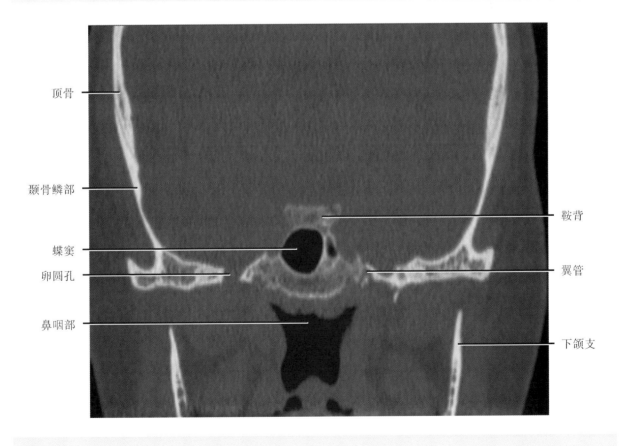

顶骨

颞骨鳞部

蝶窦

卵圆孔

鼻咽部

鞍背

翼管

下颌支

图 8.67

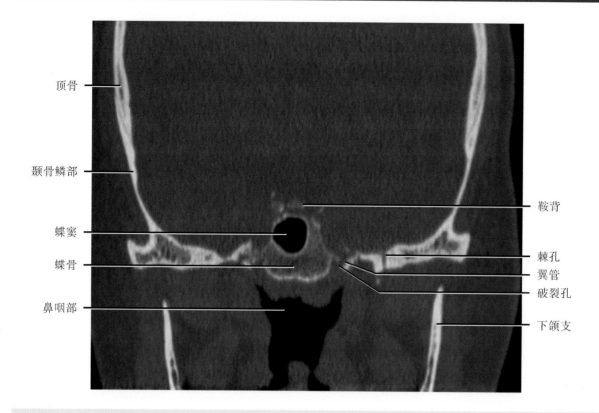

图 8.68

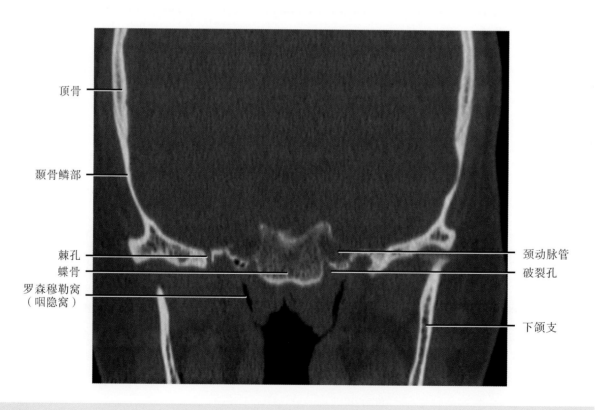

图 8.69

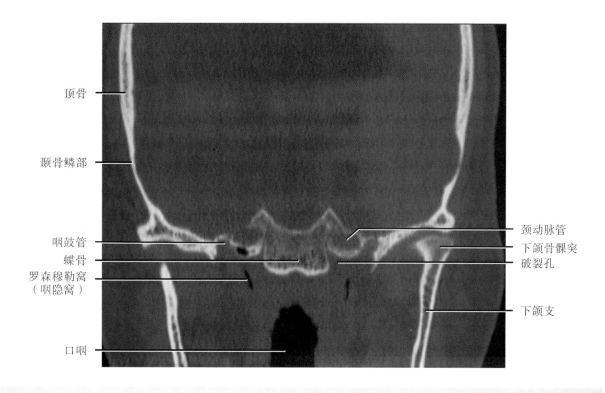

顶骨

颞骨鳞部

咽鼓管
蝶骨
罗森穆勒窝
（咽隐窝）

口咽

颈动脉管
下颌骨髁突
破裂孔

下颌支

图 8.70

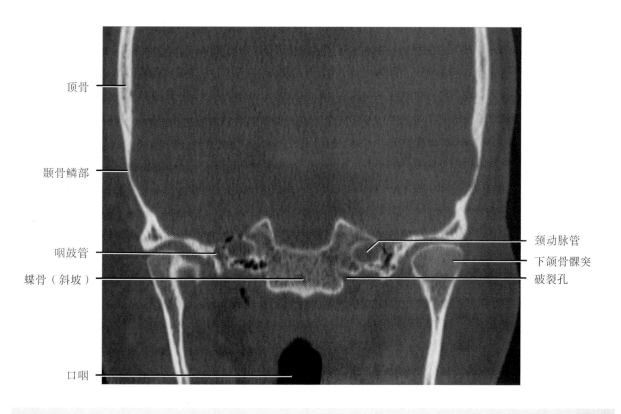

顶骨

颞骨鳞部

咽鼓管

蝶骨（斜坡）

口咽

颈动脉管
下颌骨髁突
破裂孔

图 8.71

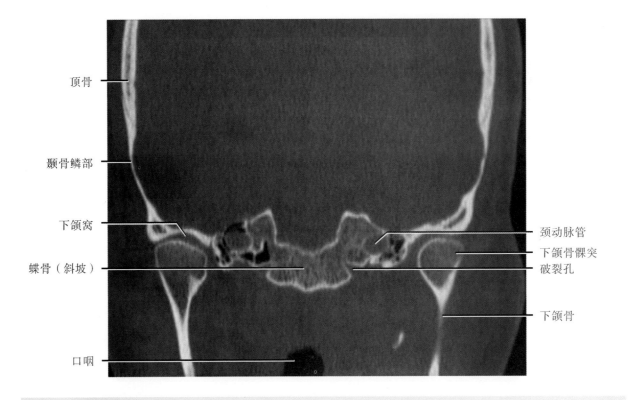

顶骨

颞骨鳞部

下颌窝

蝶骨（斜坡）

口咽

颈动脉管

下颌骨髁突

破裂孔

下颌骨

图 8.72

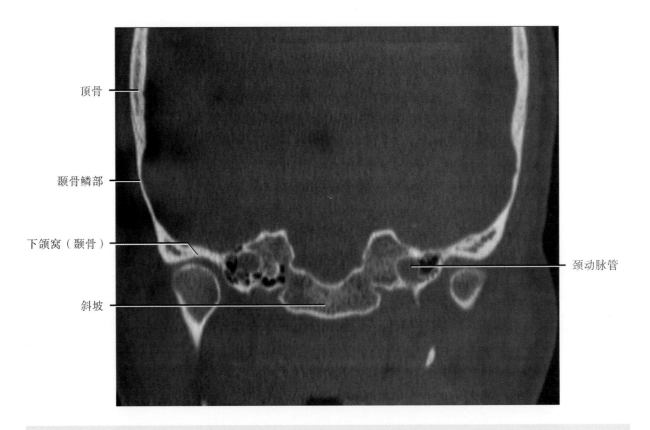

顶骨

颞骨鳞部

下颌窝（颞骨）

斜坡

颈动脉管

图 8.73

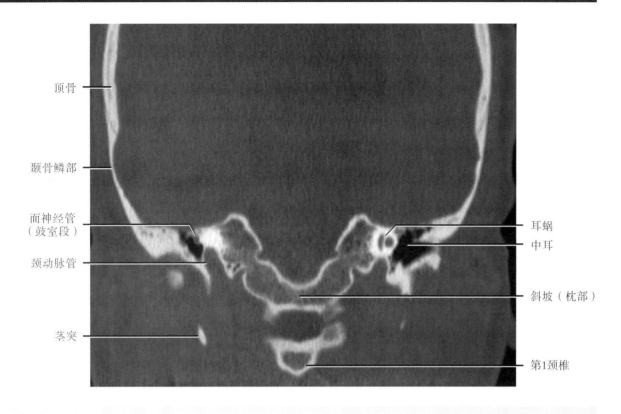

图 8.74

顶骨

颞骨鳞部

面神经管
（鼓室段）

颈动脉管

茎突

耳蜗

中耳

斜坡（枕部）

第1颈椎

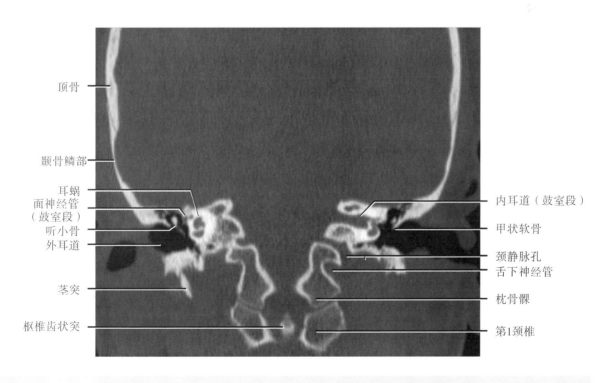

图 8.75

顶骨

颞骨鳞部

耳蜗

面神经管
（鼓室段）

听小骨

外耳道

茎突

枢椎齿状突

内耳道（鼓室段）

甲状软骨

颈静脉孔

舌下神经管

枕骨髁

第1颈椎

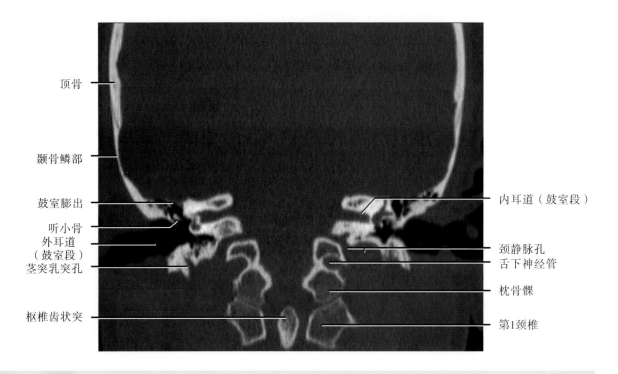

图 8.76

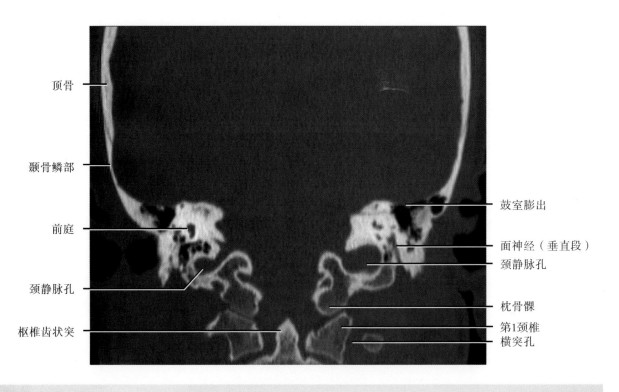

图 8.77

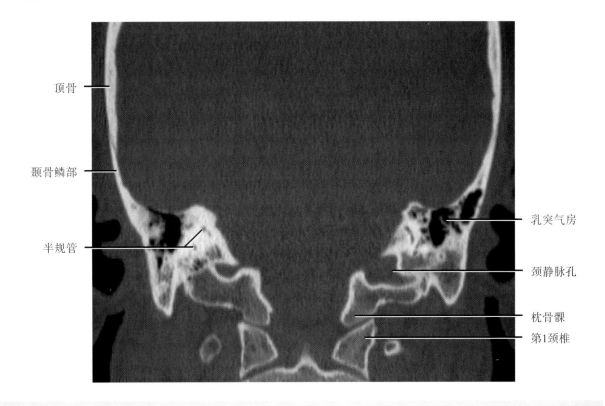

顶骨

颞骨鳞部

半规管

乳突气房

颈静脉孔

枕骨髁

第1颈椎

图 8.78

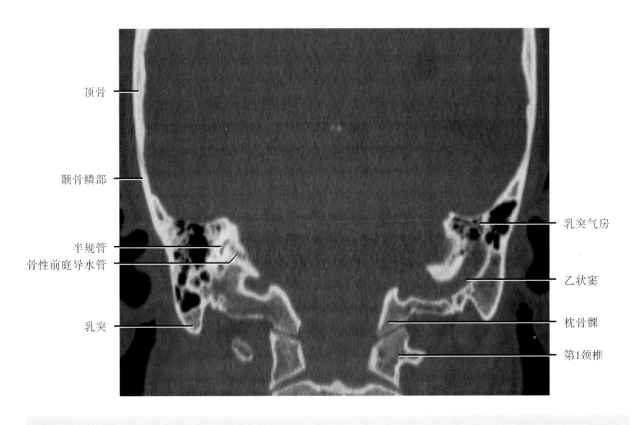

顶骨

颞骨鳞部

半规管

骨性前庭导水管

乳突

乳突气房

乙状窦

枕骨髁

第1颈椎

图 8.79

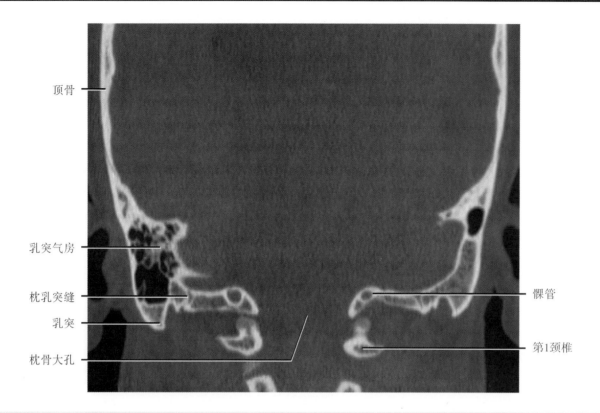

顶骨

乳突气房

枕乳突缝

乳突

枕骨大孔

髁管

第1颈椎

图 8.80

脉丛之间提供吻合。这些是颅骨中最大的导血管孔，不应被误解为病理改变。

高分辨率平扫 CT 的冠状位重建图（图8.81~图 8.83）。CT 对复杂的颅底骨解剖、主要孔洞、裂缝及其他结构的显示及评估同样有很大优势。

8.2.3 平扫 CT 的矢状位重建图

高分辨率平扫 CT 的矢状位重建图（图8.84~图 8.87）。CT 对复杂的颅底骨解剖、主要孔洞、裂缝及颅底其他结构的显示及评估同样有很大优势。

高分辨率平扫 CT 的矢状位重建图（图8.88~图 8.91）。CT 对颅底的细微解剖及鼻窦的骨质评估有很大的优势。与此同时，CT 图像也能够很好地显示颈动脉管、内听道、颈静脉孔、棘孔、茎乳孔。

高分辨率平扫 CT 的矢状位重建图（图8.92~图 8.95）。CT 对颅底的细微解剖及鼻窦的骨质评估有很大优势。

高分辨率多平面重建能够清晰地显示（颅底）重要的解剖结构，同时能够多方位、多角度来观察各种重要的解剖及其周围结构。眶上裂是蝶骨小翼和大翼之间的裂隙，第Ⅲ、Ⅳ、V1、Ⅵ对脑神经和眼上静脉穿过眶上裂进入眼眶内。眶下裂内走行 V2 的颧支（三叉神经上颌支）和眼下静脉。眶下裂是多个脑神经通路的交通要塞，并且与翼腭窝的上部延续相通。翼腭窝是一个重要的位置，位于鼻腔的后外侧面，走行狭长且垂直，其内主要填充脂肪组织，翼腭窝与颅底及鼻窦密切相关。

翼腭窝向下逐渐变细，延续为腭大管，最终开口于腭大孔及腭小孔。向后，圆孔将翼腭窝与中颅窝连通起来，同时走行三叉神经上颌支（V2）和圆孔动脉、导静脉。在中颅底偏后，卵圆孔内有三叉神经下颌支（V3）、小岩神经、上颌动脉副脑膜支及导静脉通过，并使颅腔与口腔直接连通。

高分辨率平扫 CT 的矢状位重建图（图8.96~图 8.99）。CT 对颅底的细微解剖及鼻窦的骨质评估有很大优势。高分辨多平面的重建能够清晰

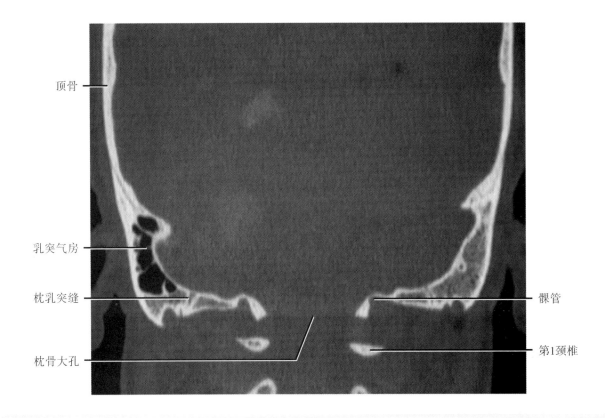

图 8.81

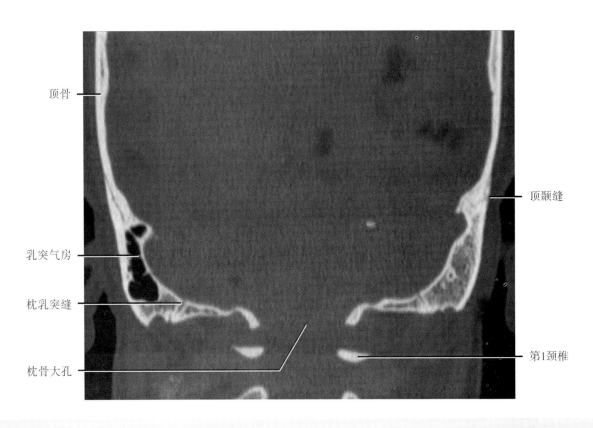

图 8.82

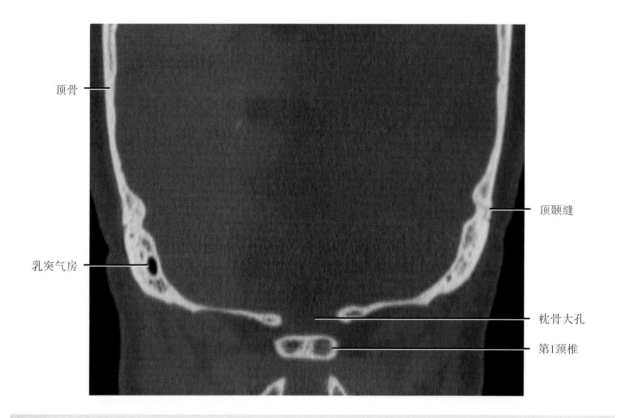

顶骨

顶颞缝

乳突气房

枕骨大孔

第1颈椎

图 8.83

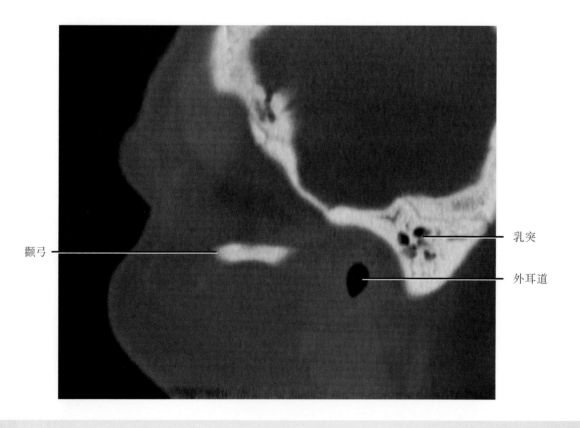

颧弓

乳突

外耳道

图 8.84

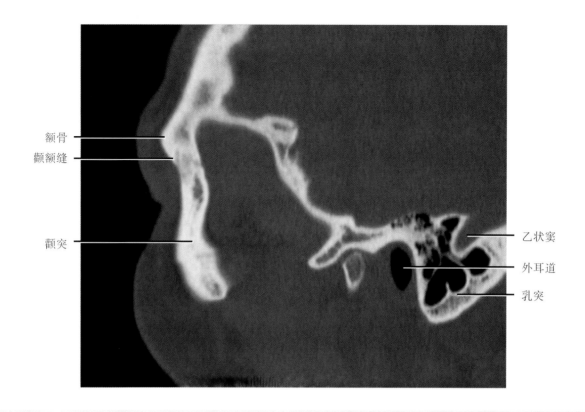

额骨

颞额缝

颧突

乙状窦

外耳道

乳突

图 8.85

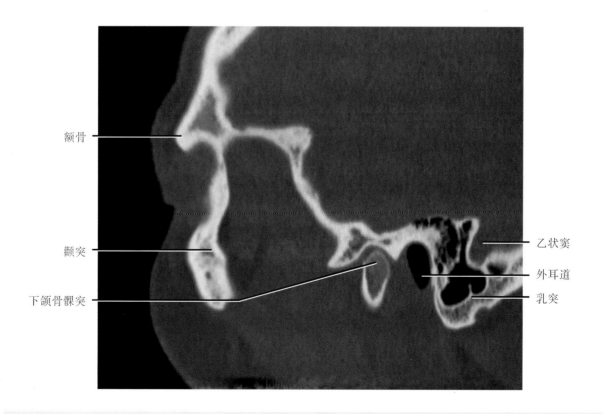

额骨

颧突

下颌骨髁突

乙状窦

外耳道

乳突

图 8.86

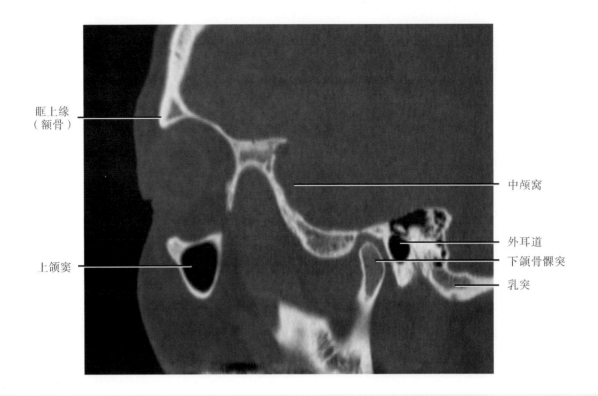

眶上缘
（额骨）

中颅窝

外耳道
下颌骨髁突

上颌窦

乳突

图 8.87

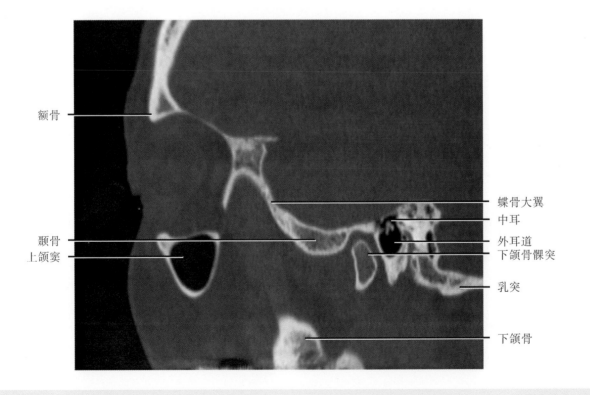

额骨

蝶骨大翼
中耳
外耳道
下颌骨髁突

颞骨
上颌窦

乳突

下颌骨

图 8.88

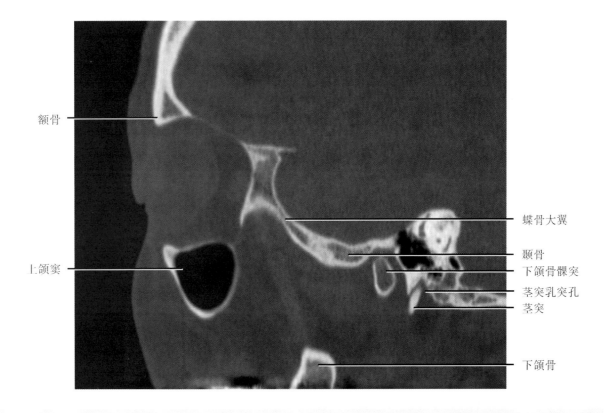

额骨

蝶骨大翼
颞骨
下颌骨髁突
茎突乳突孔
茎突

上颌窦

下颌骨

图 8.89

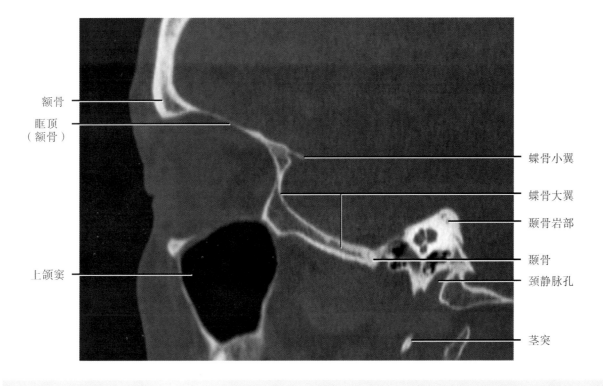

额骨
眶顶
（额骨）

蝶骨小翼

蝶骨大翼
颞骨岩部

颞骨
颈静脉孔

上颌窦

茎突

图 8.90

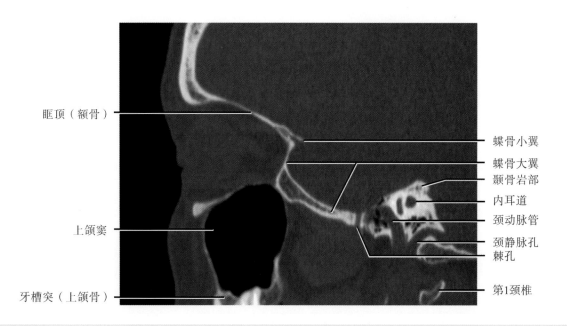

眶顶（额骨）

上颌窦

牙槽突（上颌骨）

蝶骨小翼
蝶骨大翼
颞骨岩部
内耳道
颈动脉管
颈静脉孔
棘孔

第1颈椎

图 8.91

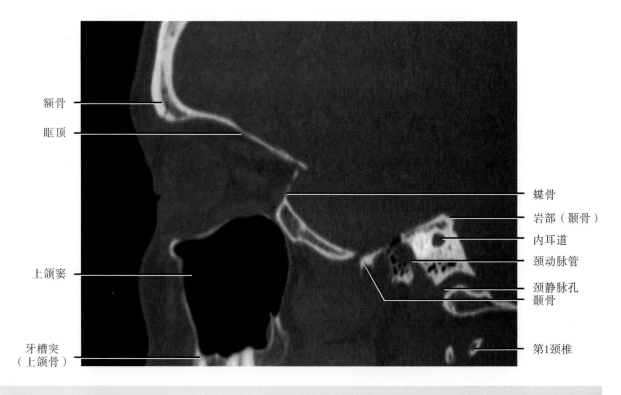

额骨
眶顶

上颌窦

牙槽突
（上颌骨）

蝶骨
岩部（颞骨）
内耳道
颈动脉管
颈静脉孔
颞骨

第1颈椎

图 8.92

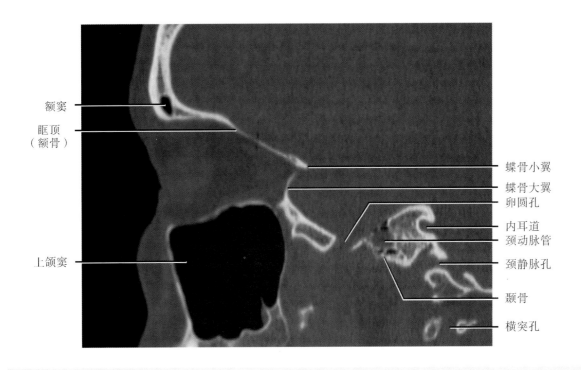

额窦
眶顶
（额骨）

上颌窦

蝶骨小翼
蝶骨大翼
卵圆孔
内耳道
颈动脉管
颈静脉孔
颞骨
横突孔

图 8.93

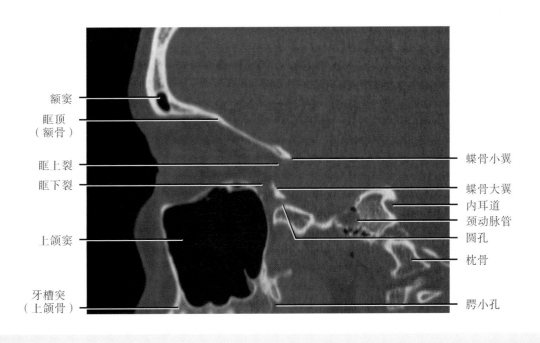

额窦
眶顶
（额骨）
眶上裂
眶下裂

上颌窦

牙槽突
（上颌骨）

蝶骨小翼
蝶骨大翼
内耳道
颈动脉管
圆孔
枕骨
腭小孔

图 8.94

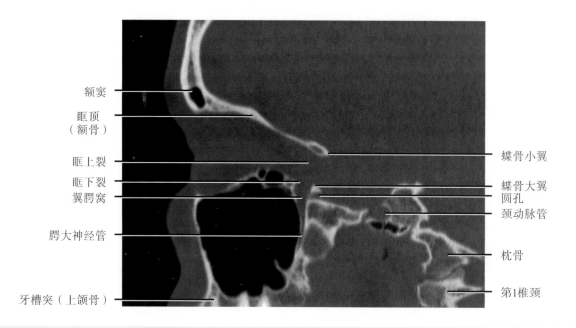

额窦
眶顶（额骨）
眶上裂
眶下裂
翼腭窝
腭大神经管
牙槽突（上颌骨）
蝶骨小翼
蝶骨大翼
圆孔
颈动脉管
枕骨
第1椎颈

图 8.95

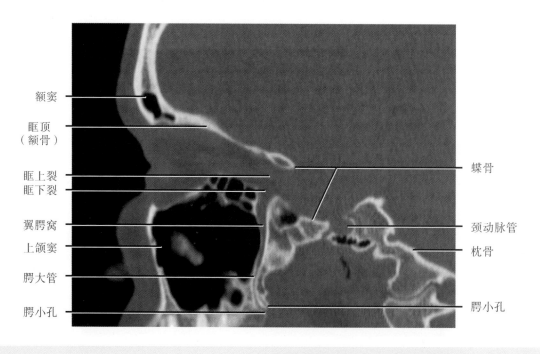

额窦
眶顶（额骨）
眶上裂
眶下裂
翼腭窝
上颌窦
腭大管
腭小孔
蝶骨
颈动脉管
枕骨
腭小孔

图 8.96

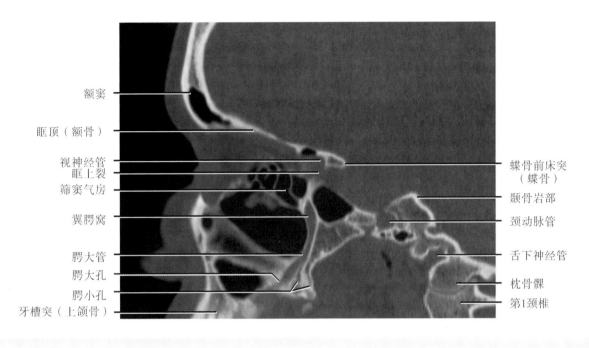

额窦

眶顶（额骨）

视神经管
眶上裂
筛窦气房

翼腭窝

腭大管
腭大孔
腭小孔
牙槽突（上颌骨）

蝶骨前床突
（蝶骨）

颞骨岩部

颈动脉管

舌下神经管

枕骨髁
第1颈椎

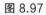
图 8.97

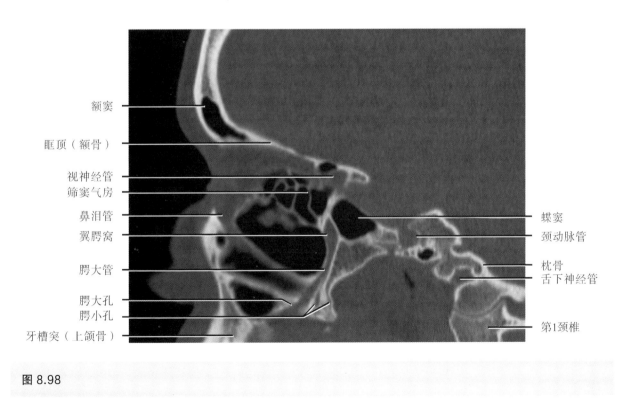

额窦

眶顶（额骨）

视神经管
筛窦气房

鼻泪管
翼腭窝

腭大管

腭大孔
腭小孔

牙槽突（上颌骨）

蝶窦

颈动脉管

枕骨
舌下神经管

第1颈椎

图 8.98

249

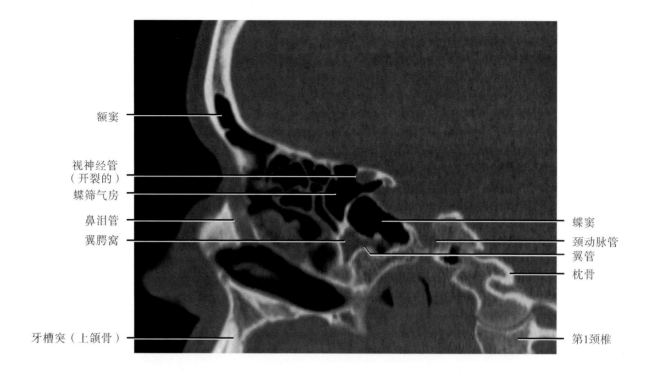

额窦

视神经管
（开裂的）
蝶筛气房

鼻泪管
翼腭窝

蝶窦
颈动脉管
翼管
枕骨

牙槽突（上颌骨）

第1颈椎

图 8.99

地显示（颅底）的重要解剖结构，同时能够多方位、多角度来观察各种重要的解剖结构及其周围结构。视神经和眼动脉通过视神经管，视神经管变异很多，如前床突裂开和（或）气化等，都会增加视神经暴露的可能性，被认为是在鼻窦内镜手术中视神经易损伤的一个危险因素。

眶上裂是蝶骨小翼和大翼之间的裂隙，第Ⅲ、Ⅳ、Ⅵ1、Ⅵ对脑神经和眼上静脉穿过眶上裂进入眼眶内。V2（三叉神经上颌支）的颧骨支和眼下静脉通过眶下裂入眶。眶下裂也是多条神经通路的交通要塞，并且与翼腭窝的上部延续相通。翼腭窝是一个重要的位置，位于鼻腔的后外侧，走行狭长且垂直，其内主要填充脂肪组织，翼腭窝与颅底及鼻窦密切相关。翼腭窝向下逐渐变细，延续为腭大管，最终开口于腭大孔及腭小孔。腭大孔可传递腭大神经和下降的腭血管。腭小孔可传递腭小神经。

虽然通常腭小孔是单个的，但是少数情况下可以有两个或两个以上的腭小孔。向后通过圆孔将翼腭窝与中颅窝沟通起来，同时传导V2（三叉神经上颌支）的颧骨支、圆孔动脉、导静脉。在中颅底偏后侧，卵圆孔可传递三叉

神经下颌支（V3）、岩小神经、上颌动脉副脑膜支及导静脉，并使颅腔与口腔直接沟通。在后颅底，第Ⅻ对脑神经通过舌下神经管。

高分辨率平扫CT的矢状位重建图（图8.100~图8.103）。CT对复杂的颅底解剖及鼻窦的骨质评估有很大优势。这包括重要鼻窦解剖的可视化，如中鼻甲的复杂解剖和OMU（窦口鼻道复合体）的结构。

OMU指的是引流额窦、前筛窦和上颌窦的功能单元，包括中鼻道、筛骨泡、钩突、半月裂孔、漏斗和上颌窦/上颌窦口。

8.3 磁共振成像：蝶鞍、海绵窦和后颅窝解剖

8.3.1 蝶鞍磁共振T2WI冠状位解剖

蝶鞍是中颅底（基底蝶骨）正中部上的凹陷，其内含有垂体腺（图8.104~图8.107）。垂体由较大的腺垂体（前）和较小的神经垂体（后）组成，两者之间有小的中间部分。垂体柄或漏斗是从下丘脑正中隆起延伸到垂体的中线结构。蝶鞍和垂体关系密切且重要，

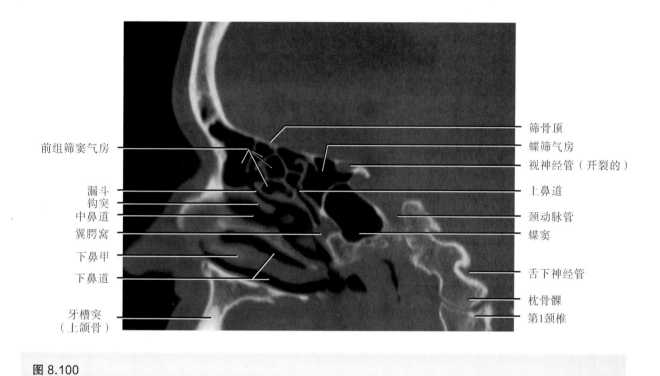

前组筛窦气房

漏斗
钩突
中鼻道
翼腭窝
下鼻甲
下鼻道
牙槽突
（上颌骨）

筛骨顶
蝶筛气房
视神经管（开裂的）
上鼻道
颈动脉管
蝶窦
舌下神经管
枕骨髁
第1颈椎

图 8.100

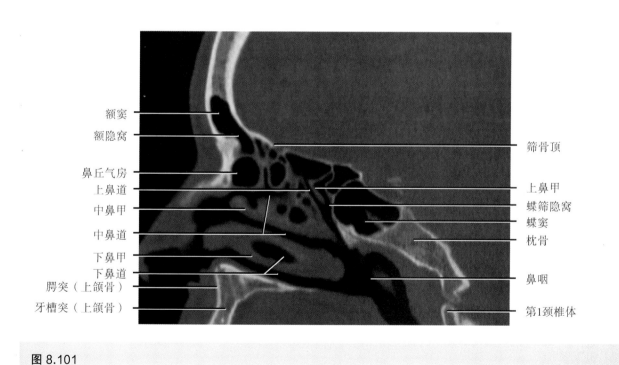

额窦
额隐窝
鼻丘气房
上鼻道
中鼻甲
中鼻道
下鼻甲
下鼻道
腭突（上颌骨）
牙槽突（上颌骨）

筛骨顶
上鼻甲
蝶筛隐窝
蝶窦
枕骨
鼻咽
第1颈椎体

图 8.101

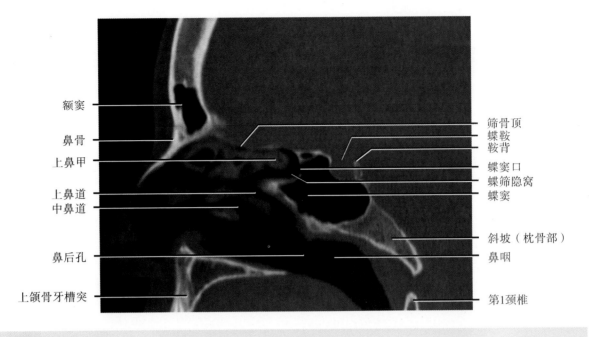

额窦
鼻骨
上鼻甲
上鼻道
中鼻道
鼻后孔
上颌骨牙槽突

筛骨顶
蝶鞍
鞍背
蝶窦口
蝶筛隐窝
蝶窦
斜坡（枕骨部）
鼻咽
第1颈椎

图 8.102

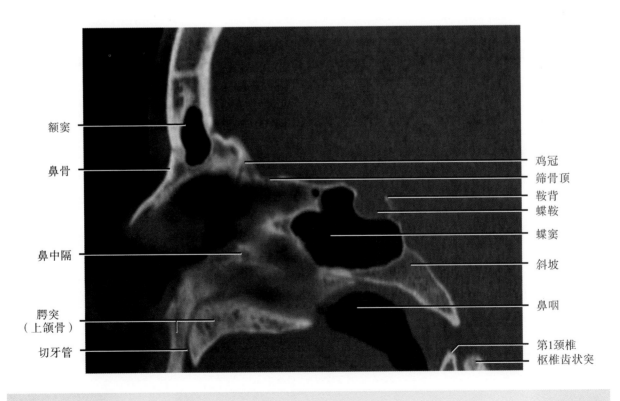

额窦
鼻骨
鼻中隔
腭突
（上颌骨）
切牙管

鸡冠
筛骨顶
鞍背
蝶鞍
蝶窦
斜坡
鼻咽
第1颈椎
枢椎齿状突

图 8.103

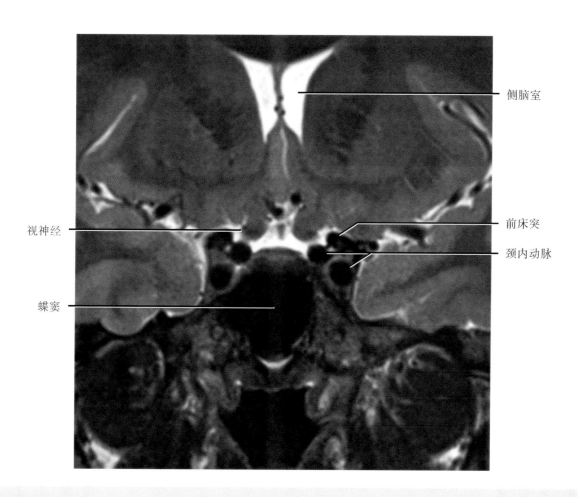

侧脑室

前床突

颈内动脉

视神经

蝶窦

图 8.104

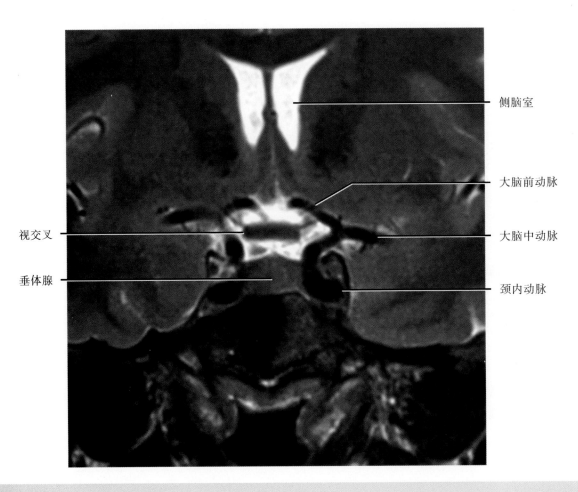

侧脑室

大脑前动脉

视交叉

大脑中动脉

垂体腺

颈内动脉

图 8.105

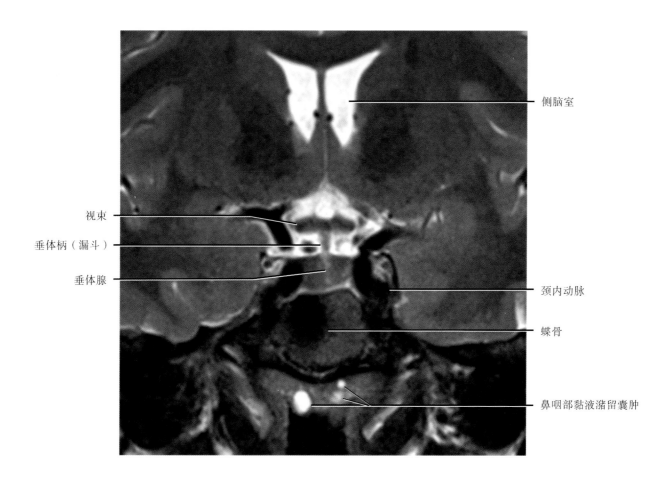

侧脑室

视束

垂体柄（漏斗）

垂体腺

颈内动脉

蝶骨

鼻咽部黏液潴留囊肿

图 8.106

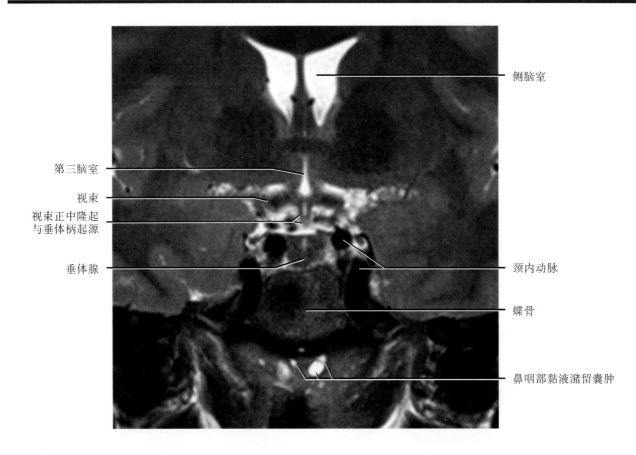

第三脑室

视束

视束正中隆起
与垂体柄起源

垂体腺

侧脑室

颈内动脉

蝶骨

鼻咽部黏液潴留囊肿

图 8.107

主要包括上方的视路/交叉、两侧的海绵窦及下方的蝶骨和蝶窦。

磁共振 T2WI 矢状位解剖

蝶鞍是中颅底（基底蝶骨）正中部的凹陷，其内含有垂体（图 8.108，图 8.109）。垂体由较大的腺垂体（前）和较小的神经垂体（后）组成，两者之间有一个小的中间部。垂体柄或漏斗是从下丘脑正中隆起延伸到垂体的中线结构。蝶鞍和垂体腺有许多重要联系，主要包括上方的视路/交叉、两侧的海绵窦及下方的蝶骨和蝶窦。

磁共振平扫及增强 T1WI 矢状位成像（C-/C+）

蝶鞍是颅中窝（基底蝶骨）正中部的凹陷，其内含有垂体（图 8.110，图 8.111）。垂体由较大的腺垂体（前）和较小的神经垂体（后）组成，两者之间有一个小的中间部。垂体柄或漏斗是从下丘脑正中隆起延伸到垂体的中线结

构。在磁共振平扫 T1WI 图像上，神经垂体由于其内容物（内含加压素和催产素），通常呈现高信号，注入造影剂后，垂体明显强化。蝶鞍和垂体有许多重要联系，主要包括上方的视路/交叉、两侧的海绵窦及下方的蝶骨和蝶窦。

磁共振平扫及增强 T1WI 冠状位成像

蝶鞍是中颅底（基底蝶骨）正中部的凹陷，其内含有垂体（图 8.112，图 8.113）。垂体由较大的腺垂体（前）和较小的神经垂体（后）组成，两者之间有一个小的中间部。垂体柄或漏斗是从下丘脑正中隆起延伸到垂体的中线结构。蝶鞍和垂体有许多重要联系，主要包括上方的视路/交叉、两侧的海绵窦及下方的蝶骨和蝶窦。

8.3.2 海绵窦磁共振平扫及增强 T1WI 冠状位成像

海绵窦是蝶鞍两侧的成对硬脑膜静脉窦，

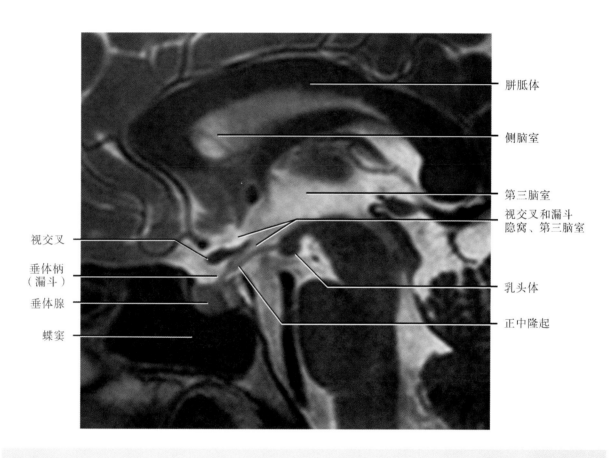

胼胝体

侧脑室

第三脑室

视交叉和漏斗
隐窝、第三脑室

视交叉

垂体柄
（漏斗）

垂体腺

蝶窦

乳头体

正中隆起

图 8.108

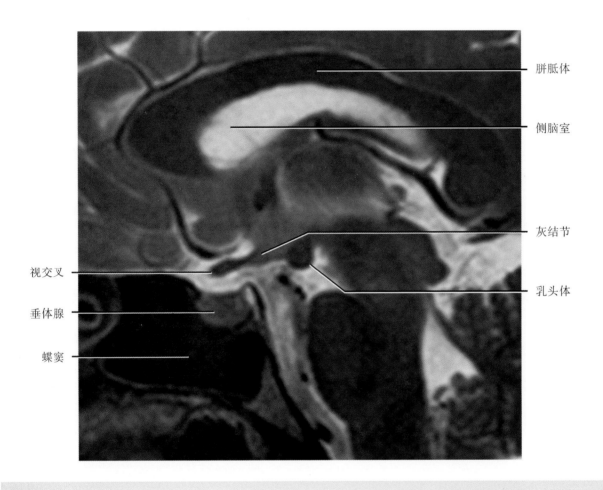

图 8.109

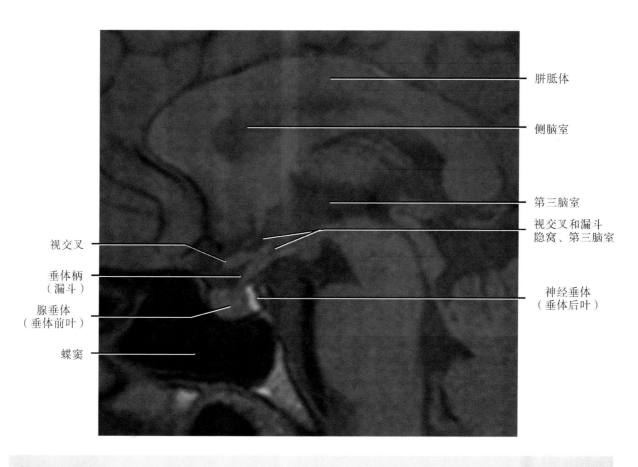

胼胝体

侧脑室

第三脑室

视交叉和漏斗
隐窝、第三脑室

视交叉

垂体柄
（漏斗）

腺垂体
（垂体前叶）

蝶窦

神经垂体
（垂体后叶）

图 8.110

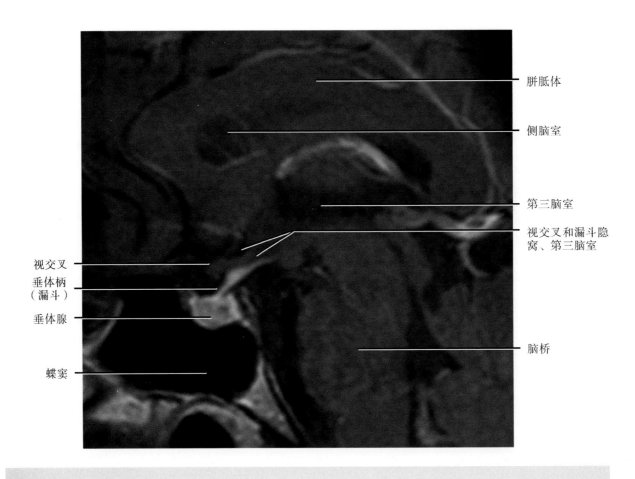

胼胝体

侧脑室

第三脑室

视交叉和漏斗隐窝、第三脑室

视交叉

垂体柄（漏斗）

垂体腺

脑桥

蝶窦

图 8.111

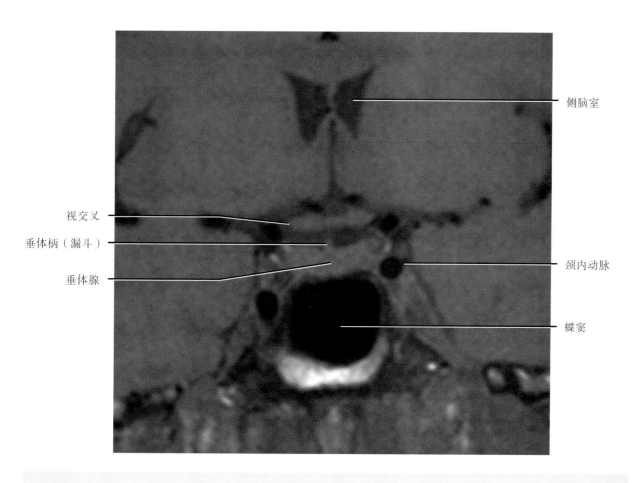

侧脑室

视交叉

垂体柄（漏斗）

垂体腺

颈内动脉

蝶窦

图 8.112

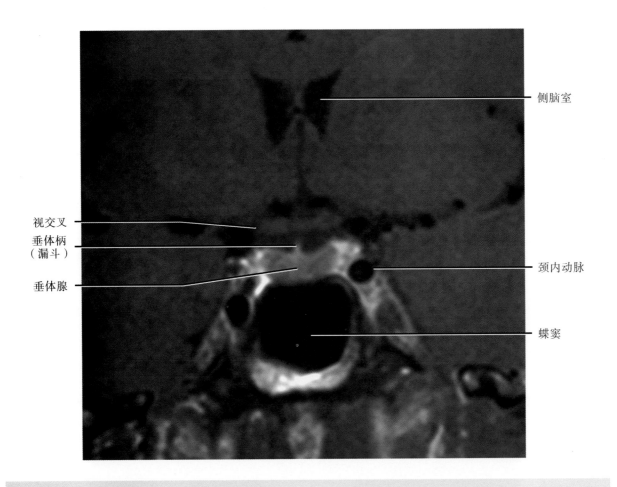

视交叉

垂体柄
（漏斗）

垂体腺

侧脑室

颈内动脉

蝶窦

图 8.113

其中颈内动脉海绵窦段和伴随的交感神经丛也位于此（图8.114，图8.115）。除血管成分外，在高分辨率MR图像上海绵窦内有多条可见的脑神经走行，包括脑神经Ⅲ、Ⅳ、V1（三叉神经眼支）和V2（三叉神经上颌支），分别从上到下位于海绵窦壁的两侧。脑神经Ⅵ更多地位于海绵窦内，而不是沿其侧壁。脑神经V3（三叉神经下颌支）不在海绵窦内穿过，其从美克氏腔走行到下方的卵圆孔。

8.3.3 后颅窝磁共振成像轴位图

脑神经、血管、脑池、孔裂等多种重要结构，以及之间的关系可以通过后颅窝高分辨率MR详细观察到（图8.116~图8.133）。

轴位 T2WI 三维磁共振成像

多个重要结构，包括脑神经、血管、池、孔，以及其之间的关系可以在后颅窝高分辨率MR图像上清晰地看到（图8.134，图8.135）。

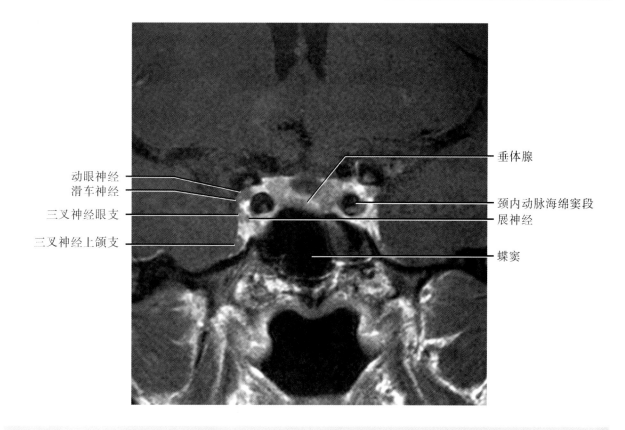

图 8.114

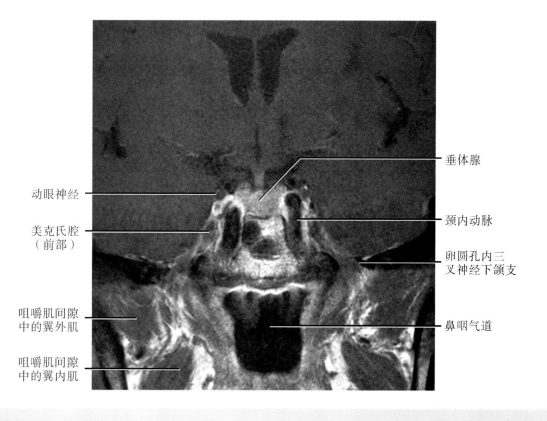

图 8.115

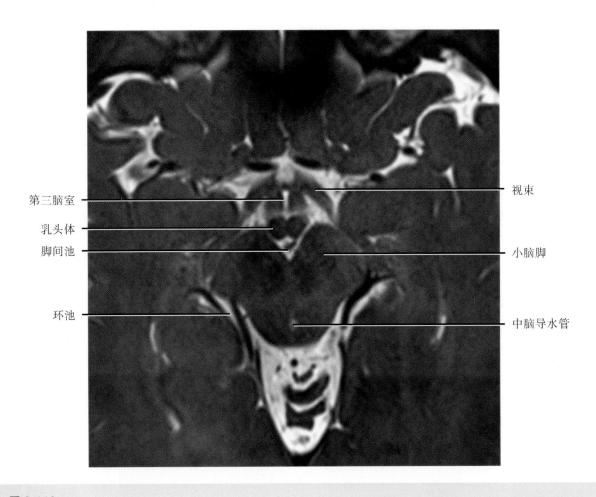

第三脑室

乳头体

脚间池

环池

视束

小脑脚

中脑导水管

图 8.116

视神经

小脑后动脉

脚间池

环池

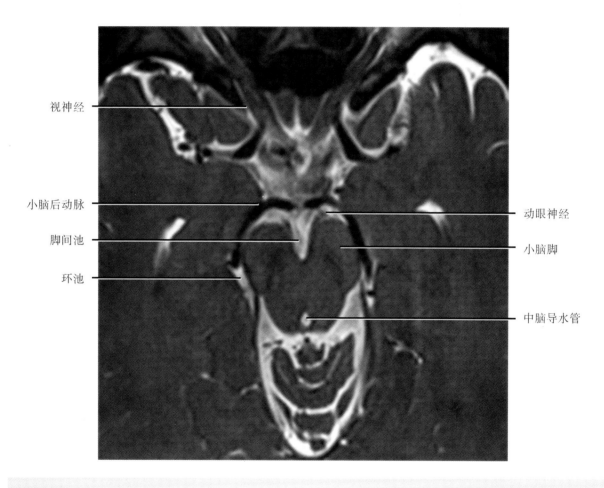

动眼神经

小脑脚

中脑导水管

图 8.117

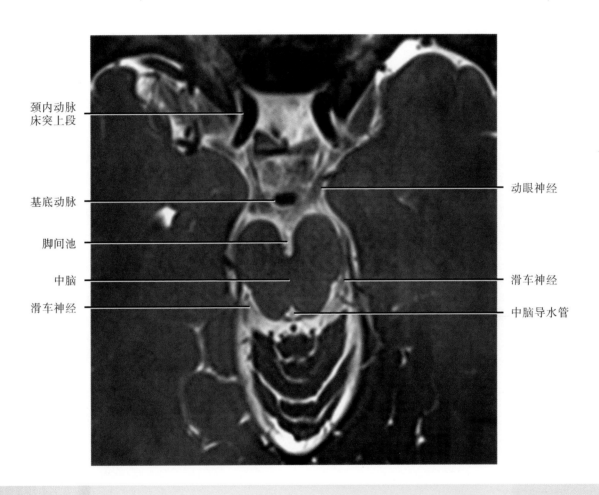

颈内动脉
床突上段

基底动脉

脚间池

中脑

滑车神经

动眼神经

滑车神经

中脑导水管

图 8.118

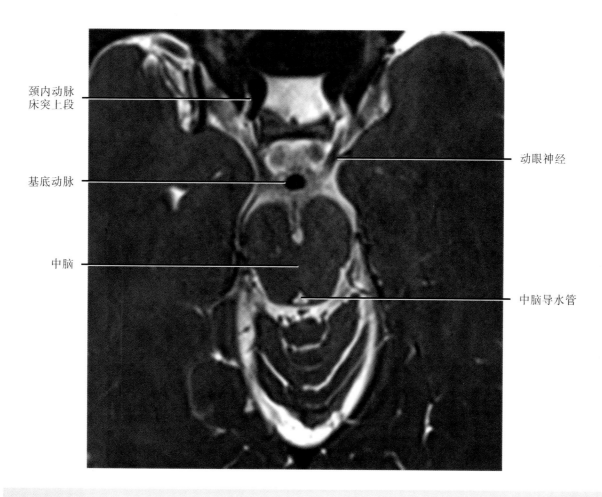

颈内动脉
床突上段

动眼神经

基底动脉

中脑

中脑导水管

图 8.119

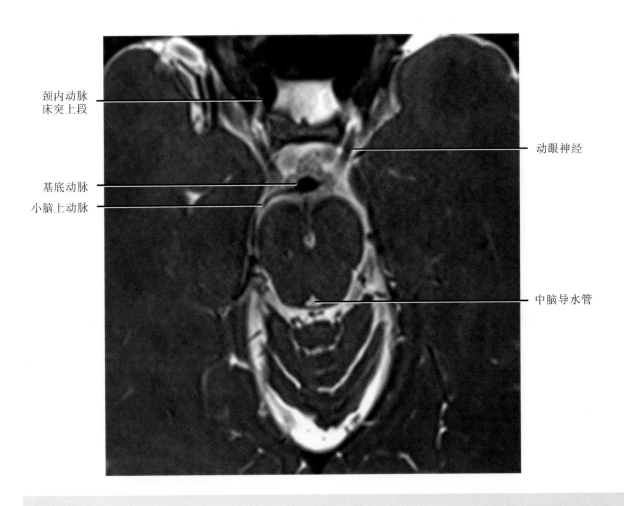

颈内动脉
床突上段

动眼神经

基底动脉

小脑上动脉

中脑导水管

图 8.120

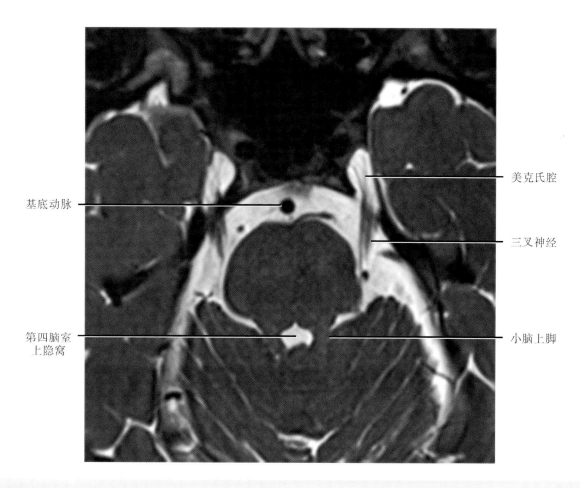

基底动脉

第四脑室
上隐窝

美克氏腔

三叉神经

小脑上脚

图 8.121

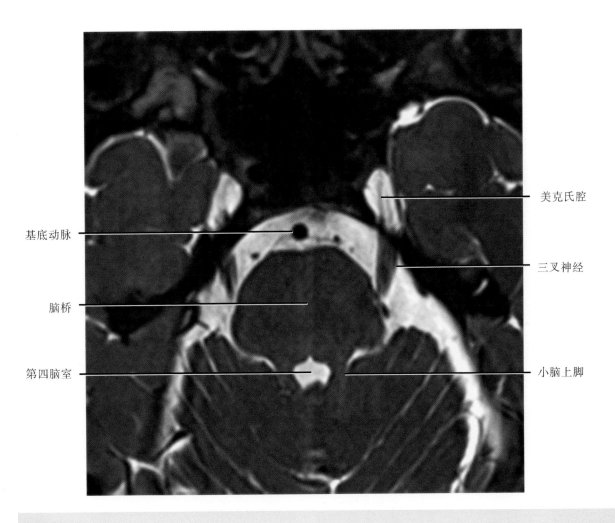

基底动脉

脑桥

第四脑室

美克氏腔

三叉神经

小脑上脚

图 8.122

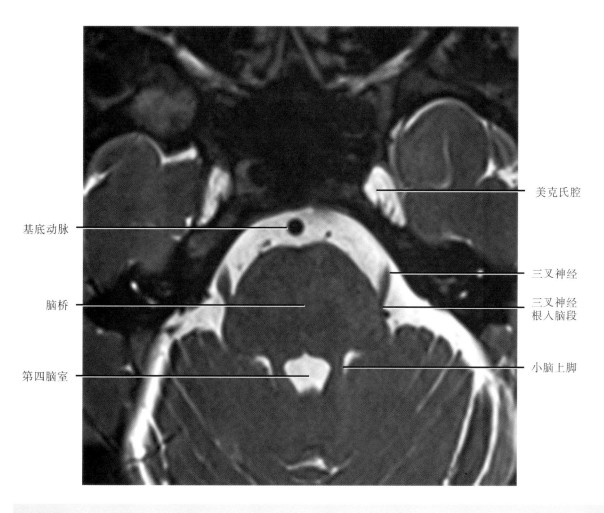

基底动脉

脑桥

第四脑室

美克氏腔

三叉神经

三叉神经
根入脑段

小脑上脚

图 8.123

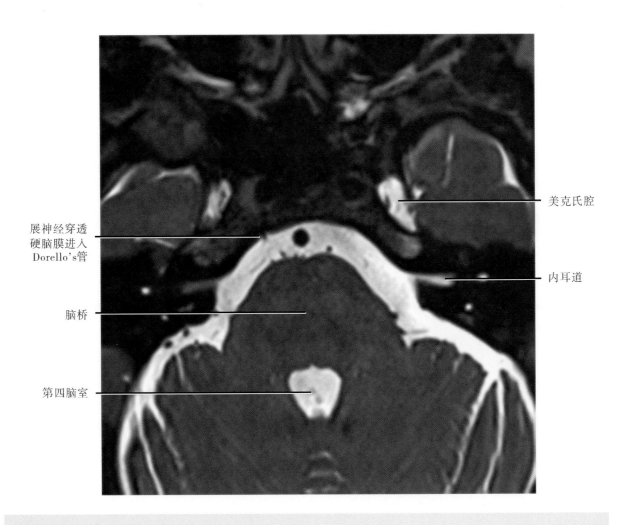

展神经穿透
硬脑膜进入
Dorello's管

脑桥

第四脑室

美克氏腔

内耳道

图 8.124

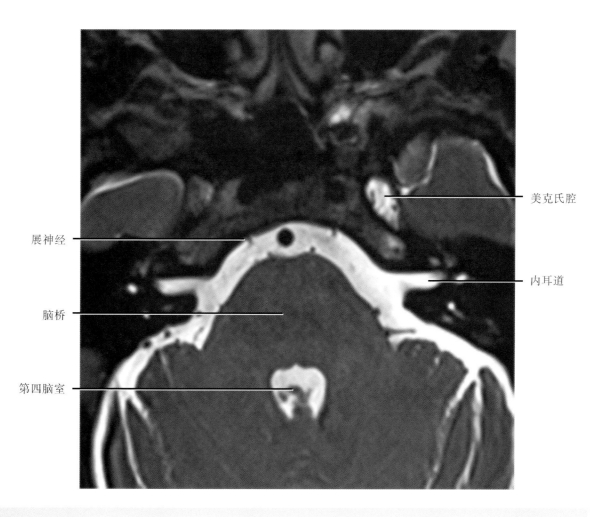

美克氏腔

展神经

内耳道

脑桥

第四脑室

图 8.125

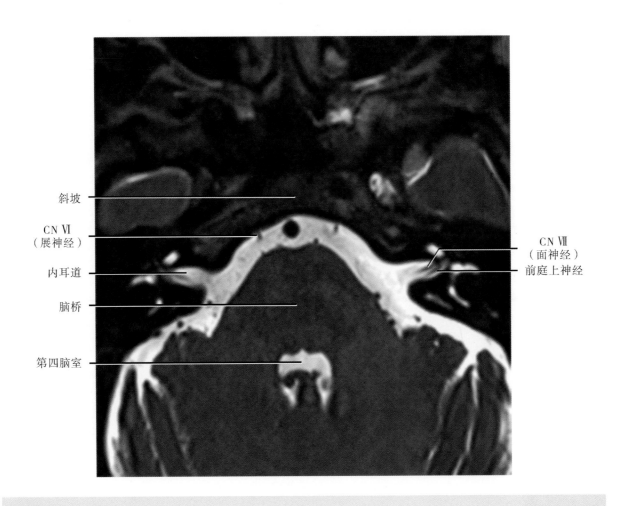

斜坡

CN Ⅵ
（展神经）

内耳道

脑桥

第四脑室

CN Ⅶ
（面神经）

前庭上神经

图 8.126

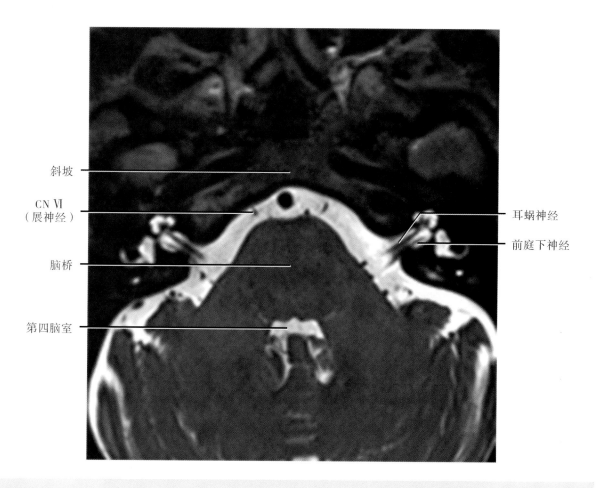

斜坡

CN Ⅵ
（展神经）

脑桥

第四脑室

耳蜗神经

前庭下神经

图 8.127

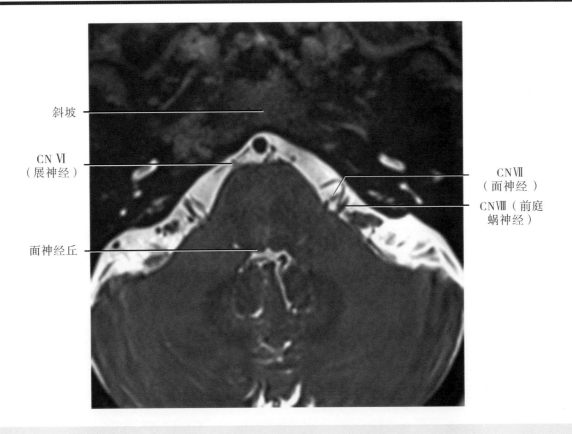

斜坡

CN Ⅵ
（展神经）

面神经丘

CNⅦ
（面神经 ）

CNⅧ（前庭
蜗神经）

图 8.128

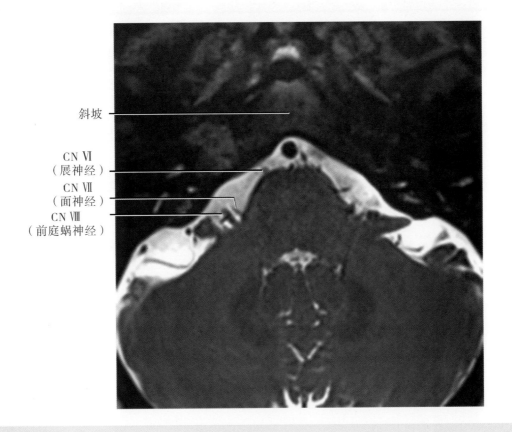

斜坡

CN Ⅵ
（展神经）

CN Ⅶ
（面神经）

CN Ⅷ
（前庭蜗神经）

图 8.129

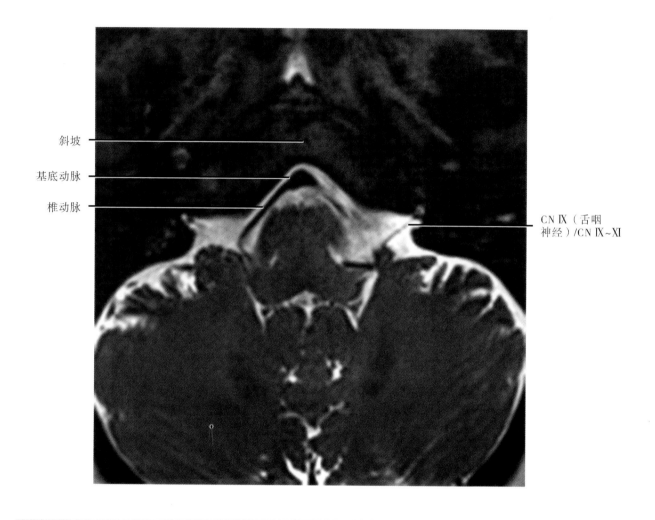

斜坡

基底动脉

椎动脉

CN Ⅸ（舌咽神经）/CN Ⅸ~Ⅺ

图 8.130

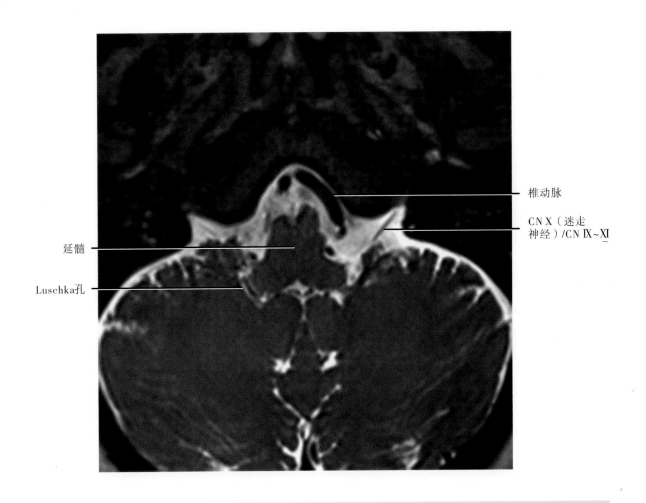

椎动脉

CN X（迷走
神经）/CN IX~XI

延髓

Luschka孔

图 8.131

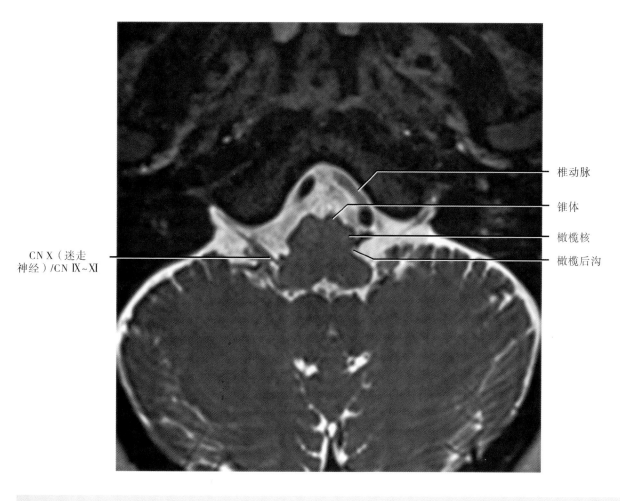

椎动脉

锥体

橄榄核

橄榄后沟

CN X（迷走
神经）/CN IX～XI

图 8.132

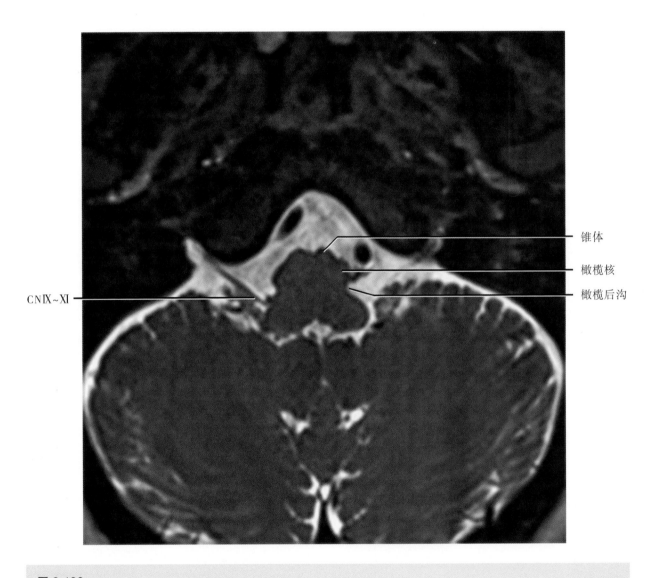

锥体

橄榄核

橄榄后沟

CN IX~XI

图 8.133

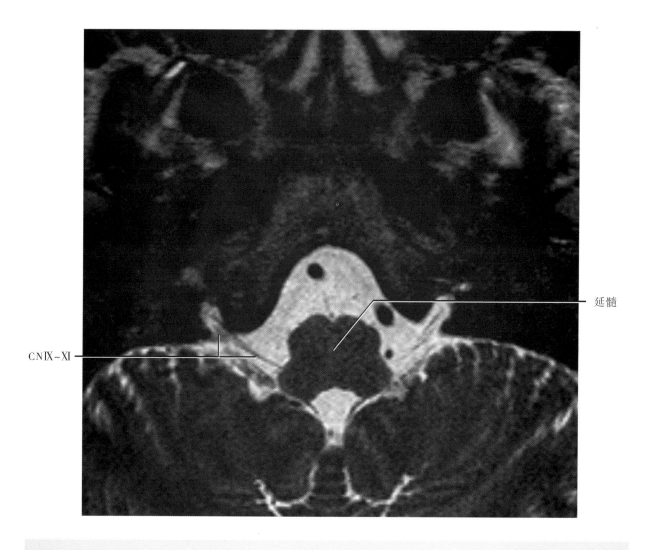

CN IX ~ XI

延髓

图 8.134

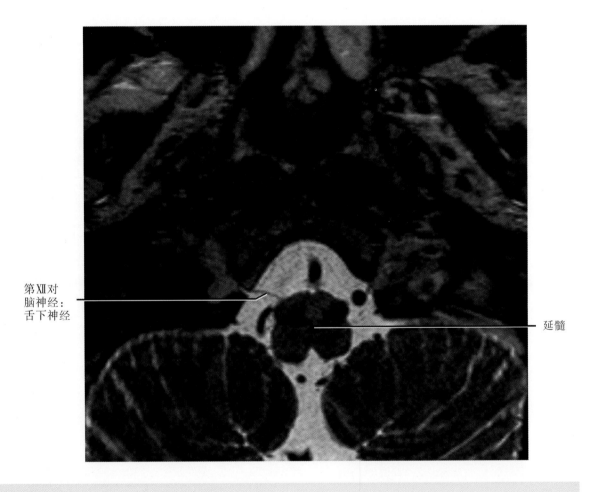

第ⅩⅡ对
脑神经：
舌下神经

延髓

图 8.135